VERLAG KARL ALBER

psycho logik

Jahrbuch für Psychotherapie, Philosophie und Kultur

Herausgegeben von
Stephan Grätzel, Martin Reker und Jann E. Schlimme
Begründet von Karl Heinz Witte und Rolf Kühn

psycho—logik 12

Authentizität bei psychischen Störungen

Verlag Karl Alber Freiburg / München

MIX
Papier aus verantwortungsvollen Quellen
FSC
www.fsc.org
FSC® C083411

Originalausgabe

www.verlag-alber.de

Satz: SatzWeise GmbH, Trier
Herstellung: CPI books GmbH, Leck

Printed in Germany

ISBN 978-3-495-45912-6

Inhalt

Editorial

Authentizität ist ein Schlüsselwert unserer derzeitigen Kultur. In Zeiten, in denen sich der Eindruck verfestigt, dass nichts so ist, wie es scheint, wird Authentizität zur Münze, mit der in Begegnungen gezahlt wird. Dieser Eindruck, dass alles in eine Atmosphäre des Betrügens getaucht ist, betrifft aber oftmals nicht nur irgendwelche gefertigten Waren oder veröffentlichten Berichte, sondern auch alle Mitmenschen und die leibhaftige Situation, in der man sich bewegt und aufhält. Letztlich würde dies auch die eigene Identität in Frage stellen. Plötzlich wäre man seiner selbst nicht mehr sicher, alles wäre brüchig, fragil, stünde vor dem Zerfall: »Mein Leben ist ein Kartenhaus. Einmal angepustet und alles fällt um.«

Üblicherweise bleibt uns jedoch eine basale Selbstvertrautheit, auf die wir uns jederzeit zurückziehen können und von der her wir wieder Vertrauen in die Welt und die Mitmenschen entwickeln können. Und damit auch in die vielen kleinen Dinge, die die mit anderen geteilte Realität bevölkern. Wenn dieser Verlust aber eingetreten ist – und das ist im Rahmen von Psychosen beispielsweise der Fall –, ist es jedoch ein langer, durch viele Bewährungen hindurchgehender Prozess, dieses Vertrauen wieder zu erringen (vgl. Texte 5–7 von Jann E. Schlimme).

Davon unbenommen besteht die Zeitdiagnose, dass wir generell in unserer Kultur eine Art Authentizitätssiegel von den Dingen und Menschen verlangen. Dies kann bei Lebensmitteln Regionalität, Fair Trade oder eine entsprechend zertifizierte Produktions- bzw. Anbauweise sein (bio, halal, koscher). Manchmal reicht auch ein Markenname. Bei anderen Menschen sind es Merkmale einer Gruppenzugehörigkeit (Kennzeichen sind Kleidung und Aussehen, bestimmte Wissensumstände oder auch Anschauungsbekenntnisse) oder auch der Umstand, dass der Betreffende von sich selbst und aus eigener Erfahrung spricht. Insbesondere Letzteres macht den Anderen glaubwürdig. Jedoch beschleicht uns auch dann oftmals das Gefühl, dass hier nicht alles ist, wie es scheint. Der Betreffende muss sich bewähren: auf Nachfragen, im Situationsverlauf, in Krisen.

Authentizität ist jedoch nicht schon per se gut. Schließlich kann auch der ellbogenstarke Mensch, der allen nur etwas vorspielt, ein ganz authentischer »Mehr Schein als Sein«-Typ sein. Und ein Mensch, der eine aufregende und lehrreiche Geschichte von sich erzählt, die nur in Ansätzen stimmt, mag auf ganz authentische Weise ein nach Aufmerksamkeit dürstender Mensch sein. Jedoch ist es sogar für einen um Aufrichtigkeit und Ehrlichkeit bemühten Menschen unmöglich, immer alles richtig zu erinnern. Andere erinnern das Ereignis oftmals anders, zuweilen sogar in sehr wichtigen Punkten extrem unterschiedlich. Und nicht zuletzt wissen wir alle nur zu gut, wie schwierig es ist, die eigenen Erfahrungen zu reflektieren und ihnen einen tragenden Sinn, eine zukunftsträchtige Interpretation abzuringen. Insofern gilt, wie Käte Meyer-Drawe in ihrem eröffnenden Text schreibt: »Menschen, die nach dem Menschen fragen, um seine Wahrheit zu erkennen, richten sich auf sich selbst als einen anderen. Sie zielen damit auf das Unmögliche. Noch nicht einmal wahrnehmen kann sich der Mensch in Gänze, geschweige denn erkennen. Ausgerechnet sein vermeintliches Privileg, erkennen zu können, scheitert im Hinblick auf ihn selbst.« Diese grundsätzliche Problematik menschlicher Authentizität zeigt die strukturelle Grenze des ständigen Sich-Selbst-Verpassens. Neben der Offenheit der Zukunft stellt sie die zentrale Herausforderung dar, wenn wir versuchen, der zu werden, der wir gerne sein wollen.

»Hier stellt sich eine prinzipiell phänomenologische Frage mit weiteren Konsequenzen, denn jedem Wort geht eine leiblich-affektive Gegebenheit voraus, so dass nicht nur die Sprache als Wort kein absolut Erstes zu sein vermag, sondern dem Buchstaben stets ein Sprechen vorausgeht, welches mehr als ein ›Phonem‹ ist und keineswegs *tot* gesagt werden kann wie ein idealisiertes Ding der Aussage. […] Ein Kind, welches eine Angst durchlebt, etwa in der Dunkelheit der Nacht, nimmt die Stimme der Mutter oder eines Anderen, die ihn beruhigen will, nicht so sehr als einen diskursiven Signifikanten wahr denn als eine Stimme affektiver Präsenz, durch welche sich die Angst mehr löst als durch eine Erklärung hinsichtlich einer nicht existierenden Gefahr. Dies lässt auch die Kritik der Lacanschule an der ›therapeutischen Beziehung‹ als allgemein stabilisierendem Faktor weniger apodiktisch erscheinen, als es der theoretische Primat des pointierenden oder skandierenden Wortes in solcher Analyse wahrhaben möchte, denn es geht in einer solchen Beziehung um mehr, als im Sinne Winnicotts nur eine ›korrektive emotionale Erfahrung‹ zu ermöglichen, welche die ›Arbeitsbeziehung‹ festigen soll.« Rolf Kühn geht in seinem Beitrag diesem Thema des Miteinanders vor dem Hintergrund einer Kritik des lacanschen Denkens nach.

Letztlich, so könnte man abseits des von Kühn gewählten Sprachstils festhalten, gilt auch hier: Wir müssen uns an uns selbst und an einander bewähren. Dies muss nicht immer gleich um Leben und Tod gehen. Aber es geht eben manchmal auch um Leben und Tod, so beispielsweise im Rahmen der suizidalen Erfahrung (Texte 2 und 3 von Jann E. Schlimme). In der Suizidalität geht es im Grundsatz ja um eine Bewährung vor sich selbst: als Person, als leib-seelische Dualität, als sich selbst ausgeliefertes und seiner selbst bewusstes Wesen. Üblicherweise können wir Menschen diese Spannung immer wieder so auflösen, dass wir es mit uns noch ein Stück des Weges weiter aushalten. Oftmals halten wir es auch sehr gut mit uns aus. Wir entwickeln Techniken und Situationen, in denen wir uns wohlfühlen und gerne aufhalten, in denen wir abschalten oder Freude empfinden. Wir entwickeln eine uns gemäße Habitualität, eine Selbstvertrautheit mit uns und unserer Lebenswelt. Diese ist im Verlaufe des Lebens immer wieder von Krisen und Verlusterfahrungen herausgefordert. Jedoch gelingt es uns üblicherweise sehr gut, diese Vertrautheiten wieder neu und anders zu entwickeln und so auch Verluste zu bewältigen (Text 1 von Jann E. Schlimme).

Aber zuweilen benötigen wir auch kleine »Helfer«, die uns ohne weiteres Zutun verwandeln, so dass wir uns besser aushalten und akzeptieren können. Solche »Helfer« sind oftmals »Drogen« (Alkohol, Cannabis, Kokain) oder Medikamente (sog. Antidepressiva, Benzodiazepine, Antipsychotika). Manche dieser »Helfer« machen uns für uns selbst regelrecht attraktiv (z. B. Kokain), einige unterstützen eine gewisse Dickfelligkeit (z. B. Antipsychotika, bestimmte Cannabinoide), andere machen vorwiegend gleichgültig gegen die negativen Seiten an uns (sog. Antidepressiva). Alle diese »Helfer« haben den Nachteil, dass ihre ständige Nutzung zur Gewohnheitsbildung führt: Zum einen gewöhnt sich unser Gehirn an die Anwesenheit der Substanz und entwickelt eine gewisse Toleranz ihr gegenüber, zum anderen entwickelt der Nutzer die (Verhaltens-)Gewohnheit der Benutzung und reguliert mit ihr absichtlich sein Befinden. Auf diese Weise werden Spannungen des eigenen Lebens abgeschwächt, aufgeweicht und zuweilen sogar gänzlich ausgeblendet. Manchmal ist dies für eine (längere) Zeit notwendig, manchmal kann man rasch wieder darauf verzichten und oftmals braucht man es nur ab und zu. Ein weitestgehendes Ausblenden der üblichen Lebensspannung führt jedoch insbesondere bei berauschenden Substanzen zum Aufkommen neuer, anderer (= süchtiger) Spannungen, die nicht weniger anstrengend, aber oftmals eintöniger sind (Text 4 von Jann E. Schlimme). Jedoch muss sich der Mensch auch in der Sucht bewähren, wenn auch oftmals anders als er von sich erträumt hat. Ob dies dann noch seinen langfristigsten Interessen folgt und authentisch ist, ist eine schwierige, an den Einzelnen zu richtende Frage.

Der Helfer ist natürlich üblicherweise ein anderer und keine Substanz. Auch wenn man manchmal keinen anderen Menschen um sich haben mag und den sozialen Rückzug benötigt. Was wiederum in eigene Spannungen führen kann (Texte 6 und 7 von Jann E. Schlimme). Dennoch: Wir leben mit Anderen und sind als soziale Wesen auch im sozialen Rückzug noch mit dem Wunsch ausgestattet, von Anderen in diesem Rückzug anerkennt und gedeckt zu sein. So bleibt Bewährung auch im Miteinander ein zentrales Thema. Es meint sowohl das Sich-Bewähren vor den Anderen als auch das Bewähren der Anderen vor mir. Dass dies immer auch ein Bewähren vor sich selbst mit einschließt, sollte klar sein. Und es sollte ebenso klar sein, dass es auch hier um Leben und Tod gehen kann. In einem solchen Fall könnten wir dann von Schicksalsgefährten sprechen. Dies trifft für das familiäre Miteinander zu, was seine Schicksalshaftigkeit aus dem Umstand gewinnt, dass man in sie als hilfsbedürftiges Wesen hineingeboren und in ihr sozialisiert (= habitualisiert) wird. Aber es passiert uns auch unter völlig Fremden in besonders herausfordernden Situationen. Und natürlich im Rahmen von Psychotherapien, auch wenn hier der Begriff »Schicksalsgefährte« vielleicht mit Ausnahme von Psychosenpsychotherapien oftmals zu weit greift (vgl. Texte 5–7 von Jann E. Schlimme). Wir können uns jedoch auf diesem existentiellen Level an uns und an einander nur bewähren, wenn wir akzeptieren, dass wir uns bei allem Ringen um Verständigung und Miteinander nie vollständig gerecht oder verständlich werden. Es ist dieses »Mehr«, welches bleibt und welches es uns überhaupt erlaubt, immer wieder neu (im Miteinander) voranzugehen. Diese Offenheit und Spannung gilt es auszuhalten. Überhaupt sind Offenheit und Spannung zentrale Aspekte von Authentizität, da Authentizität grundsätzlich prozesshaft angelegt ist und sich immer erst im Nachhinein erweisen kann, ob etwas wirklich weiterführte und den langfristigsten Interessen diente. In der Aussicht und Hoffnung auf ein Besseres können wir die ständigen »Missstände« (= fehlendes Verstanden werden) und das ständige »Misseinander« (= fehlendes Geborgen sein) ertragen. Spannung und Anspruch bleiben bestehen.

Der Band bietet hierfür selbst ein gutes Beispiel. Er versammelt nicht nur eine Entwicklungsreihe von Texten zum Thema der Authentizität bei psychischen Störungen aus meiner Feder (J.S.), sondern er bildet auch den Abschluss meiner mittlerweile 8-jährigen Herausgeberschaft. Die Herausgeberschaft ist an mir nicht spurlos vorbeigegangen. Ich musste mich in ihr auch erst und immer wieder bewähren. Und sie hat mich auf meinem Weg aus der Psychiatrie in die Philosophie und wieder zurückbegleitet. Als ich 2008 zum Team dazu stieß, waren Rolf Kühn und Karl-Heinz Witte als Gründungsherausgeber noch aktiv. Es folgten tiefgreifende Änderungen, da Karl-Heinz Witte schon im Folgejahr den Kreis der Herausgeber verließ. Für das Jahr 2013 übergab dann Rolf Kühn seinen Staffelstab an Stephan Grätzel. Nun scheint es auch mir an der Zeit, Platz zu machen und eine Erneuerung des Herausgeberteams mit neuen Schwerpunkten und Ideen zu ermöglichen. Mit Martin Reker hat sich dabei eine hervorragende Fortsetzung in der Herausgeberschaft gefunden. Das folgende Jahrbuch 2018 wird das Thema »Identität« in allen ihren Facetten präsentieren. Beiden Herausgebern wünsche ich dazu und für die kommenden Jahre viel Erfolg!

Jann E. Schlimme

Beiträge

Käte Meyer-Drawe

Zur Tücke von Selbstverhältnissen

»Die Forderung der Wahrhaftigkeit setzt die *Erkennbarkeit* und die *Beharrlichkeit* der Person voraus. Thatsächlich ist es Sache der Erziehung, das Heerden-Mitglied zu einem *bestimmten Glauben* über das Wesen des Menschen zu bringen: sie *macht erst diesen Glauben* und fordert dann daraufhin ›Wahrhaftigkeit‹.«
(Nietzsche 1882–1844/1988, 657)

Abstract
The modern self finds itself in a kind of a quandary. On the one hand society seems to believe him to be omnipotent, ready anytime to manage his whole life. On the other hand these expectations are directed towards a self who in trying to figure out who it is can't get hold of itself, because it is not given itself as a resting object. This tension is at the center of what propels the proliferation of word combinations including the word »self«: self-responsibility, self-control, self-optimization, self-acceptance, self-efficacy, self-help, self-assertion, self-realization … Despite the increasing strain put on the self, people still seem to be quite fond of it. Its attractiveness benefits from the rejection of heteronomous influences and the high reputation of independence, identity and authenticity. Often such words summon one's own responsibility while the responsibility of state or welfare are being downplayed. The question of how to conceptualize the ticklish status and significance of self-relations and their ramifications is still looking for a definite answer. Even if the following essay can't claim to offer such an answer, it still strives to point out the necessity to ask the question.

Schlüsselwörter:
Anthropologie, Authentizität, Beobachtung, Bild, Gesicht, Leib, Selbstbeobachtung, Selbstbestimmung, Selbstständigkeit, Selfies, Spiegel

Grob gesagt, geht es im Folgenden um ein überfordertes Selbst, das einerseits in einer Gesellschaft lebt, die von ihm verlangt, sein gesamtes Dasein so zu managen, als ob sämtliche Lebensumstände seiner Selbstbestimmung unterlägen. Es muss sowohl sein Leben als auch sein Sterben organisieren, für genetisches *Enhancement* ebenso Sorge tragen wie für den Anblick, den es bietet oder bieten will, seinen Körper in Form bringen, zur Not durch chirurgische Eingriffe. (Meyer-Drawe 2011) All diese Ansprüche treten andererseits an ein Selbst heran, das seiner selbst nicht habhaft werden kann. »Wir bleiben uns [...] nothwendig fremd, wir verstehn uns nicht, wir *müssen* uns verwechseln, für uns heisst der Satz in alle Ewigkeit, ›Jeder ist sich selbst der ›Fernste‹, – für uns sind wir keine ›Erkennenden‹ [...]« (Nietzsche 1887/1988, 247 f.) Wir leben zwar unser Selbst, aber dieses klumpt sich nur im Krankheitsfall zu purer Identität, die an einem Übermaß an Selbstgabe leidet. Dieser Konflikt verbirgt sich zumeist hinter dem Wuchern der Komposita mit »selbst«: Selbstverantwortung, Selbststeuerung, Selbstregulierung, Selbstoptimierung, Selbstakzeptanz, Selbsttätigkeit, Selbstbedienung, Selbstbehauptung, Selbstfindung, Selbstbeköstigung etc. Das »Selbst« in diesen Worten erfreut sich trotz der Zumutungen, die an es ergehen, einer gewissen Beliebtheit. Seine Attraktivität profitiert von der Abwehr fremder Einflüsse und dem hohen Ansehen von Selbstständigkeit. (Krähnke 2007, 103 ff.) Nicht selten wird durch solche Worte die eigene Verantwortung beschworen und die Zuständigkeit fürsorglichen oder staatlichen Handelns heruntergespielt. Ungeklärt bleibt zumeist, was denn dieses Selbst bedeutet, dem dies alles zugetraut wird. Diese Frage wird auch im Nachstehenden nicht zufriedenstellend beantwortet werden können; denn es gibt Tücken im Selbstverhältnis, die dadurch verursacht werden, dass das Selbst sich stets verfehlt, weil es sich zu seiner Verhältnishaftigkeit verhält, seinen Blick also nicht auf sich als einen ruhenden Gegenstand richten kann. »[...] wir sehen uns selbst nicht –, und was wir sehen, wird zu uns, während wir es betrachten.« (Hustvedt 2015, 43)

Weil in diesen Selbstbezüglichkeiten bestimmte Menschenbilder fungieren, verstehen sich die folgenden Überlegungen auch als ein Beitrag zur Anthropologie. In einem ersten Schritt ist es daher erforderlich, etwas zum Verständnis von Anthropologie zu sagen. Im zweiten Abschnitt stehen bestimmte Selbstverhältnisse im Brennpunkt, die über Medien vermittelt sind, die sich als besonders heimtückisch erweisen.

1. Menschen, nicht *der* Mensch

Auch wenn man sich etwa in der Erziehungswissenschaft oder Philosophie nicht explizit auf eine Anthropologie bezieht, arbeitet man mit Menschenbildern, mit Vorstellungen von dem, was Menschen möglich und was ihnen versagt ist. Alltagsanthropologische Vorverständnisse prägen unser Denken und Handeln. Aber es gibt auch ausdrückliche Parteinahmen für anthropologische Konzepte, selbst wenn diese nicht den überholten Anspruch auf eine Wesensbestimmung des Menschen erheben. Da gibt es jene, die eine philosophische Anthropologie rehabilitieren, um der Naturalisierung des Menschen etwas entgegenzusetzen. Ein zu Recht viel beachteter Gewährsmann ist hier Helmuth Plessner. Seine intensiven Untersuchungen zu unterschiedlichen Selbstverhältnissen ermöglichen eine soziologische Umschrift, welche die Weltzugänge des exzentrischen Selbst berücksichtigt. (Vgl. Lindemann 2014) Andere Versuche plädieren für die Abschaffung der philosophischen Anthropologie, weil sie an das Ideal »des ganzen Menschen« gebunden bliebe und damit einer »eigentlichen Natur des Menschen« nachjage, statt sich auf dessen vieldeutige soziale Existenz einzulassen, die von Macht- und Anerkennungsbeziehungen durchzogen ist und sich aufgrund ihrer Kontingenz in keiner letzten Figur schließt. Wichtige Berufungsinstanzen sind hier Nietzsche und Foucault. (Vgl. Rölli 2011) Daneben gibt es das nahezu unübersehbare Feld der historischen Anthropologie, die einem Forschungszentrum in Berlin den Namen leiht und seit 1992 in der Zeitschrift *Paragrana* ihre Ergebnisse veröffentlicht. Einigkeit herrscht trotz der Vielgestaltigkeit wohl darüber, dass es keine Wesensbestimmung des Menschen jenseits seiner geschichtlichen Existenz gibt. Unterschiede zeigen sich, wenn es darum geht, den eigenen Standpunkt zu bestimmen, der in sehr unterschiedlichen Disziplinen wurzeln kann.

Grundsätzliche Zweifel daran, ob Anthropologie als Wissenschaft vom Menschen überhaupt ein sinnvolles und zu realisierendes Unterfangen ist, sind gleichaltrig mit ihrem Entstehen. Damit werfen wir einen Blick zurück an das Ende des 18. Jahrhunderts und damit auf Kants Buch zur *Anthropologie in pragmatischer Hinsicht* (1800/1983). Es entstand auf der Grundlage einer Vorlesung, die Kant viele Jahre, wie er selbst sagt, »einige dreißig Jahre hindurch« im Winter als Anthropologievorlesung gehalten hat. Der Genauigkeit halber wird man von 25 Jahren sprechen müssen, immer noch ein beachtlicher Zeitraum. Diese Veranstaltung setzte sich ausdrücklich nicht zum Ziel, das Wesen des Menschen zu erforschen. Sie wollte also keinesfalls die vierte Frage beantworten, die Kant in der *Logik* nach der ersten »Was kann ich wissen?«, der zweiten »Was soll ich tun?« und der dritten »Was darf ich hoffen?« stellte, nämlich »Was ist der Mensch?«. (Kant 1800/1983, A 25) In der Reihung dieser Fragen folgte die Anthropologie auf Metaphysik, Moral und Theologie. Im Grunde könne man jedoch sämtliche Fragen zur Anthropologie rechnen, weil sich alles andere auf sie beziehe. Die *Anthropologie in pragmatischer Hinsicht* behandelt zwar anthropologische Fragen, aber nicht eine Anthropologie im Sinne der vierten Frage. Sie bezieht sich durchaus gelegentlich auf die Metaphysik, lässt sich auch von der Theologie inspirieren und trägt einige wichtige Momente zur Moral zusammen, aber ihr Gegenstand ist nicht der Mensch im *Allgemeinen.*

Vielmehr lautet die leitende Fragestellung, was der Mensch »als freihandelndes Wesen, aus sich selber macht, oder machen kann oder soll.« (Kant 1800/1983, BA IV) Der Mensch gerät hier also als ein handelndes Wesen in den Blick. Die erworbenen Kenntnisse allein zählen nicht, sondern sie müssen »zum Gebrauch für die Welt« (ebd., B III) angewendet werden. Der wichtigste Gegenstand der Anwendung ist allerdings der Mensch selbst, weil er sein eigener Zweck ist. Die freie Selbstgestaltung zielt demnach darauf, was der Mensch aus sich selbst macht, machen kann und soll. Der Mensch ist der primäre Gegenstand des Weltwissens. Er kommt als Erdwesen in den Blick, das mit Vernunft begabt ist und das sich über seinen Status als Erdenbürger zum Weltbürger entwickeln soll. Kant hatte das zentrale Problem in einer bis heute gültigen Form artikuliert. Anthropologie als Wissenschaft vom Menschen steht vor dem Knackpunkt, mit dem keine andere Disziplin in dieser Form konfrontiert wird, nämlich damit, dass der Mensch in der Anthropologie als Lehre vom Menschen sowohl als Erkenntnissubjekt als auch als Erkenntnisobjekt auftaucht. Ein erstes Problem ergibt sich schon bei der Beobachtung eines anderen Menschen. Wenn dieser nämlich bemerkt, dass er beobachtet wird, kann er grundsätzlich auf zweierlei Weise reagieren und die Beobachtung verfälschen. Er kann verlegen werden oder er kann sich verstellen. Geniert er sich, »*kann* er sich nicht zeigen, wie er ist«, verstellt er sich, »da *will* er nicht gekannt sein, wie er ist.« (Ebd., B XI) Wie auch immer, beide Male ist es aus mit der unverfälschten Beobachtung des anderen als solchen.

Aber auch, wenn der Mensch sich selbst erforschen will, gerät er in Konflikte. Seine Affekte verhindern zwar, dass er sich verstellen kann, und genieren wird er sich wohl auch nicht vor sich selbst, aber die Triebfedern seiner Gefühle bringen ihn dennoch in eine kritische Lage: Nimmt ihn seine Gemütsbewegung in Beschlag, kann er sich nicht beobachten; gelingt jedoch die Beobachtung, bleiben seine Stimmungen unbeachtet. Einmal scheitert die Beobachtung, das andere Mal nimmt sie etwas ins Visier, was nicht der menschlichen Natur entspricht.

Schließlich bereitet nicht nur der Beobachtende, sondern auch das Beobachtete Probleme. Denn es ist nicht einfach eine menschliche Natur, die im Einklang mit sich selbst in Augenschein zu nehmen ist. Diese Natur hängt von Ort- und Zeitumständen ab, die wechseln. Selbst wenn man sich an die Umstände gewöhnt, ist das nicht besser, denn dann haben wir es mit einer zweiten Natur zu tun, die das Urteil erschwert. Vom Standpunkt der Wissenschaft machen es Schicksal und Abenteuerlust sehr kompliziert, zu allgemeinen Erkenntnissen zu gelangen. Es entsteht ein Doppel aus der transzendentalen Bedingung des Erkennens und dem empirischen Gegenstand der Erkenntnis. Kant findet eine Übergangslösung, indem er das Ich, das denkt, von dem Ich als Gegenstand, der gedacht wird, unterscheidet: »[N]ur Ich, der ich denke und anschaue, ist die Person, das Ich aber des Objektes, was von mir angeschauet wird, ist, gleich andern Gegenständen außer mir, die Sache«, so seine Festlegung. (Kant 1804/1983, A 36)

Foucault hat im letzten Jahrhundert immer wieder darauf hingewiesen, dass Kant in seiner *Anthropologie in pragmatischer Hinsicht* »die empirische Anthropologie [seiner Zeit] – [...] – mit der kritischen Philosophie in Einklang zu bringen« versucht hat. (Defert/Ewald/Gros 2010, 8) Er würdigt das besondere Verdienst Kants und moniert, dass die Nachkommenden oft hinter diesen Erkenntnisgewinn zurückgefallen seien, weil sie den Menschen transzendental aufgebläht hätten. Es ist jedoch unmöglich, empirische Ergebnisse mit einem transzendentalen Wert zu versehen. Es muss aber auch scheitern, die Erkenntnisse auf ein sinnstiftendes Subjekt zurückzuführen. Die große Schwierigkeit besteht in der Verdoppelung des Ichs bzw. einer Spaltung in eine bestimmende und bestimmte Subjektivität. Menschen sind weder bloßes Spiel der Natur noch lediglich Spielführer. Ihre Freiheit besteht darin, das Spiel in ihrem Sinne zu übernehmen. (Foucault 2010, 47) Der Spielbeginn liegt stets hinter der menschlichen Existenz. Der Weg, den menschliches Handeln hinter sich bringt, endet niemals in einer »Naturwahrheit« (ebd., 45), auch nicht in einem zeitenthobenen *A priori*. Es geht darum, was der Mensch aus sich *machen* kann. Es gibt kein existentielles *A priori*. Dieser Anfang erscheint immer nur in der »Dichte seines Werdens« (ebd., 60). Sich selbst vor sich selbst bringen kann sich der Mensch schließlich deshalb nicht, weil sich ihm sein eigener Ursprung ständig entzieht. Damit ist es in erster Hinsicht die Zeitlichkeit der Existenz, welche Selbsterkenntnis unmöglich macht.

Foucault wiederholt diesen wichtigen Punkt, indem er unermüdlich darauf aufmerksam macht, dass der Mensch nicht Zeitgenosse seiner selbst sein kann. Er ist immer bereits da. Das heißt konkret: »daß der Mensch nicht über seine Möglichkeiten verfügt, ohne zugleich in ihre Manifestationen eingebunden zu sein.« (Ebd., 65) Daher kommt der Mensch für sich selbst immer schon zu spät. Der Ursprung des Erkennens seiner selbst liegt stets hinter ihm, und er kann nur auf seine Geschichte, auf ein historisches *A priori* zurückblicken.

Damit verschwindet *der* Mensch, und Menschen betreten die Bühne. Die Frage nach dem Menschen führt in die Irre. *Den* Menschen gibt es nicht. Sprechen wir jedoch von Menschen, dann treffen wir nicht auf Lichtgestalten, sondern auf zwielichtige Gesellen. Unter Menschen herrschen Machtverhältnisse, von denen *der* Mensch verschont ist. Hannah Arendt bestreitet deshalb dem einzelnen Menschen die Souveränität, »weil Menschen, und nicht der Mensch, die Erde bewohnen«. Seine vermeintliche Souveränität entpuppt sich als »eine willkürliche Herrschaft über andere.« (Arendt 1981, 229 f.)

Es gibt kein sicheres Wissen des Menschen über sich selbst. Es gibt historisch veränderliche Deutungen seiner selbst und veränderliche Zuschreibungen im Rahmen von »Beteiligungs- und Gemeinschaftshandlungen«. (Janich 2008, 125) Gerade in diesem Entzug einer authentischen Selbstbegegnung wurzelt jedoch nicht nur unsere Möglichkeit, dem anderen gegenüber offen zu sein, sondern ein Begehren danach, sich selbst so nahe wie möglich zu kommen, eine Sehnsucht danach, sich selbst unmittelbar gegenüberzutreten, was allerdings unmöglich bleibt, auch angesichts moderner Technologien der Selbstfixierung, wie im Nachstehenden zu zeigen sein wird.

2. Spiegel mit einem Gedächtnis

Der Ausdruck »Spiegel mit einem Gedächtnis« stammt aus dem 19. Jahrhundert von Oliver Wendell Holmes. (Groebner 2015, 157) Er meinte mit dieser Metapher die zu seiner Zeit sehr verbreitete und begehrte Porträtfotografie, die nicht nur im privaten Raum aufbewahrt wurde, sondern auch als Postkarte vagabundierte. In ihren Spuren siedeln sich heute *Selfies* an, die durch digitale Medien zu produzieren sind. Auf der einen Seite repräsentieren sie den uralten Traum, sich selbst authentisch oder wie in den Augen von anderen begegnen sowie dieses Bild für die Erinnerung festhalten zu können. Auf der anderen Seite schreiben sie jedoch die Täuschung fort, sich selbst in die Augen blicken zu können.

Philip Roth, ein amerikanischer Schriftsteller, der wie kaum ein zweiter die Schattenseiten des menschlichen Lebens in den Blick nimmt, schildert eine Erfahrung, die jemand macht, der aus seiner selbst gesuchten Einsamkeit auf dem Lande in die Großstadt zurückkehrt. Er schreibt: »Was überraschte mich in den ersten Tagen am meisten, wenn ich durch die Stadt spazierte? Das Offensichtlichste: die Mobiltelefone. Auf dem Berg, wo ich gelebt hatte, gab es noch keinen Empfang, und unten in Athena, das mit Antennen versorgt war, hatte ich auf den Straßen nur selten Menschen gesehen, die ungehemmt in ihr Handy sprachen. Ich erinnerte mich an New York, in dem die einzigen, die den Broadway entlanggingen und dabei scheinbar Selbstgespräche führten, verrückt waren. Was war in diesen zehn Jahren passiert, dass es plötzlich so viel zu sagen gab, dass so vieles derart dringend war und sogleich gesagt werden musste? Wo ich auch ging und stand, kam mir jemand entgegen, der in ein Telefon sprach, und hinter mir war ebenfalls jemand, der telefonierte. In den Wagen telefonierten die Fahrer. Wenn ich mir ein Taxi nahm, hing der Chauffeur am Telefon.« (Roth 2007, 77) Ein weiteres Beispiel soll die Normalität des Sprechens ohne sichtbares Gegenüber veranschaulichen: Jann E. Schlimme erzählt von einer psychotischen Patientin, die oft dem Zwang nachgeben muss, laut zu sprechen. Damit sie in der Öffentlichkeit normal wirkt und nicht auffällt, legt sie sich ein *Headset* zu, das sie beim Spazierengehen aufsetzt. (Schlimme 2015, 224) Verkabelte Menschen sind zur Normalität geworden. Normalität scheint auch zu sein, dass sich unsere Welt in eine Kulisse für *Selfies* verwandelt.

Der Wunsch, von sich ein Bild zu haben, um es aufzubewahren, immer wieder anschauen zu können oder zu verschenken, ist nicht neu. Es ist allerdings unmöglich, die Geschichte der Selbstbilder hier nachzuerzählen. Deswegen werden nur einige Stationen erwähnt, um zu zeigen, dass der Wunsch, uns selbst einen Anblick zu bieten, unsere westliche Kultur prägt. Porträts stellten zu Beginn vor allem außerordentliche Personen dar. Das berühmteste Gesicht war wohl in früheren Zeiten das von Jesus Christus. Ab dem siebten Jahrhundert erschien es auch auf Münzen und fand daher eine weite Verbreitung. Gleichzeitig wurde erbittert darum gestritten, ob man sich überhaupt ein Bild von ihm machen durfte. Das Bilderverbot hat dem Bild ein zusätzliches Gewicht verliehen. Aufzuhalten waren Porträts nicht mehr. Sie wurden auf Gemälden und auf Siegeln gezeigt. Es wurde ihre Ähnlichkeit mit dem Original diskutiert. Ovid, Vergil und viele andere, von denen man nicht wusste, wie sie überhaupt aussahen, erhielten »frische Gesichter«. (Groebner 2015, 33) Künstler schufen Spiegelbilder ohne Original und veranschaulichten eine entschwundene Vergangenheit. Der Traum, authentisch das eigene Gesicht zu malen, ein Selbstporträt anzufertigen, nahm immer größeren Raum ein.

Das menschliche Gesicht wurde in der römischen Tradition als *facies* betrachtet, als sichtbarer Teil seiner hinfälligen Existenz, und als *vultus* im Sinne eines seelenvollen Ausdrucks. Das Porträt, das auf *ritarre de naturale*, aus der Natur herausziehen, zurückgeht, sollte zwar nicht fälschen, aber das Hässliche doch abmildern. Das Wort Konterfei bewahrt eine Veränderung dieses Vorhabens. Es geht nämlich zunächst auf *che contraficiana il vulto naturale* zurück und meint ausdrücklich eine Vortäuschung, vor allem zur Simulation von Schönheit. Das Konterfei verrät darüber hinaus, dass es sich oft um Bilder von Bildern handelte. Von hier aus fällt ein Licht auf das Vorurteil, dass früher alles echter und wahrhaftiger war. Die Fotogesichter des 19. Jahrhunderts prägen dabei die Betrachtung der alten Porträts. Auch sie werfen die Frage nach der Authentizität auf. »Die Pointe liegt in dem Wort authentisch – ein Wort, das von den mittelalterlichen *authenticae* abgeleitet ist, jenen kleinen Streifen Pergament, die ein kleines Stückchen Knochen eines fernen Toten qua Benennung zum Körper eines Heiligen machten, zur wirksamen, weil echten Reliquie.« (Groebner 2015, 85) Dieser Hinweis lässt verständlich werden, warum Bilder, auch wenn sie technisch noch so schlecht sind, wie eine Berührungsreliquie wirken. Wir tragen sie bei uns. Wir finden sie in Kirchenräumen als Devotionalien. Bei Beerdigungen begleiten sie während der Trauerfeier den Sarg. Sie zieren Geldscheine und Briefmarken. Heute blicken uns Gesichter glatt und in konkret unerreichbarer Nähe von Plakatwänden oder in Filmen an. Sie konfrontieren uns mit dem Anblick des Autors oder der Autorin am Ende des Buches auf dem Klappendeckel. Wer sein Abbild verweigert, ist suspekt.

Mit der Fotografie entwickelten sich die Selbstbilder zu weiterer Vielfalt. Am Beginn erforderten sie den Selbstauslöser und damit aufwändige Inszenierungen. Dem *Selfie* geht das *Photomaton* voraus, jene kleine Kabine, in der man sich im Spiegel inszenierte und von dem man beim Verlassen mit einem Streifen von vier Bildern belohnt wurde. Diese bereichern nicht wenige Erinnerungsschätze. Mitunter haben sich einige Personen in der Kabine getürmt. Grimassen wurden geschnitten. Der Umgang mit dem eigenen Gesicht behielt seine Faszination.

2013 wird das Wort *Selfie* von der Redaktion des *Oxford Dictionary* zum Wort des Jahres gewählt. Die Bilder erfordern überhaupt keinen Aufwand mehr und werden u. a. bei *Facebook* gepostet. Dabei dokumentieren sie nicht etwa nur herausragende Ereignisse, sondern den alltäglichsten Alltag. Sie sind zu streunenden Spiegeln mit einem Gedächtnis geworden.

Menschen lassen sich immer häufiger gerne sehen (und auch hören), ohne angeblickt zu werden, was die Bedrohung durch Scham im Gepäck hat. Das Bewusstsein der Auslieferung durch Sichtbarkeit nimmt ab, und Beobachtung wird so z. B. in den vielen *Casting Shows* als Beachtung erlebt. Unermüdliche Selbstbeobachtungen, die übrigens aus den gleichen Gründen scheitern wie die Selbsterkenntnis, bereiten das Feld für Fremdkontrollen. Die Schatten der digitalen Selbstoffenbarungen aufgrund des Datenmissbrauchs werden längst intensiv diskutiert. Auch ist es wichtig, darauf aufmerksam zu machen, dass es keine einfache Wahl ist, ob man bei *Facebook* dabei ist oder nicht. Der Preis des Verzichts ist eine tiefgreifende Unsichtbarkeit. Zwischen purer Verdammung und reiner Hingabe gibt es viele Möglichkeiten.

Das Bild von sich ins Netz zu stellen, ist jedoch etwas anderes, als angeblickt zu werden. Dem Blick des anderen ist etwas gegeben, was mir fehlt, dem Blick, den ich ihm schenke, öffnet sich etwas, das ihm versagt ist, nämlich sein lebendiges Gesicht im gemeinsamen Sprechen und Handeln.

Fortlaufend konstituiert das Gesehenwerden das Bewusstsein

seiner selbst. Husserls knappe Bemerkung, dass »der fremde Mensch konstitutiv der an sich erste Mensch« (Husserl 1977, 128) sei, trifft den Kern dieser Erfahrung. Das Selbst gewinnt seine Gestalt als eine Antwort auf dieses Gesehenwerden. Es richtet sich auf es ein, bis es schließlich auf das Gesehenwerdenwollen zielt. Man macht sich zurecht. Dazu gehört, wie Ludwig Marcuse anmahnt, »nicht nur, daß man sich wäscht und kleidet – auch daß man, sobald man unter Menschen geht, sein einsames Gesicht gesellig verbirgt.« (Marcuse 1969, 221) Unsere Sichtbarkeit verführt dazu, dass man unser Innerstes am Äußeren ablesen will, was im 19. Jahrhundert den Weg der Fotografie in die Kriminologie bahnte.

Sehen und Beobachten soll zum Durchschauen gesteigert werden. Mit der Sichtbarkeit wächst jedoch auch das Unsichtbare. »Der Leib verhindert nicht nur, daß wir *unsichtbar* sind, sondern auch, daß wir *durchsichtig* werden müssen. Opazität ist das Korrelat der Visibilität.« (Blumenberg 2006, 789) Kein Licht ist ohne Schatten möglich. Im menschlichen Gesicht konzentriert sich diese Spannung von Preisgabe und Diskretion. Eine Wissenschaft vom Gesicht wurde bereits oft ins Auge gefasst. Immer schon haben Menschen dabei Maschinen in Anspruch genommen, um ihre eigene Rätselhaftigkeit nachzustellen und so sich selbst begreiflich zu machen. Unser eigenes Gesicht bietet in diesem Zusammenhang eine besondere Herausforderung; denn es ist uns selbst eigentümlich äußerlich, eine dem anderen zugewandte lebendige Larve. »Was mir fehlt, das ist dieses Ich, das du siehst. Und was dir fehlt, das bist du, den ich sehe.« (Valéry 1991, 308) Auch die derzeit angestrebte Selbstverdoppelung in Avataren wird diese grundsätzliche Versagung nicht aufheben können. Denn das Gesicht verwirklicht sich im Gesehenwerden und lässt sich nicht als Objekt isolieren.

Mein eigenes Gesicht kenne ich nur als Bild, beispielsweise als Spiegelbild oder als *Selfie*, als Porträt sowie Passbild oder vielleicht im Rahmen einer Videoaufnahme. Während ich mit einem anderen spreche, kann nur dieser wahrnehmen, welchen Ausdruck mein Gesicht annimmt, wenn mir etwas wichtig ist, ich um Zustimmung werbe oder mir etwas als fragwürdig erscheint. Meine Expressivität und meine Ausstrahlung gibt es nur für andere, nicht für mich selbst. In der Unmöglichkeit, mein eigenes lebendiges Gesicht zu sehen, spitzt sich die »Zweiheit von Leib-Sein und Körper-Haben« zu, die besagt, »daß der *eigene Leib* Züge eines *Fremdkörpers* aufweist.« (Waldenfels 2010, 163) Diese Befremdlichkeit erlebt man etwa in dem Fall, dass man unerwartet seinem Spiegelbild begegnet. Das eigene Gesicht, das nicht mit der Begegnung seiner selbst rechnet, gleicht einer Maske, die mir nur von innen gegeben ist, ausgestattet mit einer Mimik, welche ich in den Gesichtern von anderen gelernt habe. Mit der Konzentration auf das eigene Bild beruhigt sich die Lage unmittelbar, indem mein Gesicht die Resonanz auf die anderen in seinem Standbild verliert. Kein Porträt befriedigt das narzisstische Begehren, und erst ein erheblicher Aufwand an Kunstfertigkeit eines Fotografen führt in seinen Augen zu der ersehnten »Natürlichkeit«, in welcher man vielleicht eine Ähnlichkeit findet.

Das Spiegelbild ist in räumlicher und zeitlicher Hinsicht unfasslich. Während das fotografische oder gemalte Abbild bleibt und sich unter die Dinge des Raumes mischt, wenn wir fortgehen, ist das Spiegelbild an unsere Gegenwart gebunden. Es erscheint und verschwindet mit uns, ein lästiger oder geliebter Doppelgänger. Tatsächlich müsste ich aber zu zweit sein, um mich selbst als Original zu sehen. Kann ich mich also im Spiegel beobachten? Nein, denn das »Spiegelbild meines Leibes folgt ständig meinen Intentionen, ihrem Schatten gleich, und wenn Beobachten heißt, den Gesichtspunkt abwandeln, den Gegenstand aber festhalten, so entzieht sich mein Leib auch im Spiegel meiner Beobachtung, […].« (Merleau-Ponty 1966, 116) Das Spiegelbild versagt mir die Distanz, die ich suche, und verweigert das Original, statt es abzubilden. Es bleibt ein Fremdkörper. Es soll mich spiegeln. Ob es mich widerspiegelt, bleibt Spekulation. Das gilt auch für das Foto.

Alles in allem sehen wir uns im *Selfie* durchaus nicht, wie uns die anderen sehen, sondern wir werfen einen eigenen Blick auf ein Bild, und dieser Blick ist alles andere als neutral. Er kann unerbittlich sein oder auch nachsichtig, gleichgültig aber wohl kaum. Niemals jedoch werden wir uns sehen, wie uns die anderen sehen. Normalerweise vergessen wir diesen Umstand, weil wir uns ja insbesondere für den Blick der anderen herrichten. Je länger wir allerdings darüber nachdenken, desto beunruhigender wird diese eigentümliche Entfremdung von uns selbst. Was heißt es, dass ich einen Anblick biete, der mir selbst verwehrt ist? Ich erscheine mir selbst immer nur in meinen Augen, selbst auf einer Fotografie oder in einem Film. Ich bin Anblick. Ich habe ein Gesicht, werde gesehen. Ich kann Blicke fangen. Blicke können sich jedoch auch auf mich heften oder durch mich hindurchgehen. Blicke kann man spüren. Im Kreuzfeuer der Blicke entsteht mein Anblick, über den ich selbst nicht verfüge. Die

Allgegenwart der Gesichter beraubt sie ihrer Besonderheit. Wir gewöhnen uns nicht nur an sie, das makellose Standgesicht wird zur Normalität und lässt uns vergessen, dass es unser expressives Gesicht ist, auf das die anderen antworten, und dass es das andere Gesicht ist, das uns von Beginn unseres Lebens an spiegelt.

Menschen, die nach dem Menschen fragen, um seine Wahrheit zu erkennen, richten sich auf sich selbst als einen anderen. Sie zielen damit auf das Unmögliche. Noch nicht einmal wahrnehmen kann sich der Mensch in Gänze, geschweige denn erkennen. Ausgerechnet sein vermeintliches Privileg, erkennen zu können, scheitert im Hinblick auf ihn selbst. »Ich sehe mit meinem Blick, alles kann ich sehen, nur mich nicht. Alle Galaxien vermag ich zu entdecken, alle möglichen Welten, mein Auge kann das Himmelsgewölbe umfassen, aber meinen Blick kann ich nicht sehen: Unaufhörlich bilde ich dessen Ursprung, muß ich *durch meine Augen* sehen. Alles kann ich, nur nicht mich selbst überspringen, nur nicht hinter mich tauchen. Ich bin von Anfang an und unwiderruflich, der ich bin, geworfen in den [, der] ich bin, und das hindert mich für alle Zeiten daran, ein anderer, der mich sähe, zu sein.« (Goldschmidt 1994, 17)

Literatur

H. Arendt, Vita activa oder vom tätigen Leben. München: R. Piper u. Co [2]1981

H. Blumenberg, Beschreibung des Menschen. Frankfurt am Main: Suhrkamp 2006

D. Defert, F. Ewald, F. Gros, Vorwort zu M. Foucault, Einführung in Kants Anthropologie, übers. von U. Frietsch. Mit einem Nachwort von A. Hemminger. Berlin: Suhrkamp 2010, 7–11

M. Foucault, Einführung in Kants *Anthropologie*, übers. von U. Frietsch. Mit einem Nachwort von A. Hemminger. Berlin: Suhrkamp 2010

G.-A. Goldschmidt, Der bestrafte Narziß, übers. von M. Müller. Zürich: Ammann 1994

V. Groebner, Ich-Plakate. Eine Geschichte des Gesichts als Aufmerksamkeitsmaschine. Frankfurt am Main: S. Fischer 2015

E. Husserl, Cartesianische Meditationen. Eine Einleitung in die Phänomenologie, hg., eingeleitet und mit Registern versehen von E. Ströker. Hamburg: Felix Meiner 1977

S. Hustvedt, Die gleissende Welt, übers. von U. Aumüller. Reinbek bei Hamburg: Rowohlt 2015

P. Janich, Was ist der Mensch? In: D. Ganten, V. Gerhardt, J.-C. Heilinger u. J. Nida-Rümelin (Hg.), Was ist der Mensch? Berlin/New York: Walter de Gruyter 2008, 124–126

I. Kant, (1800), Logik. Werke in zehn Bänden, hg. von W. Weischedel. Bd. 5. Darmstadt: Wissenschaftliche Buchgesellschaft 1983, 417–582

I. Kant (1800), Anthropologie in pragmatischer Hinsicht. Werke in zehn Bänden, hg. von W. Weischedel. Bd. 10. Darmstadt: Wissenschaftliche Buchgesellschaft 1983, 395–690

I. Kant (1804), Über die von der Königl. Akademie der Wissenschaften zu Berlin für das Jahr 1791 ausgesetzte Preisfrage: Welches sind die wirklichen Fortschritte, die die Metaphysik seit Leibnizens und Wolffs Zeiten in Deutschland gemacht hat? Werke in zehn Bänden, hg. von W. Weischedel. Bd. 5. Darmstadt: Wissenschaftliche Buchgesellschaft 1983

U. Krähnke, Selbstbestimmung. Zur gesellschaftlichen Konstruktion einer normativen Leitidee. Weilerswist: Velbrück Wissenschaft 2007

G. Lindemann, Weltzugänge. Die mehrdimensionale Ordnung des Sozialen. Weilerswist: Velbrück Wissenschaft 2014

L. Marcuse, Nachruf auf Ludwig Marcuse. München: Paul List ²1969

M. Merleau-Ponty, Phänomenologie der Wahrnehmung. Übers. und eingeführt durch eine Vorrede von R. Boehm. Berlin: Walter de Gruyter u. Co.

K. Meyer-Drawe, Das überforderte Selbst. In: B. Wiebel, A. Pilenko u. G. Nintemann (Hg.), Mechanismen psychosozialer Zerstörung. Neoliberales Herrschaftsdenken, Stressfaktoren der Prekarität, Widerstand. Hamburg: VSA 2011, 47–50

F. Nietzsche (1887), Zur Genealogie der Moral. Kritische Studienausgabe Bd. 5. München: dtv ²1988, 245–412

F. Nietzsche (1882–1884), Nachgelassene Fragmente 1882–1884. Kritische Studienausgabe Bd. 10. München: dtv ²1988

M. Rölli, Kritik der anthropologischen Vernunft. Berlin: Matthes u. Seitz 2011

P. Roth, Exit Ghost. Übers. von D. van Gusteren. München: Carl Hanser 2007

J. E. Schlimme, Verantwortlich leben mit lange anhaltenden psychischen Beschwerden. In: K. Brücher (Hg.), Selbstbestimmung. Zur Analyse eines modernen Projekts. Berlin: Parodos 2015, 213–228.

P. Valéry, Zur Theorie der Dichtkunst und Vermischte Gedanken. Werke Frankfurter Ausgabe Bd. 5. Frankfurt am Main: Insel 1991

B. Waldenfels, Deutsch-Französische Gedankengänge. Frankfurt am Main: Suhrkamp 1995

B. Waldenfels, Bewährungsproben der Phänomenologie. In: Philosophische Rundschau 57 H. 2 (2010), 154–178

Rolf Kühn

Verlust und Leere des Subjekts im Denken Jacques Lacans

Zum Cogito und seiner Kritik in der Psychoanalyse – zugleich ein Beitrag zur Frage der subjektiven Authentizität als Identität

Abstract
Insofern Lacan dem Subjekt durch die Abhängigkeit von der lebensweltlichen Signifikantenkette jede mögliche Identität letztlich abspricht, bleibt das Subjekt durch einen »Mangel-zu-sein« bestimmt. Dies schließt eine erkennbare Authentizität des Subjekts aus, da dessen Beziehung zu sich selbst (Ich) und zum »Anderen« imaginär geprägt ist, anstatt im »Realen« verankert zu sein. Dem »Phantasma« einer Einheit oder Substanz ist nur zu entkommen, wenn ein Akt der Freisetzung erreicht wird, worin die »Leere« von jedem Signifikanten angenommen und als »Ex-sistenz zwischen zwei Toden« gelebt wird, das heißt ohne irgendeine Gründung im Sein sowohl im individuellen wie ontologischen Sinne. Damit ergibt sich über Lacans Position kritisch die Frage, ob die Identität über das »Sein« nicht zugunsten einer radikal phänomenologischen Vorgegebenheit des Lebens zu hinterfragen wäre. Denn dann ist durchaus eine signitive Leere des Subjekts denkbar, die aber keinen Selbstverlust des Subjekts darstellen muss, sofern eine transzendentale Lebendigkeit sowohl dem Imaginären wie dem Symbolischen vorausliegt. Konkretisiert wird diese Analyse durch Beispiele wie Transgression und Schuld, wie sie sich aus dem Verhältnis von Begehren/*jouissance* in Bezug auf die »Vatermetapher« ergeben.

Schlüsselwörter:
Begehren, Cogito, Mangel, Subjekt, Schuld, Transgression

Ein genereller Ansatz beim sprachlich Unbewussten setzt voraus, dass das Cogito Descartes' für den Psychoanalytiker Jacques Lacan (1901–1081) keinen absoluten Anfang im radikal phänomenologischen Sinne darstellt, sondern nur ein »subjektives *initium*« bildet, welches dem Subjekt vorausgeht und als Anker oder Einwurzelung dient, ohne zwischen dem *sum* und *cogito* eine ursprüngliche Einheit zu schaffen. Da demzufolge zwischen der Aussage (Selbst) und dem Ausgesagten (Ich) ein nicht zu füllender Abstand für immer gegeben bleibt, ist die einzig denkbare »Einheit« jene »minimale Notion«, welche es erlaubt, dass die Signifikantenkette in all ihren Elementen trägt, um stets dieselbe zu sein. Das Gemeinsame jedes Signifikanten besteht mithin darin, jeweils die »Einzigkeit eines Merkmals« (*trait unaire*) zu besitzen, um die Identifikation des Selben mit dem Selben zu ermöglichen, das heißt das Reale (*le réel*) als Selbigkeit »reiner Differenz«. Diese »distinktive Einheit«, welche nichts mit der kantischen Einheit objektiv bestimmbarer Phänomene zu tun hat, bedeutet daher nichts anderes, als dass der Signifikant und die Rede (*parole*) die Differenz als solche in das Wirkliche einführen, da jeder einzelne Signifikant vom anderen Signifikanten unterschieden ist, wodurch das Subjekt sich jeweils als Ereignis »markieren« kann, ohne durch solche »Identifikation« eine bleibende Einheit als Substanz beanspruchen zu können. Das *ergo sum* kann daher für Lacan nur jenes »Unbekannte« bedeuten, welches sich retroaktiv als das Signifikat *X* des »Ich denke« präsentiert, insofern jedes *cogito* durch die Signifikantenkette vermittelt bleibt. Nicht in radikal ontologischer Hinsicht, sondern nur als Folge einer solchen Signifikantenkette innerhalb ausgesagter Elemente verweist mithin das »Ich denke« auf ein »Ich bin«, das aber nur ein *X* des gesuchten Subjekts darstellt. Der Anfang oder Ursprung des »Ich denke« bleibt mithin als hervorbringende Identifikation unbekannt, da die »latente Benennung« im Akt der Aussage als Name des Subjekts ausgelassen wird, was für Lacan nichts anderes bedeutet als die Wirklichkeit des Unbewussten im Sinne eines unbekannten Kerns des Subjekts (Lacan 1960).

1. Das Subjekt als Begehren des Anderen (A)

»Es spricht« daher im Subjekt, und das Subjekt bildet dessen Träger und Effekt, was einerseits die Wesenhaftigkeit des Begehrens als »Sein« das Subjekts beinhaltet und andererseits dessen stete »Flucht nach vorn« als der Ablauf der Signifikanten. Jedes libidinöse »Objekt klein *a*«, welches somit benannt wird, ohne dass das Subjekt in diesem Vorgang um sich – um seinen »Namen« – weiß, ist eine radikale Andersheit, um auf diese Weise das Merkzeichen des je einzigartigen Signifikanten zu wiederholen. Für Lacan ist das Subjekt daher ein »selbsterotisches Felsgestein«, eine »autistische Lust«, wobei sich jedes Mal retroaktiv das »Ich bin« als das *X* des »Ich denke« im Sinne einer Bedeutung verdoppelt, wodurch das Unbewusste jenes Nicht-Wissen bleibt, welches als Anruf der Leere im Zentrum des Wissens operiert, was gleichfalls für das Subjekt der traditionellen Philosophie nach Lacan gelten soll. Mit diesem Vorurteil eines in sich selbst wissenden Subjekts (*sujet supposé savoir: SSS*) sei gerade dann auch psychoanalytisch zu brechen, um zu vermeiden, dass ein solches Wissen mittels der eigenen Vorstellungen vorausgesetzt wird, welches nur das illusorische Andere seiner selbst zu sein vermag. Das wirklich radikal Andere (*A*), wie wir andeuteten, ist der Signifikant, welcher »buchstäblich« *tot* ist (das heißt als *lettre*), da er nicht zu geben vermag, wonach das Subjekt verlangt und daher als permanentes Begehren des Anderen durch die nicht abschließbare Signifikantenkette hindurch zu bestimmen bleibt. Dies setzt radikal phänomenologisch natürlich voraus, dass das Subjekt stets und ausschließlich ein *Subjekt des Diskurses* ist und es kein anderes Subjekt gibt, welches außerhalb des Feldes der Signifikanten gegeben wäre (Lacan 1986). Die Subjektivität erwiese sich dadurch mit dem Sinn oder dem Symbolischen identisch, was jedoch seinerseits ein phänomenologisches Vorurteil implizieren dürfte, wie dies auch schon im hermeneutischen Apriori Ricœurs zu erkennen ist und was sich ebenfalls in der Transzendenzvorgabe von Daseins- und Existenzanalyse (Binswanger, Jaspers, Frankl etc. wiederholt (vgl. Kühn 2015, 173 ff.). Nach diesen Voraussetzungen muss gleichfalls das Unbewusste notwendigerweise ein Nicht-Wissen sein, weil es nicht bedeuten kann oder nicht transparent ist, insofern es kein radikales Lebenswissen impliziert.

Was Lacan trotz allem mit Descartes' Denken beginnen lässt, ist letztlich das *Autonomieproblem*, denn wenn es zwischen Wahrheit und Wissen keine unmittelbare Entsprechung gibt, dann bleibt nur das Andere als »antinomisches Korrelat«, welches zu befragen ist, indem »zu nichts in nichts« voranzugehen ist, das heißt eine »Gewissheit« ent-schieden werden muss, die nur ein Übergang zu sein vermag. Dies erlaubt im Übrigen zugleich eine Wiedererrichtung der freudschen Psychoanalyse als »Wissenschaft«, insofern das Verdrängte (Descartes' Cogito) als Symptom (Freuds »andere Wissenschaftlichkeit«) im »zerlöcherten Subjekt« wiederkehre (vgl. Widmer 1990; Fink 2006). Diese Wiederkehr der Wissenschaft über die Psychoanalyse ist eine andere Wiederkehr der Wahrheit als die direkte Auseinandersetzung des Subjekts mit der Wahrheit im Sinne Descartes', welche das Subjekt ihrerseits zerteilt, insofern es eben die Kenntnis des Unbewussten nur anderweitig in einem solchen Kontext zu erwarten vermag. Unabhängig von der ideengeschichtlichen Frage, ob Freud ohne die cartesische Vorgabe des Cogito seine Psychoanalyse überhaupt hätte konzipieren können (Henry 2005, 93 ff.), gibt es eine wichtige psychoanalytische Relevanz dieses Verhältnisses für die Praxis, nämlich die notwendige Unterscheidung von Unbewusstem und Symptomen, Träumen, Fehlleistungen etc. im Sinne Freuds. Das Unbewusste hat in der Tat einen Wahrheitseffekt, insofern in der Analyse keine Übersetzung von der Sprache des Unbewussten in eine andere (signitive) Sprache vorgenommen wird, sondern etwa eine »Skandierung« der Sitzung, durch die das Subjekt dann die Arbeit der »Ich-Werdung« aus dem »Es war« des Unbewussten heraus übernehmen kann (vgl. Fink 2013, 79 ff.; Langlitz 2005). Das Subjekt greift hier seine eigene Bestimmung auf, um sein eigenes (nie zu Tage tretendes) Cogito zur Gewissheit werden zu lassen, auch wenn dies im lacanschen Sinne immer nur im Sinne der Nachträglichkeit der Signifikanten gelingen soll.

Wenden wir uns unter solchen Bedingungen kurz der Bedeutung des *Traumas* zu, welches nach seiner etymologischen Wurzel auch als »Wunde« bezeichnet werden kann, so stammt letztere von einem unvergessbaren Anderen, nämlich als eine erste Einschreibung in die Wirklichkeit durch eine erste Identifikation im Sinne eines einzigartigen Merkzeichens, wobei der Körper als *X* eben nochmals vorausliegt, wie auch Lacan anerkennt. Anstatt sich für eine solche Anfangssituation jedoch zu fragen, was es erlaubt, dem Körper in seiner inneren Bewegtheit einen Spiegel vorzuhalten, damit sich überhaupt etwas im Bild davon er-hält (Lacan 1966, 93–100), nämlich eine vorauszusetzende originäre Ipseität im radikal phänomenologischen Sinne, geht Lacan – außer von Descartes – zusätzlich vom Hegelschen »Begriff« als »Zeit des Objekts« aus; das heißt von einer Hypostasierung der Außenheit. Dadurch wird die Dauer des Sich-Ereignenden bewahrt, denn der Begriff der Zeit »tötet« das Ding (Situation, Ereignis etc.), indem die »Wirklichkeit« nur in der Idealität des Wortes (*mot*) »aufgehoben« wird. Die Sprache repräsentiert daher nicht die

Wirklichkeit, sondern das Subjekt, welches Negativität ist, das heißt die Trennung von sich und von dem, was ist, reduziert alles auf ein Nichts, indem es keinen beständigen Inhalt garantieren kann. Diese »Identität« von Diskurs/Subjekt im Sinne des Hegelkommentars von Alexandre Kojève (2005), hält daher im Schoß der Wirklichkeit einen Irrtum aufrecht – nämlich ein Ideal als Nichtung an Wirklichem. Descartes gewann hingegen die Selbstgewissheit der Subjektivität des Subjekts, indem er die gesamte Wirklichkeit als Täuschung durch den hyperbolischen Zweifel aufhob, während für Lacan und die französischen Neo-Hegelianer der Diskurs des Subjekts nur um den Preis des genannten »Mordes« der Dinge hervortreten kann. Die Sprache als Negativität des Subjekts errichtet sich, indem das Subjekt sich durch solche Verneinung nur als das manifestiert, was als Ex-sistenz ein Zerrissenwerden oder ein ständiges Hinausgehen über sich selbst als subjektive Präsenz in allen Dingen ist, welche daher nichts sind, so dass eben auch letztlich dieses Subjekt als Sprache die »Abwesenheit einer Wirklichkeit« ausmacht – das ständige Verschwinden seiner selbst (vgl. Finkelde 2015).

Hier stellt sich eine prinzipiell phänomenologische Frage mit weiteren Konsequenzen, denn jedem Wort geht eine leiblich-affektive Gegebenheit voraus, so dass nicht nur die Sprache als Wort kein absolut Erstes zu sein vermag, sondern dem Buchstaben stets ein Sprechen vorausgeht, welches mehr als ein »Phonem« ist und keineswegs *tot* gesagt werden kann wie ein idealisiertes Ding der Aussage. Außerdem impliziert der erste Andere, ob er vergessen ist oder nicht im Trauma, ebenfalls seinerseits ein unmittelbar affektives Selbst, welches sich nur über eine impressionale Rezeptivität erschließen kann, bevor überhaupt eine Rede zum Wort und gegenseitigen Diskurs wird. Die intersubjektive Situation zeichnet sich daher eher als eine unmittelbare Zwischenleiblichkeit oder sogar als ein Mit-Pathos bzw. Intensität ab, was auch für die Analyse fundamentaler letztlich sein dürfte als die ausschließlich angenommene Verbindung von Unbewusstem/Sprache in der Lacanschule (vgl. Geißler u. Heisterkamp 2007). Damit gewinnt auch das Begehren einen anderen Status, welcher den Zusammenhang von Affekt/Trieb neu erfahren lässt, nämlich als gegenseitige Immanenz, welche zwar in ihrer Reziprozität unsichtbar bleibt, aber deshalb nicht weniger effektiv als Wirklichkeit des Anderen ist, welcher mithin nicht nur imaginär und symbolisch vermittelt ist. Ein Kind, welches eine Angst durchlebt, etwa in der Dunkelheit der Nacht, nimmt die Stimme der Mutter oder eines Anderen, die ihn beruhigen will, nicht so sehr als einen diskursiven Signifikanten wahr denn als eine Stimme affektiver Präsenz, durch welche sich die Angst mehr löst als durch eine Erklärung hinsichtlich einer nicht existierenden Gefahr. Dies lässt auch die Kritik der Lacanschule an der »therapeutischen Beziehung« als allgemein stabilisierendem Faktor weniger apodiktisch erscheinen, als es der theoretische Primat des pointierenden oder skandierenden Wortes in solcher Analyse wahrhaben möchte, denn es geht in einer solchen Beziehung um mehr, als im Sinne Winnicotts nur eine »korrektive emotionale Erfahrung« zu ermöglichen, welche die »Arbeitsbeziehung« festigen soll (Fink 2013, 83 ff.).

Aus demselben Grund ist auch das minimale *Merkzeichen* des Signifikanten, wodurch ein Bezug zum Anderen (*A*) hergestellt werden soll, einer genaueren Betrachtung zu unterwerfen. Wie kann ein virtuelles Subjekt mit dem einzigen »Zug« (*trait*), welchen es als ein solches Merkzeichen zu seiner Disposition hat, mit dem Anderen zusammentreffen, falls auch dieser nicht zuvor im phänomenologischen Sinne gegeben ist und sich seinerseits sofort wieder auflöst, sobald der Signifikant in der Rede verschwindet, um einem anderen Signifikanten Platz zu machen? Da der Andere stets nur in einem imaginären Spiegelbild existiert (was Lacan als seine Wirklichkeit nicht leugnet), können der Andere wie das Subjekt ausschließlich als Transzendenz ohne Immanenz füreinander einen Bezug aufnehmen, was besagt, dass hier nur ein objektivierendes oder intentionales Bewusstsein am Werk ist (Lacan 2001, 418). Da das minimale Merkzeichen *X* des Signifikanten als »Zug« in der Begegnung mit dem Anderen zugleich über das Ausgesagte ein »Ideal des Ich« darstellt (insofern das Selbst der Aussage verschwindet), bleibt phänomenologisch offen, woher dieses »Ich« eines reinen Transzendenzbezugs stammen soll, wenn es nicht zuvor seiner Immanenz transzendentaler Lebendigkeit entrissen wurde. Aufgrund seiner Cogito-Kritik ist die Transparenz des Ich als Bewusstseinsakt für Lacan eine Täuschung, weil die opake Bestimmung durch den Signifikanten nicht gesehen werde, was aber eben nicht beantwortet, *wie* ein Signifikant originär in einem Subjekt leiblich verwurzelt ist und durch die ur-pathische Verbindung von Affekt/Sprechen hervorbricht.

Wir hoben schon hervor, dass auch der *Körper* in gewisser Weise durchaus primordial für Lacan ist, da sich der eigene Körper im Spiegelbild wieder erkennt, aber der Ort des Ichideals ist als symbolische Introjektion gleichzeitig ein Trug, weil die Erkenntnis des Ich eine unaufhebbare Unkenntnis desselben bleibt. Das heißt, der Körper ist kein ursprünglich selbstaffektiver *Leib* mit einer immanenten Wirklichkeit als Ipseität affektiver Selbstbewegung, sondern bloß eine faszinierende »Gestalt« der Einheit des Körpers, welcher zwar das Begehren motiviert, aber ein »Schatten« bleibt, nämlich die wesenhafte Opazität von Narzissmus/Objekt. Da die narzisstische Identifikation illusorisch ist, bleibt nur als Hoffnung der Befreiung die Wirklichkeit des Begehrens, welches irreduzibel mit dem eigenen Körper verbunden ist. Das Objekt selbst dieses Begehrens ist jedoch schließlich weder ein Spiegelbild noch eine Erkenntnis, sondern ein unbekanntes Objekt (*a*), welches begehrt wird und über die Funktion des Phallus als allgemeines Gesetz des »Dings« (*la chose*) die vom Subjekt unbewusst maximale Investitur auf das Andere/den Anderen (*A*) hin erfährt, welche immer die radikale Trennung für das Subjekt bleiben werden (Lacan 2001, 440 f. u. 453 f.) – mithin ohne Möglichkeit, die Immanenz des Begehrens als *jouissance* pathischer Leiblichkeit aller Bezüge in sich selbst zu erproben.

Natürlich können wir Lacan dabei radikal phänomenologisch zugestehen, dass es niemals ein »Sehen des Sehens« gibt und folglich jeder Blick auf das eigene Selbstbild zur Illusion verdammt ist. Aber bedeutet dies, dass das Subjekt sich prinzipiell verkennt, da auch Lacan voraussetzt, dass ein Subjekt – außer eine Ex-sistenz als idealer Signifikant zu sein – ebenfalls ein wirklicher Leib ist (was wir als Immanenz oder Intensität bezeichnen), so dass die Verwurzelung des Blicks in einem solchen Leib sich nicht nur in einen symbolischen Körper auflösen kann? Und selbst wenn die Illusion des Sich-Selbst-Sehen-Wollens über den Signifikantenaustausch mit den Anderen (*A*) verläuft, ist dann der eigene Leib/Körper nur ein »Loch« – weder Sein noch Nicht-Sein, sondern bloß die Radikalität eines immer gespaltenen Zum-Sein-Werdens? Ohne Zweifel *engagiert* sich nämlich das Subjekt jeweils innerhalb der Dialektik der Anerkennung, wobei das »Objekt klein *a*« das Mittel wie den Gegenstand seines Begehrens abgibt, mithin eine leibliche Selbstbewegung impliziert, welche wohl kaum der Signifikant als so genanntes »subjektives *initium*« in sich besitzen dürfte, sondern eine ursprüngliche Lebendigkeit als Wirklichkeitsvollzug der Ipseität selbst voraussetzt. Auf jeden Fall muss der eigene Leib originär oder subjektiv bereits gegeben sein, um sich mit dem eigenen »Körper« identifizieren und Bezug zum Anderen als ebenfalls leibliche Immanenz aufnehmen zu können. Es herrscht also am Ursprung des Selbst eine phänomenologische Selbsterkenntnis vor, und zwar dank dieser genannten Leiblichkeit als »Fleisch« (*chair*), auch wenn deren unmittelbare Gegebenheit unsichtbar bleibt und niemals ein imaginäres Objekt zunächst darstellt. Kein Sehen und kein Berühren kann mir in der Tat die Existenz meines Leibes garantieren, sondern nur das *Sich-Empfinden* als immanente Selbstaffektion eines solchen Sehens und Berührens, so dass eine anfänglich »zerstückelte« Körperlichkeit ein phänomenologischer Widerspruch in sich ist, da gerade auch in psychotischen Erlebnisweisen, die eine solche Zerstückelung vorauszusetzen scheinen, die *fehlende Identität* als *Leid* erlebt wird, was nicht der Fall sein könnte, wenn um diese Identität nicht schon implizit »gewusst« würde (vgl. Kühn 2015, 43 ff.).

2. Narzissmus und Wiederholung

Blicken wir gleichfalls auf die »narzisstische Liebe«, von der Lacan sagt, ich liebte nur meinen eigenen Körper, indem ich eine solche Liebe auf den Körper des Anderen übertrage. Mit anderen Worten handelt es sich um eine Libido, welche dann auf beiden Seiten gegeben sein muss, so dass der Andere als ein mir Gleicher auftritt, aber für Lacan ist die Liebe vor allem als Ursache das »Objekt klein *a*« im Sinne einer Triebregung, die ihr Objekt als Begehren anvisiert, um im ständigen Jenseitigen solcher Liebe nur einen Mangel anzuzeigen, nämlich das, was dem Anderen in dessen Körper fehlt. Gesucht werde weniger das Begehrenswerte als das seinerseits im Anderen Begehrende, welches seinen Mangel konstituiert. Strukturell ist folglich die Liebe durch einen Mangel ausgezeichnet, der für immer ein Fehlen beinhaltet, was nicht nur jedes Trauma, sondern das Subjekt als solches nach Lacan bestimmt, wie wir jetzt wissen, da sich das »Objekt klein *a*« durch das minimale Kennzeichen *X* des Signifikanten »verfleischlicht« oder »Leib wird« (*fait chair*) – anders gesagt »Fleisch des Genusses« (*jouissance*). Wiederum kann man Lacan hier zugestehen, dass er von einer fundamentalen Frage bewegt wird, die auch für die Psychoanalyse zentral ist, ob es in der Tat eine nicht-narzisstische und nicht-imaginäre Liebe gibt. Das Kriterium für eine echte Liebe im lebensweltlich symbolischen Feld ist daher die Anforderung eines Zugangs zum radikal Anderen, der nicht nur mein Ich und dessen Objekte im Anderen zu befriedigen sucht. Wenn Lacan auch später anerkannt hat, dass die Liebe nicht nur narzisstisch sei, sondern auch sexuell sein kann, dann ist in der Sexualität dennoch kein nicht-narzisstischer Automatismus zu erblicken, da die Liebe durch die kontingente Begegnung von zwei unbewussten Polen getragen wird, die auf der symbolischen Ebene ebenso wirklich wie imaginär sein kann. Natürlich bleibt gerade hierbei die Möglichkeit, über das »Objekt klein *a*« hinaus auf dasselbe zu verzichten, um eine wirkliche Alterität zu erreichen, aber auch dann wäre der Andere als solcher verfehlt, um weiterhin das Prekäre im (erotischen) Verhältnis zum Anderen zu unterstreichen (Lacan 1975; vgl. Badiou u. Cassin 2012).

Bei Freud betrifft die Kritik des Narzissmus vor allem die Illusion, welche die Wahrheit des Unbewussten nicht erkennen will, während der Spiegelcharakter desselben Narzissmus bei Lacan sichtbarer Weise prinzipiell die Illusion des Bezuges zum Anderen unterstreicht, was psychoanalytisch die Erkenntnis impliziert, das strukturierende Moment des Ich-Imaginären zu übersteigen. Die wahre Liebe wäre dann eine Loslösung im Sinne einer Weisheit, die sich insofern mit dem lacanschen »Atheismus« trifft, als der Zugang zur radikalen Andersheit einen Raum für solche Weisheit bietet, ohne »Gott« intervenieren zu lassen (vgl. Müller 1983, 111 ff.). Aber auch hier bleibt bestehen, dass die Überlagerung des absolut Anderen (als »groß *A*«) für den sexuell Anderen das »Objekt klein *a*« nicht aufhebt, welches sich so zwischen die Alterität der Geschlechter schiebt – mithin ein nicht-sexuelles Objekt darstellt. Hieraus ergibt sich als Theorie Lacans, dass Mann und Frau sich nur begegnen können, indem ein »Objekt klein *a*« als Substitut dient. Dies würde heißen, dass das Begehren die narzisstische Schranke im symbolischen Feld übersteigen kann, mit anderen Worten sich jenseits der bloßen Interessen des Ich verwirklicht (zumindest im freudschen, wenn auch nicht unbedingt im personalen oder spirituellen Sinne). Aber auch hier bringt die Regelung über das »Objekt klein *a*« eine Entwertung des Anderen wie auf der Ebene des Imaginären mit sich, indem er als Geschlechtswesen nicht direkt berührt wird. So bleibt die Tatsache bestehen, dass stets eine kontingente Begegnung stattfindet, die letztlich für Lacan weder nur unbewusst (narzisstisch) oder desinteressiert noch rein geschlechtlich ist, sondern einen Bezug zwischen zwei Subjekten in all ihrer Komplexität bildet (vgl. Gondek u. Tengelyi 2011, 307 f.).

Innerhalb dieser Problematik der Begegnung mit dem Anderen, von der die Erotik eine besonders intensive Form darstellt, behält nun die minimale Einzigkeit des Signifikanten insofern eine entscheidende Wichtigkeit bei, als für Lacan das *X* als »Zug« zum »Objekt klein *a*« hin die »Errichtung des Begehrens« an sich bewirkt und als »Schlüssel des menschlichen Begehrens« zum Gegenstand der Psychoanalyse als solcher wird. Dies besagt nicht, dass das »Objekt klein *a*« das eigentliche Objekt der Psychoanalyse als Wissenschaft sei, sondern die schon unterstrichene Spaltung des Subjekts zwischen Wahrheit und Wissen, welche gerade die zentrale Rolle des »Objekts klein *a*« als »Rand des Realen« ausmacht (Lacan 1966, 865). Denn die Spaltung bewirkt die Spannung zum radikal Anderen (*A*) hin im Sinne »des Dings« (*la Chose*), welches genau in diesem Ereignis des *X* der Einzigkeit des Signifikanten vorgezeichnet ist – eben als unsichtbares Merkzeichen, insofern der Andere in jedem Subjekt immer schon über die Signifikantenkette gekennzeichnet bleibt. Das verschwundene oder durchgestrichene »Ding« hinterlässt also letztlich die Einzigkeit von *X*, und zwar als Effekt der Libido, wie hier zu unterstreichen war, nämlich als Lust in unserem so verfleischlichten Leib als *X* seinerseits. Und dieses Ereignis ist kein zufälliges, sondern hat das Subjekt immer schon betroffen, indem es sich in der Einzigkeit eines »Einst« oder »Damals« ereignete (*cette fois-là*).

Es muss also für Lacan auf der Ebene des Unbewussten gesucht werden, *wie* sich die Wahrnehmung ursprünglich als Befriedigung herausbildete, da das Unbewusste dem Modus seiner Wiederkehr folgt, so dass »das eine Mal« das »identisch Identische« als jenes Damals beinhalte, welches in den unterschiedlichen Vorstellungsweisen die Wiederkehr des Affekts erwarten lässt, und zwar nach Freud als Objekt in der äußeren Welt. Da Lacan das Objekt je nur als ein Zeichen sieht und auch noch kein Subjekt gegeben ist, welches sich in dieser Anfangssituation zu affizieren und wahrzunehmen vermöchte, reduziert er dieses Ereignis auf das Hervorbrechen eines ursprünglichen Signifikanten in seiner einmaligen Darbietung, das heißt als Augenblick jenes »Urverdrängten«, welches zu einer unbewussten Existenz wurde. Da dieses Einst-Verdrängte in seiner Einmaligkeit für immer fehlen wird, bedarf es jedoch für die weitere Verdrängung zumindest *einer* Wiederholung, welche keine andere als jene strukturelle Kennzeichnung des Subjekts bei Lacan bildet, durch die letzteres die ursprüngliche Einmaligkeit des verdrängten Objektes für sich wiederholt, um sich als radikale Differenz für immer zu wiederholen. Denn der »Automatismus der Wiederholung« betrifft stets die Differenz in ihrer jeweiligen Einzigkeit, wodurch im Sinne Lacans die lebendige Individualität mit der sich wiederholenden Funktion des Signifikanten verbunden ist – allerdings als ein verlorener Signifikant des verdrängten ersten Merkzeichens als wieder verlangtes Objekt. Die Wiederholung der Wahrnehmung, die stets nur einen *anderen* Signifikanten ergreifen kann, nicht jedoch den verlorenen ursprünglichen Signifikanten, ist somit an die Existenz eines »Ortes der Andersheit« gebunden, worin sich diskursiv das Verhältnis von Abwesenheit/Anwesenheit als Ex-sistenz für das Subjekt reproduziert. Wie bei Nietzsche gibt es somit die »ewige Wiederkehr« einer möglichen Lust als Wiederholung des Begehrens eines verlorenen Objekts als »Rest« unabschließbarer Subjektivierung. Das Subjekt bleibt, anders gesagt, die Erscheinung eines Zeichens als Kontingenz, denn den Ursprungsakt der Übernahme der Zeicheneinschreibung können wir nur akzeptieren, aber nicht erkennen.

Wenn allerdings Ursprungsverhältnisse nicht streng als radikal phänomenologische Problematik analysiert werden, enthalten sie eine Tendenz zur Mythologisierung von Urszenen hin, wie man auch bei Freud beobachten kann, so dass in diesem Zusammenhang bei Lacan von einem unaufgeklärten epistemologischen Bezug zwischen der Struktur einer metapsychologischen Notwendigkeit quasi-transzendentaler Natur von Subjekt/Verdrängung und seinem Versuch einer Ursprungserzählung gesprochen werden kann (Lacan 2005a, 78 ff.). Denn was bleibt letztlich mehr von diesem »subjektiven *initium*« zu sagen, als dass eine Begegnung zwischen dem zukünftigen Subjekt mit einem reinen Merkzeichen/Zug (*trait*) stattgefunden habe? Die Markierung des Subjekts durch ein solches Kennzeichen hat sich als Trauma oder sonstiges Ereignis in Gestalt eines »Buchstabens« in das Subjekt eingeschrieben, dessen Signifikantenstruktur dasselbe Subjekt dann immer wieder durch sein Verhalten hindurch wiederholen wird, um den »Sinn« desselben zu gewinnen. Aber Lacan löst sich nicht von dem transzendenten *Blick* auf ein solches Ereignis, so dass die Subjektivierung auch nur mit einem doppelten, weil unsichtbaren *X* zu arbeiten vermag. Zum einen wird dem ursprünglichen, einmaligen Zeichen als *X* ein Ich zugeordnet, was sich in der Identifikation mit dem Bild des Anderen als *X* wiederholt (Lacan 2015, 11–30). Diese imaginäre Konstitution in Bezug auf den ursprünglichen Signifikanten *X* und als symbolische Projektion auf die Andersheit als bleibendes *X* muss notgedrungen unsicher bleiben, da dieses »Wirkliche« als *X* subjektiv nicht ge-halten werden kann. In existentieller Hinsicht ist eine solche radikale Offenheit für Begegnungen und Situationen kein theoretisches Problem, sondern ein praktisches der Psychoanalyse in ihrer Arbeit, da jegliche Offenheit ein primordiales wie fortdauerndes

Sich-Öffnen. Können benötigt, welches nur auf einer ermöglichenden Selbstgegebenheit des »Subjekts« beruhen kann, welche affektiv zu erschließen ist – und nicht über *theoretische* Subjektkonstruktionen wie bei Lacan. Sein Versuch, das ursprünglich verdrängte Kennzeichen *X* als »Subjektivierung« über das Spiegelstadium zugänglich zu machen, bleibt daher epistemologisch ein Problem, da die Verdrängung einem *lebendigen* Immanenzvorgang entspricht, welcher sich jedem ek-statischen Blick entzieht und folglich phänomenologisch anders zu fassen bleibt – als rein pathische Lebensgegebenheit einer noch älteren Genealogie nach der Genealogie des Unbewussten im biographisch-assoziativen Einfall und seiner Deutung.

Betrachten wir diese Frage noch unter dem Gesichtspunkt der *Privation* (Verlust), welche konstitutiv für das Subjekt als Träger des Anfangszeichens *X* sein soll, so bedeutet dies die Abwesenheit des »Objekts klein *a*« auf der symbolischen Ebene und eines Signifikanten schlechthin für das Subjekt. Als »Leere« besagt dies, dass das Subjekt durch die abwesenden Signifikanten an seinem eigenen Ort selbst abwesend sein muss, wovon das Subjekt zunächst – als Ex-sistenz im absolut abwesenden »Ding« (*la Chose*) – nichts weiß. Daher ist die Ursprungserfahrung des Unbewussten keineswegs das Verbot, sondern das *Nicht-Gesagte* (*non-dit*), insofern das Subjekt nicht der Herr seines Sagens als Identifikation mit sich selbst ist. Denn um zu wissen, dass der erste Signifikant ihm fehle, hätte es bereits einen Signifikanten geben müssen, um es (sich) zu sagen, aber der Signifikant, von dem aus das Subjekt im Diskurs sprechen wird, ist immer schon ein Ort, aus dem es verworfen oder ausgeschlossen wurde (Lacan 2005a, 61 ff.). Allerdings dürfen wir nicht vergessen, dass Lacan für das *X* des Signifikanten wie für das *X* des Objekts des Begehrens wie auch für das *X* des Anderen von einer *Verfleischlichung* spricht, weshalb es trotz aller Leere hier ein Gewicht des Realen gibt – nämlich als Lust des Begehrens. Das mangelnde symbolische Objekt setzt folglich im Raum der imaginären Abwesenheit wie Projektion immer schon ein »Objekt« voraus, welches phänomenologisch ge-geben oder ge-wesen ist: ein »Subjekt« in seinem *Selbst-Empfinden*. Auch wenn der Phallus für Lacan jene diskursive Instanz darstellt, durch die alle anderen Benennungen getilgt werden, um selbst unsagbar zu bleiben und schließlich die Leere für das Subjekt ohne Unterlass fortzuzeugen, kann dennoch eine solche Privation nicht erlebt werden, ohne schon eine vorherige »Fülle« – die des sich-selbst-erprobenden Lebens – erfahren zu haben (vgl. Baas 1995).

Gewiss, es gibt bei Kant jenes *nihil negativum*, welches in seiner erkenntnistranszendentalen Systematik einen »leeren Gegenstand ohne Begriff« bezeichnet, und es scheint, dass Lacan diesen Gegenstand als Objekt *X* in das Netzwerk seiner Signifikantenkette übernommen hat, um dabei gleichzeitig das Subjekt als eine negative Wirklichkeit eines Möglichen zu bestimmen, ohne welches kein Subjekt sich jemals in seiner anfänglichen Konstitution (Subjektivierung) hätte »halten« können. Die zuvor erwähnte Privation erscheint daher als Rest einer Identifikation mit dem »Objekt klein *a*« seitens der Identifikation des Subjekts mit dem *X* des einmaligen ersten Signifikanten, der fehlt. Das *negativum* im Sinne Kants bestimmt folglich noch besser als das *privativum* jenes Nichts (*rien*) des Objekts des Begehrens, da es sich nach der Formulierung Kants um die Gegebenheit von etwas ohne Begriff handelt (vgl. Gondek u. Widmer 1994). Da wir erwähnten, dass Lacan eine Wissenschaftlichkeit der Psychoanalyse diesseits der rationalen oder reflexiven Logik errichten will, insofern letztere von Anfang an das Objekt des Begehrens verfehlt (was auch dem philosophischen Denken vorgeworfen wird, wie wir wissen), blieb die ursprüngliche Verwerfung des Subjekts jenes *negativum*, um jedes Phantasma einer abschießenden Konzeptualisierung bzw. integralen Symbolisierung als operatives Ziel von psychoanalytischer Erkenntnis abzuwehren – und dies zugunsten einer Wahrheitsdynamik therapeutischer Praxis, welche aber dennoch letztlich nicht die ko-pathische Ursprungsgegebenheit der Leiblichkeit als Grund jeglicher Relationalität ausblenden kann, wie uns scheint. Denn wenn die Privation immer als Entfremdung auftritt, dann deshalb, weil sich im Diskurs stets ein bleibendes Begehren wieder einstellt, welches durch den Signifikanten *per se* als Verlust ausgeschlossen wird, ohne jedoch in solcher »Entfremdung« jemals das Begehren als Pathos verloren zu haben (vgl. Kühn 2015, 96 ff.).

Das Nichts des Subjekts als anfängliche Leere der Ursprungstrennung mittels der Einzigkeit des Signifikanten als *X* wird zur durchgehaltenen Frage an den Anderen (*A*) bei Lacan, um die Antwort auf das zu geben, was das Subjekt in seiner Spaltung zwischen Bedürfnis (*besoin*) und Forderung als Anfrage bzw. Bitte (*demande*) begehrt. Aber es handelt sich um ein verdoppeltes Phantasma im Grunde, denn als gesuchtes Objekt der Anerkennung für das Begehren des Subjekts ist der Andere selbst ein Begehren, so dass bei Lacan nicht nur anale, orale und ödipale Fixierungen als Formen eines ursprünglichen Phantasmas bleiben (Exkremente, Brust, Phallus), sondern auch *Stimme* und *Blick* des Anderen (vgl. Till 2013), da das Subjekt sich in deren Entzug immer wieder neu von sich trennt, um sich als Objekt des Begehrens darin fortzuschreiben, was mit der Kastration zusammenfällt. Denn das Begehren gilt im Feld des Sehens etwa dem Blick des Anderen, wie wir schon sagten, wobei dem Blick die Funktion des »Objektes klein *a*« zufällt. Dieser Blick wird naturgemäß stets verfehlt, weil er vom Auge verschieden ist, und sein Wiederfinden im Angeschautwerden stellt den Ursprungsverlust wieder her, denn so wie das Subjekt den Blick fassen will, wird es unmittelbar zu jenem schwindenden Punkt, mit dem es sein eigenes Verschwinden wahrzunehmen scheint (Lacan 1973, 90f.). Wenn daher Lacans Denken ein Subjekt theoretisch allein als Ausgeschlossenen (*barré*) kennt, welcher stets nur im Begriff steht hervorzutreten oder anzukommen, dann ist in solcher Sichtweise eine lebendige Unmittelbarkeit als Ursprung und Fülle negiert oder kann nur des sich selbst täuschenden Narzissmus verdächtigt werden. Denn die Substitution des lebendigen Lebens durch ein ihm fremdes Prinzip wie das Symbol leert die Subjektivität von jeglicher Wirklichkeit, obwohl das subjektive Leben als Intensität nicht aufhört, alle Potenzialitäten (einschließlich der Symbolisierung und des Imaginären) hervorzubringen. Lacans Psychoanalyse arbeitet aus solcher Perspektive mit überdeterminierten Begriffen aufgrund der Hypostasierung von Differenz oder Andersheit, weshalb prinzipiell eine solche Rückführung der Implikationen des Signifikantenprimats auf ein effektiv fleischliches Pathos für den psychoanalytischen Bereich sichtbar zu machen bleibt (vgl. Kühn u. Stachura 2005; Wondracek 2013).

3. Verlust und Schuld als Problematik der »Überschreitung«

Schon in der freudschen Sichtweise ist der Phallus das Symbol dessen, was der Mutter fehlt, weshalb sie das Kind begehrt, so dass das gesamte Leben desselben von diesem Verlangen bestimmt bleibe. Lacan erweiterte diesen Phallusbegriff zu dem der Signifikanten allgemein hin, welche das Subjekt in seinem Begehren teilen und beschränken bzw. sogar durchstreichen. Dadurch wird der Phallus, wie wir eingangs erwähnten), zugleich zum Symbol des »Begehrens des Anderen« (*A*), was das Wesen des Begehrens als solchem ausmache, um dadurch prinzipiell durch den *Verlust* gekennzeichnet zu sein, welcher als Kastration die ursprüngliche Begrenzung oder Abwesenheit (*fading*) für jedes Individuum darstelle. Analytisch gesehen wiederholt sich diese primordiale Verlusterfahrung unter vielfältigen Formen, von denen einige hier exemplarisch skizziert werden sollen. Die Kastration bezeichnet in der Tat die Notwendigkeit für das Kind, Junge oder Mädchen, dem Verlust des Phallus im Laufe seiner Entwicklung zuzustimmen – und damit dem prinzipiellen Unterschied zwischen Subjekt- und Objektsein. Für den Neurotiker ist es aber ebenso unnachvollziehbar, den *Phallus zu haben* wie nicht-zu-haben, weil sein Begehren in Bezug auf den Anderen stets woanders ist, auf der Seite des *Phallus-sein*, was jedoch unmöglich ist, wie viele Liebesbeziehungen zeigen, welche vom Phantasma einer phallischen Struktur geprägt bleiben, nämlich nicht das imaginäre vorausgesetzte Subjekt zu sein, welches dem Anderen in der Liebe fehlt. Daher werden Ersatzwege gesucht, um dem fehlenden Sein ein Haben (Objekt »klein *a*«) zu supplementieren, wodurch allerdings nicht jenes Genießen ersetzt wird, welches die Kastration im Sein ist, das heißt kein Phallus zu sein. Hieraus ergeben sich die meisten Schwierigkeiten, welche seitens vieler Individuen als Unmöglichkeit gelebt werden, sich vom Anderen emanzipieren zu können. Gelingt dies nicht, so spielt der Andere seine symbolische Rolle innerhalb der Signifikantenkette weiter, nämlich als der Andere schlechthin (*A*), so dass sich beim hier betrachteten neurotischen Subjekt besonders ein komplexes Schuldempfinden (*culpablité*) einstellt, aus dem allein oft kein Heraustreten möglich erscheint und eine Analyse angezeigt ist. Denn ist man nicht der Phallus, mit dem man sich identifiziert hat, so bleibt die zu leistende Verpflichtung als Schuld (*dette*) unbezahlt, weshalb die Problematik der »Allmachts«-Phantasie in der Neurose auch so definiert werden kann, nicht um die notwendige Kastration des Anderen (*A*) und seiner selbst zu wissen (Lacan 2013, 185 ff.).

Beim Auftreten eines Begehrens stellt sich dann jeweils dieselbe *Schuldigkeit* als Verdrängung ein, und das Begehren erweist sich dergestalt als ein Kampf zwischen zwei antinomischen Bewegungen, die sich gleichzeitig manifestieren: dem eigenen Begehren nicht nachgeben zu können und zu wollen, um sich lieber einem Nichtsein anzugleichen – und sich dennoch weiterhin schuldig hinsichtlich des Anderen zu fühlen. In der Sprache Lacans betreffs der Transgressionsproblematik oder »Überschreitung« allgemein ist der Wunsch, für den Anderen (*A*) der Phallus zu sein, strukturell der *Inzest*, der als Verbot Schuld hervorruft. Man kann diese Schuld *imaginär* nennen, weil es sich um die Schuld gegenüber der Mutter als Kind handelt, die weiterhin als Metapher präsent ist. Die andere Schuld kann man im Sinne solcher Psychoanalyse *symbolisch* nennen, weil man ebenfalls den Vater als Identifikation benötigt, um sich vom mütterlich Anderen zu trennen, was dann aber jeweils zu Handlungen führt, die durch das Gesetz oder den Namen der Vatermetapher gekennzeichnet sind (Lacan 2005b). Mit anderen Worten führt dies zu Verhaltensweisen wie beispielsweise *Ausgeben, Verlieren* oder *Verschwenden*, die nicht frei von einer pathologisch empfundenen Schuldigkeit sind, da sie den illusionären Versuch darstellen, Genießen und Kastration miteinander zu verbinden, das heißt dem Begehren des Anderen (*A*) treu zu bleiben, um einen neurotischen Gewinn daraus zu ziehen, ohne jedoch das Schuldempfinden dadurch selbst aufheben zu können. Erscheint eine Schuld in diesem Rahmen als »unbezahlbar«, wird eine neue Schuld konstruiert, welche einen individuellen Mythos solcher Schuldbildungen in der Neurose begründet (Lacan 2007). Hinsichtlich jeder Muttermetapher wie der Gesellschaft kann man deshalb in tiefenpsychologischer Sicht allgemein beobachten, dass Strategien des Verlierens oder der Verschwendung eingesetzt werden, um sich über eine solche (verdeckte) Auflehnung vom Anderen (*A*) zu befreien. Aber die Folge hiervon ist stets ein weiteres Anhäufen von Verausgabung, da die imaginäre Schuld nicht zurück erstattet zu werden vermag. Die Verschwendung im materiellen wie existentiellen Sinne nimmt dann äußerst ungünstige, weil maßlose Formen für das Subjekt an, welches dennoch nicht von seinem Empfinden befreit wird, die Anderen (Mutter, Partner etc.) betrogen oder verraten zu haben (vgl. Lippi 2008, 52 ff.).

Die äußerste Folge hiervon ist dann oftmals die *Selbstzerstörung*, um sich für den Anderen zu vernichten, denn »nicht(s) zu sein« erscheint als eine Weise, sich im »Selbstverlust« verzweifelt dem Phallus-sein angleichen zu können. Aber auch in der Form des »Drecks« oder »Abfalls« (Alkohol, Droge) bleibt die Schuld als ein unmögliches Genießen (*jouissance*) bestehen, da aus der elterlichen oder gesellschaftlichen Abhängigkeit nicht herausgefunden wird. Das Triebgeschehen oszilliert hier mithin zwischen Sein und Nichts, um sich von der Liebe des Anderen frei zu machen, der diese scheinbar notwendige Sich-Verausgabung uns aufzuerlegen scheint. Denn die Liebe des Anderen ist vor allem immer dann unbequem, wenn sie auch an welthafte Objekte wie beispielsweise eine Erbschaft gebunden ist. Wie soll man in der Tat dem Verstorbenen etwas zurückgeben, wenn durch den Tod zugleich ein Verlust (Kastration) stattgefunden hat? Ein Erbe sieht sich oft nicht in der Lage, das zurückzuerstatten, was er an Liebe erhalten hat, so dass ihm seine Antwort zumeist unzureichend erscheint. Das Subjekt fühlt sich daher nicht nur außerstande, die (imaginäre) Schuld dem Anderen zurückzugeben, sondern es fühlt sich auch schuldig, die ganze Liebe des Anderen »gestohlen« zu haben, indem es ihm zu wenig oder scheinbar gar nichts zurückerstattet. Daher wird (unbewusst) geglaubt, die (imaginäre) Schuld durch ein Schuldempfinden zurückzahlen zu können, was aber eine illusionäre Weise des »Genießens« im lacanschen Sinne darstellt. Da wir hier nicht den Fall betrachten, eine Übertragung an Gütern angemessen und lange vorbereitet zu vollziehen, sondern etwa die Situation der plötzlichen Erbschaft aufgrund eines Unfalltodes, so wird für den tiefenpsychologischen Zusammenhang leicht verständlich, dass sich zwischen Schuldhaftigkeit/Genießen ein erlebter Teufelskreis von inzestuöser Liebe herausbildet.

Diese ebenso belastende wie unmögliche Liebe zwischen dem Subjekt und dem Anderen (*A*) kann somit über den Weg der scheinbaren Befriedigung mittels des Schuldempfindens die zwei erwähnten entgegengesetzten Wege einschlagen: alles zurückerstatten oder im Gegenteil alles verschwenden. Nach Freud (2014, 89 ff.) entspräche die erste Haltung dem sadistisch-analen Stadium, wobei sich dann jeweils auch noch das Schuldgefühl oft hinzugesellt, nichts mit den empfangenen Gütern erfolgreich angefangen zu haben. Die zweite Lösung der Verschwendung des Erbes kann bis zur ebenfalls schon genannten Selbstzerstörung gehen, aber dieser Weg bleibt nicht nur auf unaufgeklärte Weise in der ungewissen Liebe gefangen, sondern es tritt auch hier das zusätzliche Gefühl hinzu, (alles) »verloren« zu haben. Aber in all diesen psychischen (wie sozialen) Konstellationen verbleibt das Subjekt vorzugsweise in einem »Genießen« von Schuld, ohne sich aus der endogen verzweifelnden Liebe zum Anderen herauszulösen. Die Verschwendung der Güter kann hierbei die äußerste Form der Transgression annehmen: Ich verliere (mich), um nicht mehr der Phallus im lacanschen Sinne zu sein, aber als Verlust, Abfall, Dreck bzw. Ausschuss bleibe ich weiterhin ein solcher Phallus, weil die (neurotische) Identifikation von Vater/Sohn nicht aufgelöst wird. Die Befriedigung über die »unproduktive Verschwendung« (Bataille) vermag hier viele Gesichter in individueller wie gesellschaftlicher Hinsicht anzunehmen, nämlich unter anderem Luxusleben, Spiele, Spektakel, ungezügelte Sexualität, Zeitverschwendung oder Vernachlässigung des eigenen Körpers bzw. allgemeine Verwahrlosung

Jedes Mal handelt es sich dabei jedoch um eine Überschreitung des Gesetzes des symbolischen Vaters, welche den schuldfreien Erwerb der Güter vor Augen hat, aber dennoch einem Phantasma des Ungehorsams gegenüber demselben Vater folgt, dessen symbolischer Tod letztlich gewollt wird. Aber aufgrund des bestehenden Schuldempfindens durch einen solchen »Mord« am Vater bezahlt der Sohn (Kind) mit seiner Existenz für den Namen des Vaters, den er auf diese Weise übernommen hat. Allerdings ist das teilweise Genießen in der Verschwendung nicht nur ein Selbstverlust als selbstzerstörerische Überschreitung, sondern es fehlt der wirkliche »Verlust« als Rückkehr zum Gesetz im Sinne einer effektiven Rückzahlung der symbolischen Schuld (Kastration). Denn die Verschwendung stellt kein wirkliches (auch ökonomisches) Teilen mit Anderen dar, sondern das Subjekt gibt die Güter im Grund nur für sich aus, ohne tatsächlichen Bezug zu Anderen, da wahllos, wodurch eine solche Verschwendung die Züge der *Selbsterotik* beibehält. Die schon erwähnte Toxikomanie als strukturelle Abhängigkeit (ohne Berücksichtigung individueller Symptombildung) stellt eine solche Selbstzerstörung dar, welche ohne Grenzen sein kann, da das Subjekt über den Zusammenhang von Schuldhaftigkeit/Genießen den symbolischen Vaterbezug von Transgression/Gesetz nicht sieht. Die Bulimie weicht in ihren moderateren Formen von diesem dramatischen Verlauf insofern ab, als durch Phasen des Erbrechens und Fastens dieses selbstzerstörerische Genießen zeitweise unterbrochen wird. Natürlich können in der erwähnten Abhängigkeit von Alkohol und Drogen auch psychotische Elemente eine Rolle spielen, insofern die symbolische Vaterkastration und die Übernahme des Vatersnamens nach Lacan als Gesetz schlechthin nicht stattgefunden hat. Oder noch allgemeiner gesagt ist »das Phantasma nicht einfach der Objektbezug«, sondern »ein gewisses Verschwinden, eine gewisse Synkope an Bedeutung des Subjekts, welches sich einem Objekt gegenüber befindet«, wobei dieses Objekt »unter der Form einer Botschaft« den »Diskurs des Anderen« im Ich imaginär festgeschrieben hat (Lacan 2013, 208 f.; vgl. Marcinski 2014).

Der Alkoholiker hat demzufolge den Prozess der Kastrationsannahme als Übergang von der Transgression zum Gesetz noch nicht abgeschlossen, so dass er vom Objekt einen Genuss erwartet, der niemals kommen wird. Daraus entsteht für Süchtige ein Leben des ziellosen *Wartens*, welches ein ständiges Existieren zwischen Leben und Tod beinhaltet, selbst wenn das Leben durch die Droge nicht unmittelbar in Gefahr dabei ist. Da ein solcher Mensch seiner Existenz keine Richtung gibt (oder keinen »Sinn«, wie die Existenzanalyse sagen würde; vgl. Funke u. Kühn 2005, 63 ff.), geht sein Begehren auch in kein entsprechendes *Handeln* über, weil in solchem Warten Schuldhaftigkeit/Genießen als Zusammenhang eines Phantasmas weiter bestehen. Hierbei geht das Begehren in einem solchen und ähnlichen Fällen nicht nur auf Alkohol oder Drogen, die anderen Objekten vorgezogen würden, sondern letztere bleiben vielmehr unzugänglich, weil zuvor ein psychischer Preis gezahlt werden müsste, um zum Begehren Zugang zu erhalten. Aber die Suchtsubstanzen überdecken und ersetzen ein blockiertes Begehren durch das unaufgeklärte Schuldempfinden, so dass das Warten eine Flucht darstellt, wo auf nichts wirklich (als Kastration) verzichtet wird, aber auch nichts bezahlt und erworben wird, selbst wenn die existentiellen und körperlichen Umstände dabei immer dramatischere Formen annehmen sollten. Wenn sich klinisch der Alkoholismus im Zusammenhang mit einer großen Erbschaft etwa zeigen sollte, so könnte ein Psychoanalytiker daher geneigt sein, sich auf überhöhte Weise bezahlen zu lassen, um den symbolischen Vater zu ersetzen und das Subjekt von seinem belastenden Erbe in psychischer Hinsicht zu befreien. Aber gerade ein solches Vorgehen könnte auch den illusionären Weg zum Genießen des Anderen (Analytikers) anbahnen, was nicht nur eine Weise entwürdigender Überschreitung wäre, sondern auch eine indirekte Verlängerung der Selbstzerstörung, welche nicht durchbrochen wird. Das inzestuöse Verhältnis des Genießens würde sich hier in der Unterwerfung unter den Analytiker fortsetzen, der eine Position der Allmacht dann einnähme, um die Rolle der Mutter, der Frauen, des Geldes – letztlich von allem – einzunehmen. Die andere Möglichkeit, die analytische Kur an die Stelle der Droge als Objekt des Begehrens/Phantasmas zu setzen, bleibt gegeben und es würde sich dann im Übertragungsgeschehen entscheiden, ob ein solcher Weg gelingen kann. Das Warten signalisiert auf jeden Fall stets einen gewissen Zwang des Aufschiebens und aktualisiert das Herr/Knecht-Verhältnis, nicht die eigene Entscheidung auf sich zu nehmen, um sich der Herrschaft des Genießens durch ein besetztes Objekt zu entziehen, welches den »Tod« oder die Leere des Subjekts im Sinne der Auseinandersetzung mit dem Realen und dem Anderen nicht zulässt.

Nur wenn das Subjekt beim Preis, den es zahlt, zugleich empfindet, etwas wirklich Wichtiges zu verlieren (den Phallus nach Lacan), kann es über diesen *Schmerz* seine Schuld »zurückerstatten«. Wenn der Süchtige aber weiterhin das Nichts anstelle des Schmerzes im genannten Sinne wählt, dann gibt es zwar auch den Schmerz (in) seiner Abhängigkeit, aber er lebt im Schein, dass der Schmerz nicht wirklich gegeben sei – der Schmerz nämlich der symbolisch zurückerstatteten Schuld. Die Tränen sind psychoanalytisch gesehen oftmals die Anzeige eines wirklich akzeptierten Verlustes, das heißt als »Mord« am Vater und als Verzicht auf das inzestuöse Genießen der Mutter. Phänomenologisch wie tiefenpsychologisch kann daher gefolgert werden, wie dies der analytischen Beobachtung entspricht, dass das sterile Warten dann Platz geschaffen hat für eine Handeln und Realisieren, welches Ausdruck eines wirklichen Begehrens werden kann, auch wenn der Schmerz andauert. Hierbei setzt sich das Handeln stets von der *Angst* aus in Bewegung, denn die Gewissheit des notwendigen Tuns entwächst letztlich der pathischen oder selbst-narrativen Gewissheit, dem Leben selbst ohne bestimmtes Objekt entsprechen zu wollen – und nicht einem sterilen Warten voll Frustration und Ressentiment. Ein subjektives Leben im Sinne immanenter Modalisierung von Bedürfen, Begehren und Aktion ist ohne eine solche Modalisierung als innere Dynamik oder Teleologie nicht möglich, da das Leben selbst wesenhaft Bewegung ist (Henry 1994, 173 ff. u. 365 f.), die gerade auch in einer wirklichen Schuld noch lange nicht an das Ende ihrer Potenzialitäten gelangt ist. Beim Toxikomanen bleibt die zu große Angst hingegen blockiert, so dass letztere nicht zu Gewissheit, Kreativität und Handeln führt, sondern mit dem (neurotischen) Schuldempfinden verschmilzt.

Übernimmt man teilweise die lacansche Unterscheidung von Bedürfen/Begehren, so lässt sich auch sagen, dass Alkohol und Droge das Bedürfen im vitalen Sinne zwar beruhigen, aber das Begehren selbst unerfüllt lassen. Daher sind für den Süchtigen die organisch unangenehmen Empfindungen des Objektmangels weniger schrecklich als die vom wirklichen Begehren hervorgerufene Angst, die auch Freud stets als einen Verlust und eine Veränderung des Ich anzeigt. Man kann psychoanalytisch auf dieser Ebene verharren und festhalten, dass der Schwindel des Subjekts vor dieser Situation darin besteht, dass sein Begehren etwas Anderes erreichen möchte und gehemmt wird, aber letztlich ist es nicht irgendein »anderes Objekt«, das gesucht wird, sondern die Übereinstimmung mit der Selbstbewegung des subjektiven Lebens, um diesem unmittelbar zu entsprechen. Denn radikal phänomenologisch kommt die Angst nie von außen, sondern stets aus dem Leben selbst heraus. Das unerfüllte Begehren lässt sich nicht wie eine Droge »konsumieren«, es muss als Weise der

Selbstaffektion des pathischen Lebens selbst erprobt werden, um nicht weiter in einem sterilen Schuldempfinden nur zu warten und zu fliehen. Das Begehren entsteht also nicht bloß formal im »Intervall« von Frage und Antwort dessen, was das Subjekt sein will und realisieren kann (Lacan 2013, 208). sondern das Begehren ist eine unmittelbare Selbstoffenbarung des Lebens als solchem, um in Übereinstimmung mit seiner inneren Selbstbewegung als Selbststeigerung zu leben.

Wenn die Angst daher den Verlust und damit das Handeln verhindert, um sich zu einer als unendlich empfundenen Schuld zu steigern, weil ich selbst der imaginär allmächtige Phallus sein will, dann bleibt in der Tat oft nur der Weg, über die genannte Selbstzerstörung bis in den Suizid hinein jene Allmacht (Sein, Phallus) zu erreichen, deren Verzicht nicht vollzogen wurde (vgl. Schlimme 2010). Schuldempfinden, Angst, Warten als Aufschieben sind daher psychische Strukturelemente, die auf unterschiedliche Weise Sucht, Neurose und Psychose wie auch Perversion kennzeichnen, da sie alle ein gewisses Merkmal der *Inhibition* besitzen, welches dann in der neurotischen Obsession besonders ausgeprägt ist. Daher lässt sich hier allgemein sagen, dass das Symptom stets eine Veränderung des Begehrens ist, während die Inhibition die Möglichkeit des Handelns im strukturellen Sinne betrifft und die Verwirklichung der subjektiven Funktionen blockiert. In der *Obsession* wird das Subjekt von seinem Denken beherrscht, welches sich als Fixierung dem Handeln substituiert; aber Warten, Zweifeln, Kalkulieren, Grübeln etc. ist auch noch eine Weise, im Denken einen »Akt« zu realisieren – einen »provisorischen Akt«, wie Lacan sagt, wo das Begehren als Symptom eine Unentschlossenheit aufzeigt und sich deshalb verändern und verschieben kann: denn ändert sich das Denken, so ändert sich auch das Symptom (vgl. Lippi 2008, 59 f.). In einem Akt nur als Denken verwirklicht sich das Begehren in Bezug auf ein leeres Begehren, welches ohne entsprechendes Tun ebenfalls an Schuld und Angst gebunden bleibt. Wie die therapeutischen Erfahrungen solcher »Hyperreflexion« (Frankl) in allgemeiner Hinsicht zeigen, bleiben hierbei Unerfülltheit, Sinnverlust und unendliches Begehren gegeben und können lange aufrecht erhalten werden, weil der »Akt« des Denkens dennoch stets auch Unbekanntes und Überraschendes herbeiführt, während in der Sucht-Inhibition eine *Immobilität* eintritt, das heißt die Verneinung des Begehrens als Handeln. Denn in gewisser Weise ist jeder wirkliche Akt immer auch ein Bruch, eine Überschreitung, ein Jenseits des Gesetzes im engeren Sinne, weil sich letztlich darin das Subjekt als absolut phänomenologische Subjektivität ohne Referenz zu einem letztgültigen Modell als affektive Intensität investiert, um sich zu erproben (vgl. Kühn 2015, 60 ff.; 2018).

Unendliches Warten und Aufschieben, welche schmerzhaft aus einem nicht aufgehobenen Schuldempfinden erwachsen und die Angst fortschreiben, bleiben dennoch in die prinzipielle Dialektik des Begehrens eingefügt, denn phänomenologisch wie tiefenpsychologisch betrachtet ist die *Angst* als Grundaffekt stets ein Zeichen dafür, dass das Subjekt in den schwierigen Bezug von Anfrage/Befriedigung eingetreten ist. Somit äußert jedes Individuum in der Angst etwas Unbedingtes, die absolute Ankünftigkeit des subjektiven Lebens, welche unsere transzendentale Geburt als die nicht zurückweisbare Investitur »zu leben« kennzeichnet. Auch dies muss im Suchtverhalten noch gesehen werden, um die (neurotische) Schuldhaftigkeit gegenüber dem Anderen nicht nur zu einer tödlichen Verdammung werden zu lassen, nämlich als selbstzerstörerischen Verschleiß des eigenen Lebens bis in den physischen Tod hinein – sondern als Anruf des Lebens, auch wenn ein Preis des Verzichts und Handelns dafür zu zahlen ist. Aber im Unterschied zur stets zu zahlenden Schuld gegenüber dem Anderen (Kastration) haben wir gegenüber dem Leben keine Schuld zu begleichen, da es keine Rückerstattung von uns fordert, sondern sich stets als jenes »Mehr« gibt, welches all unseren Leistungen schon immer voraus liegt, das heißt ebenfalls jeder möglichen Schuldabtragung. Mit Nietzsche gesehen sind Ressentiment und Gewissensbisse gegenüber dem absolut phänomenologischen Leben nicht angebracht, da dieses keine Vergangenheit und Zukunft kennt, in denen ein »Zu spät!« den prinzipiellen – und damit je erneuerbaren – Zugang zum Leben versperren könnte (vgl. Kühn 2017, 157 ff.).

Wir müssen hier nicht weiter die bekannten Studien von Marcel Mauss (1872–1950) und Georges Bataille (1897–1962) zur Gabe als Verschwendung (*potlatsch*) aufgreifen (vgl. Mauss 1999, 11 ff.; Bataille 1967; Derrida 1993, 54 ff.), um zu verstehen, dass weder im lebensphänomenologischen wie psychoanalytischen Sinne ein absoluter *Verlust* wirklich möglich ist. In Bezug auf das absolut subjektive Leben als Intensität kann aufgewiesen werden, dass wir dem Leben nichts an Leistung, Schuld, Opfer etc. zurückzuerstatten haben, da es als transzendentale Geburt (Passibilität) niemals von uns substituiert zu werden vermag – wir »freie Kinder« des Lebens sind, bevor wir

»Söhne« und »Töchter« von Eltern oder Erzeugern darstellen, welche tiefenpsychologisch (empirisch) die Verstrickung von Geben/Zurückgeben hervorrufen können. Wie also in dieser Hinsicht aus der »unendlichen Schuld« gegenüber den Anderen (*A*) heraustreten, die oft auch als Schuld empfunden wird, überhaupt zu existieren oder geboren zu sein (Ödipus), da das »Nein« gegenüber dem Begehren des Anderen nicht möglich war? Zunächst prinzipiell anerkennen, dass der absolute Verlust oder Verzicht als »Rückerstattung« an den Anderen (*A*) nicht möglich ist, da dieser dann selbst als Andersheit schlechthin verschwinden müsste. Insofern sind *Treue* wie *Verrat* in Bezug auf die Verpflichtungen im intersubjektiven Verhältnis immer neu gegeben, aber es bleibt psychoanalytisch wie existentiell jenes Paradox, dass der vollkommene Verlust ebenso unmöglich wie unausweichbar ist. Willentlich lässt sich in der Tat nicht so viel »zahlen« oder verausgaben, dass man den Anderen (*A*) »loswird«. Die Lacanschule verlegt daher die Bewegung, den Anderen ertragen zu müssen, gemäß ihrer differentiellen Voraussetzungen der Signifikantenkette in die Bewegung auf den Tod hin, weil dieses *Ertragen* jedes Mal eine »Passivität« impliziere (vgl. Lippi 2008, 65 f.). Wo daher die Lebensphänomenologie eine unsichtbare oder vor-intentionale Gemeinschaftlichkeit als affektiven Mit-Pathos aufweisen kann, welches unsere Bezüge zueinander nicht als Leben/Tod-Dialektik miteinander zu verrechnen hat, sondern als eine gemeinsame Lebenssteigerung im Sinne der Gegenseitigkeit von »Potenzialitäten« (was Verzicht durchaus einschließen kann; vgl. Kühn 2008, 415 ff.), sieht die Psychoanalyse eher einen »Todestrieb« am Werk. In solcher Perspektive wird der Trieb nämlich nie befriedigt, so dass das Ergebnis hier letztlich immer durch Frustration und Misserfolg gekennzeichnet bleibt, welche den Trieb zur Wiederholung antreiben, wie wir bei Lacan sahen. In diesem Sinne »befriedigt sich« der Trieb, der den Verlust als Todestrieb mit sich führt, aber dies gerade mit der Unmöglichkeit des Verlustes selbst. Auch nach Freud dauert der Trieb an und zerstört sich nicht (auch wenn seine Intensität variieren kann), während das Begehren (Lust) hingegen unsicher in seiner Erfüllung bleibt.

Die »Historisierung« des Triebes über die Erinnerung schließt nach Lacan für die Wiederholung daher nicht nur das Gedächtnis ein, welches die Dialektik Objekt/Ding als Befriedigung und Unerfülltheit umkreist (da »das Ding«/*la Chose* ein *X* ist), sondern fundamental eben auch die Sprache. Diese versucht das Genießen stets aufzulösen oder zu durchbrechen, was möglich ist, da der Diskurs als Schranke gerade keine andere Primordialität als sich selbst kennt, so dass der Trieb zur Überschreitung wird und das Genießen auf das Verbot stößt – das heißt auf die zuvor dargestellte strukturelle Schuldproblematik, ohne über Verlust und Selbstzerstörung eine wirkliche Lösung herbeiführen zu können. Somit ist die Wiederholung zuzulassen, mit anderen Worten als pathisch-leibliche Selbsterprobung zu leben, ohne sie zur Fixierung des jeweilig selben Objekts (Begehrens) machen zu müssen, denn wenn der Todestrieb im lacanschen Sinne alles Existierende (alle Objekte *a*) in Frage stellt, so ist er damit zugleich auch ein »schöpferischer Trieb«, nämlich eben Erneuerung oder Wiederbeginn von »nichts« aus (Lacan 1986, 251 f.). Hier ist also der Verlust zugleich auch Expansion des Gefühls im Sinne einer subjektiven Mächtigkeit – und in solchem Bereich ist durchaus ein Genießen möglich, das allerdings insofern »unrein« bleibt, als es noch nicht durch den absoluten Selbstverlust hindurch gegangen ist, das heißt, die primordiale Schuld des prinzipiellen (Sich-)Verfehlens in Bezug auf das Sein/Reale oder auch den »Sinn« noch nicht wirklich eingestanden wurde. Wurde sie realisiert, bleibt der Todestrieb bestehen, aber das (unmögliche) absolute Genießen gibt den Platz frei für ein (mögliches) Genießen mit einem Verlust oder »Rest«: nämlich als jenes Objekt (»klein *a*«), welches Beweggrund des Begehrens wie der notwendige Rest für das Genießen des Anderen (*A*) ist. Es wird hier nicht mehr der symbolisch Andere (Vater) mit seiner allmächtigen Struktur »des Dings« (Phallus) gesucht, sondern es etabliert sich über Objekt (»klein *a*«) eine Vermittlung, welche die Kastration zu integrieren vermag, obwohl sie als Prinzip des Subjekts im Sinne seines »Fehlens-an-Sein« nicht aufgehoben ist, aber auch das »Reale« im Sinne einer im Voraus existierenden »Vertiefung« (bzw. »Loch« oder »Kluft«) nicht mehr imaginär verfehlt (Lacan 2005a, 83 ff.).

Wir hatten solches Verhältnis der Intersubjektivität ohne Last der Schuldneurotik bereits eingangs als den fundamentalen Unterschied von Aussage/Ausgesagtem mit Blick auf die »Offenheit für den Anderen« dargestellt, um hier zum Schluss festzuhalten, dass sich gesellschaftlich gesehen vier Grunddiskurse um diese Schuldproblematik artikulieren, die nach Lacan der Diskurs des Herrn, der HysterikerInnen, der universitäre und der analytische Diskurs sind (vgl. Kühn 2016, 32 ff.). Jedes Mal ist dabei das »geteilte« Subjekt in seinem Verlust (Schuld) anders betroffen, wo die »Mehrlust« (parallel zum »Mehrwert« nach Marx) als Verlust des Genießens im Kapitalismus einer Kritik zugeführt werden kann (vgl. Lipowatz 1982 u.

1986). Denn der Mehrwert, der zum Genießen (Lohn) notwendig ist, bedeutet zugleich Entfremdung (Arbeit als Ware), welche als Schmerz gleichzeitig Symptom eines unendlichen »Profits« ist, der seine Schuld nicht eingestehen will und deshalb neo-liberal wie als Globalisierung Wiederholung bleibt – mit der zerstörerischen Gefahr, als *Markt* alles für sich zu sein und besitzen zu wollen. Auch wenn dies hier nur kurz angedeutet werden kann (vgl. Kühn 2008, 415 ff.). wird zumindest greifbar, dass die neurotischen Strukturen individuell wie gesellschaftlich sich untereinander verstärken können. Daher ist eine »Ethik« nicht nur eine Frage in Bezug auf die analytische Schuldproblematik, sondern sie stellt ein allgemein kulturelles Anliegen dar. Was aber die grundsätzliche Frage aufwirft, wie sie angemessen tiefenpsychologisch sowie philosophisch in den öffentlichen Diskurs eingeführt werden könnte, der weitgehend vom Herr/Knecht-Verhältnis bestimmt bleibt. Für den tiefenpsychologischen Diskussionsrahmen, der hier im engeren Sinne der unsrige war, darf mithin als Ergebnis ein Hinweis auf ein erweitertes Ethikverständnis verzeichnet sein, welches seinerseits in einer radikalen Lebenswirklichkeit als Grundlage wurzelt.

Literatur

B. Baas, Das reine Begehren. Wien: Turia + Kant 1995

A. Badiou u. B. Cassin, Es gibt keinen Geschlechtsverkehr? Zwei Lacanlektüren. Zürich: Diaphanes 2012

G. Bataille, La part maudite précédée par la notion de dépense. Paris: Minuit 1967 (dt. »Der verfemte Teil«, in: Die Aufhebung der Ökonomie. München: Fischer 1985, 7–31)

J. Derrida, Falschgeld. Zeit geben I. München: Fink 1993

B. Fink, Das Lacan'sche Subjekt, Zwischen Sprache und Jouissance. Wien: Turia + Kant 2006

B. Fink, Grundlagen der psychoanalytischen Technik. Eine Lacanianische Annäherung für Klinische Berufe. Wien – Berlin:Turia + Kant 2013

D. Finkelde, Exzessive Subjektivität. Eine Theorie tathafter Neubegründung des Ethischen nach Kant, Hegel und Lacan. Freiburg/München: Alber 2015

S. Freud, Das Ich und das Es. Metapsychologische Schriften. Frankfurt/M.: Fischer Taschenbuch Verlag [4]2014, 89–102: »Triebe und Triebschicksale« (1915)

G. Funke u. R. Kühn, Einführung in eine phänomenologische Psychologie. Freiburg/München: Alber 2005

P. Geißler u. G. Heisterkamp (Hg.), Psychoanalyse der Lebensbewegungen. Zum körperlichen Geschehen in der psychoanalytischen Therapie. Ein Lehrbuch. Wien – New York: Springer 2007

H.-D. Gondek u. L. Tengelyi, Neue Phänomenologie in Frankreich. Frankfurt/M.: Suhrkamp 2011

H.-D. Gondek u. P. Widmer (Hg.), Ethik und Psychoanalyse. Vom kategorischen Imperativ zum Gesetz des Begehrens. Kant und Lacan. Frankfurt/M.: Fischer 1994

M. Henry. Die Barbarei. Eine phänomenologische Kulturkritik. Freiburg/München: Alber 1994

M. Henry, Affekt und Subjektivität. Lebensphänomenologische Beiträge zur Psychologie und zum Wesen des Menschen. Freiburg/München: Alber 2005

A. Kojève, Hegel. Eine Vergegenwärtigung seines Denkens. Kommentar zur Phänomenologie des Geistes (1947). Frankfurt/M.: Fischer [2]2005

R. Kühn, Subjektive Praxis und Geschichte. Phänomenologie politischer Aktualität. Freiburg/München: Alber 2008

R. Kühn, Begehren und Sinn. Grundlagen für eine phänomenologisch-tiefenpsychologisch fundierte Psychotherapie und Supervision – zugleich ein Beitrag zu Jacques Lacan. Freiburg/München: Alber 2015

R. Kühn, Diskurs und Religion. Der psychoanalytische Wahrheitszugang nach Jacques Lacan als religionsphilosophische Problematik. Dresden: Text & Dialog 2016

R. Kühn, Lebensreligion. Unmittelbarkeit des Religiösen als Realitätsbezug. Dresden: Text & Dialog 2017, 157–176: »Affektiv Ur-Eines bei Nietzsche«

R. Kühn, Der therapeutische Akt. Seine Singularität in Bezug auf Wissen und Wahrheit. Lebensphänomenologische und Lacansche Perspektiven. Freiburg/München: Alber 2018

R. Kühn u. R. Stachura, Patho-genese und Fülle des Lebens. Eine phänomenologisch-psychotherapeutische Grundlegung. Freiburg/München: Alber 2005

J. Lacan, »Le stade du miroir comme formateur de la fonction du Je telle qu'elle nous est révélée dans l'expérience psychanalytique«, in: Écrits. Paris: Seuil 1966, 93–100 (dt. »Das Spiegelstadium als Bildner der Ichfunktion«, in: Schriften I. Freiburg/Olten: Walther 1973, 61–70)

J. Lacan, Séminaire IX: L'identification (1961–1962): Paris: Éd. Transcription 1960

J. Lacan, Le Séminaire XI: Les quatre concepts fondamentaux de la psychanalyse (1964). Paris: Seuil 1973 (dt. Die vier Grundbegriffe der Psychoanalyse. Olten/Freiburg: Walther 1978)

J. Lacan, Séminaire XX: Encore. Paris: Seuil 1975 (dt. Das Seminar XX: Encore. Berlin/Weinheim: Quadriga 1986)

J. Lacan, Le Séminaire VII: L'éthique de la psychanalyse (1959–1960). Paris: Seuil 1986 (dt. Das Seminar. Buch 7: Die Ethik der Psychoanalyse. Berlin: Quadriga 1995)

J. Lacan, Le Séminaire VIII: Le transfert. Paris: Seuil 2001 (dt. Die Übertragung. Das Seminar, Buch VIII. Wien: Passagen 2007)

J. Lacan, Le Séminaire XXIII: Le Sinthome (1975–1976). Paris: Seuil 2005a

J. Lacan, Des Noms-du-Père, Paris, Seuil 2005b

J. Lacan, Le mythe individuel du névrosé ou poésie et vérité dans la névrose, Paris, Seuil 2007

J. Lacan, Le Séminaire VI: Le désir et son interpréation. Paris: Éditions de la Martinière 2013

J. Lacan, Über Struktur als ein Einmischen einer Andersheit als Voraussetzung eines Subjets«, in: J. Lacan, Struktur. Andersheit. Subjektkonstitution (Hg. D. Finkelde). Berlin: August Verlag 2015, 11–30

N. Langlitz, Die Zeit der Psychoanalyse. Lacan und das Problem der Sitzungsdauer. Frankfurt/M.: Suhrkamp 2005
Th. Lipowatz, Diskurs und Macht. Jacques Lacans Begriff des Diskurses. Marburg/Lahn: Guttandin & Hoppe 1982
Th. Lipowatz, Die Verleugnung des Politischen. Die Ethik des Symbolischen bei Jacques Lacan. Weinheim – Berlin: Quadriga 1986
S. Lippi, Transgressions. Bataille, Lacan. Paris: Erès 2008
I. Marcinski, Anorexie. Phänomenologie einer Essstörung. Freiburg/München: Alber 2014
M. Mauss, »Die Gabe« (franz. Orig. Essai sur le don, 1925), in: Soziologie und Anthropologie, Bd. 2. Frankfurt/M.: Suhrkamp 1899, 11–148
H. Müller, Die Lehre vom Unbewussten und der Glaube an Gott. Ein Gespräch zwischen Psychoanalyse und Glauben – Jacques Lacan und Simone Weil. Düsseldorf: Patmos 1983
J. Schlimme, Verlust des Rettenden oder letzte Rettung. Untersuchungen zur suizidalen Erfahrung. Freiburg/München: Alber 2010
S. Till, Die Stimme zwischen Immanenz und Transzendenz. Zu einer Denkfigur bei Emmanuel Levinas, Jacques Lacan, Jacques Derrida und Gilles Deleuze. Bielefeld: Transcript 2013.
P. Widmer, Subversion des Begehrens. Jacques Lacan oder Die zweite Revolution der Psychoanalyse. Frankfurt/M.: Suhrkamp 1990 (Neuaufl. Turia + Kant 1997)
K. Wondracek, Psychoanalyse und Lebensphänomenologie. Ein Beitrag zur Klinischen Psychologie. Freiburg/München: Alber 2013

Jann E. Schlimme

Freude und Trauer[1]

Abstract

In this paper phenomenologies of joy and grief are sketched out. Based on the taken-for-grantedness of the given situation and mental life, in joy one experiences a jumping of one's focus of mental life between the experience of the openness of it all and the experience of being immersed in a taken-for-granted here and now. This to and fro between the great wide open and the here and now of the actually given can be amplified into an experience of levitation and lightness. In grief, however, this taken-for-grantedness of the given situation and mental life is ripped since the situation is always directing the focus of mental life towards a lost object. This being directed towards a lost object builds up a painful tension and forces the person to reflect upon her situation and loss. Grief is insofar a split-experience, in which we focus on the distinction of the experiencing (yearning, grieving) subject and the experienced (lost) object, whereas in joy we remain in a non-split-mode while fluctuating between the here and now and the openness of it all.

Schlüsselwörter:

Subjekt-Objekt-Spaltung, Offenheit, das Ganze, Selbstverständlichkeit, Verlust

Das Thema »Freude und Trauer« verlangte mir mehr Mühen ab, als ich erwartet hatte. Ich muss gestehen, dass ich im Zusammenhang mit der Vorbereitung auf dieses Thema sehr viel besser über Ärger und Wut hätte schreiben können als über etwas anderes. Besonders die Freude machte mir Schwierigkeiten. Nicht, dass ich mich nicht ab und zu mal freuen könnte. Keine Sorge, ich leide nicht an allgemeiner Freudlosigkeit, einem der drei Hauptkriterien für eine depressive Verstimmung. Aber das Nachdenken über Freude hat so gar nichts mit dem Gefühl zu tun, sodass das Nachdenken darüber einfach schwer fällt. Da half es mir auch nicht, dass dies wohl nicht nur mir so geht, sondern in der Philosophie eine verbreitete Schwierigkeit zu sein scheint. In ihrem außerordentlich lesenswerten Buch zur »Philosophie der Gefühle« haben Demmerling und Landwehr (2007) dies sehr deutlich herausgestrichen und auch darauf verwiesen, dass in der Philosophie zwar viel über Glück geschrieben werde und darüber, wie man ein glückliches Leben erreichen könne, aber dass es zum Thema Freude nicht so viel gäbe. Zur Frage des Glücks ist es vielleicht immer noch Aristoteles, der die berühmtesten Überlegungen beigesteuert hat. Nun bin ich kein Aristoteles-Kenner und ich möchte mich auch weniger auf die Frage konzentrieren, wie man glücklich wird. Obwohl das natürlich eine spannende Frage ist, die uns aspekthaft auch beschäftigen wird. Jedenfalls ist Glück, in diesem doch eher umfassenden Sinne, nicht gleichzusetzen mit Freude. Vielmehr scheint mir Glück einerseits über die Freude hinauszugehen, mindestens hinsichtlich des Themas der Intensität, aber auch hinsichtlich des Überraschungseffekts – im Sinne von Glück gehabt – oder auch hinsichtlich des Gedankens einer schicksalhaften Wendung – beispielsweise im Sinne des Glücks im Unglück. Schicksalhafte Wendungen oder auch Überraschungen sind zwar oft Anlass zur Freude. Als Ereignisse selbst sind sie aber eher als Glück zu fassen. Wenn einer beispielsweise einen schweren Unfall hatte und sich dabei zum Erstaunen aller Beteiligten nur ein Bein gebrochen und die Rippen geprellt hat, würden alle sagen, dass er Glück gehabt hat. Wir würden durchaus sagen, dass dieses »Glück im Unglück« ein veritabler Anlass zur Freude sein kann. Aber wir würden sicherlich nicht so weit gehen und sagen, dass er an dem Unfall viel Freude gehabt haben muss, weil er so glimpflich davonkam. Der Unfall ist also glücklich verlaufen, aber eben nicht fröhlich. Glück ist hier daran gekoppelt, dass der Lebenslauf in seiner langen Sicht immer auch höheren Mächten ausgesetzt ist. Es scheint durchaus berechtigt, anzunehmen, dass es Glück im erwähnten Sinne überhaupt nur dann geben kann, wenn es auch eine solche höhere Macht gibt, unabhängig ob diese höhere Macht als Schicksal, Vorsehung oder als etwas anderes bezeichnet wird. Aber Fragen des Glücks hatte ich ja nun explizit nicht als Thema. Auftragsbedingt interessieren mich nicht die glücklich verlaufenden Ereignisse, sondern vielmehr die fröhlichen.

Es stellt sich also die Frage, ob die Schwierigkeit, über Freude nachzudenken, nicht etwas mit dem Gefühl zu tun hat. Wenn das Wetter draußen toll ist – was ja bekanntlich für jeden sehr unterschiedlich sein kann –, es einen so richtig einlädt, draußen herumzutollen und herumzuhüpfen, sich mit anderen gemeinsam das Leben ganz gut feiern lässt, fällt das Nachdenken über tiefernste Themen häufig schwer. Denn zum Nachdenken benötigen wir ja nicht nur einen klaren Kopf, sondern insbesondere eine gewisse Distanz zum Objekt des Nachdenkens. Wenn man so mittendrin im »Gefühlsgewühl« ist, klappt es mit dem Nachdenken ja meist nicht so gut. Und gerade wenn man fröhlich ist, scheint einem das Nachdenken über diese Fröhlichkeit wenig reizvoll. Denn wenn man dann darüber sinniert, passiert genau das, was einem zuwider ist: Die Freude verschwindet nämlich. Wir könnten uns also fragen, ob die Freude deshalb gedanklich so schwer zu fassen ist, da sie sich, wenn man sie zu fassen sucht, dem gedanklichen Zugriff entzieht, sich gewissermaßen verabschiedet und man etwas traurig zurückbleibt. Schärfer formuliert lautet die These also: Reflektieren über Freude ist deshalb spontan schwierig, da die in der Reflexion erforderliche Spaltung in Subjekt und Objekt, in Reflektierenden und Reflektiertes, die Freude zum Verschwinden bringt.

An dieser These entzünden sich sofort Widersprüche. Denn ich kann mich ja über etwas freuen, beispielsweise über eine gelungene Festivität. Dies leuchtet sofort ein. Wenn man ein kleineres Fest feiert, bei dem es fröhlich zugeht, denkt kaum jemand währenddessen darüber nach, wie sich denn nun die Freude dieses Festes als solche verstehen ließe. Sondern es wird über diesen oder jenen Anlass gesprochen, vielleicht getanzt, vielleicht etwas getrunken, sich mit fremden Menschen unterhalten, Neues erfahren, der Musik gelauscht, selbst gesungen. Die Teilnehmer des Fests haben vieles gemacht, sehr vieles und sehr unterschiedliches in sehr kurzer Zeit. Aber sie werden vermutlich nicht darüber nachgedacht haben, wie sich denn nun das Festliche, das Fröhliche als es selbst verstehen ließen. Sie werden sich aller Wahrscheinlichkeit nach nicht nach der inneren Struktur und Logik der Freude gefragt haben, die sie während dieses Festes empfunden haben.

Aber genau diese Frage ist ja hier gestellt: Wie kann die innere Struktur der Freude verstanden werden? Wenn aber das intensive Reflektieren über die Freude diese zum Verschwinden bringt, entschwindet ja der Gegenstand der Reflexion und das Aufklären dieser inneren Struktur wird schwierig. Was nun?

Zunächst gilt es diesen ersten Ansatz festzuhalten, den wir mit diesen Vorüberlegungen gewonnen haben. Die innere Struktur der

Freude überschreitet offenbar die Subjekt-Objekt-Spaltung, die im Reflektieren über das Erlebte selbst erforderlich ist.

Diese These ist nicht ohne Aussagekraft. Sie definiert die innere Struktur der Freude als ein Erleben, welches die Subjekt-Objekt-Unterscheidung einerseits aufhebt, andererseits aber dennoch in bestimmter Hinsicht zulässt. Dies ist wichtig, denn wäre die Subjekt-Objekt-Unterscheidung, die uns im Alltag permanent begleitet, in der Freude vollkommen aufgehoben, könnten wir sowohl wenig über den Gegenstand der Freude aussagen – uns also kaum über etwas freuen – noch über denjenigen, der sich über etwas freut. Wir wären dann bereits in jeglicher Freude in der Unio mystica, im Sahmadi, im Erleuchtungsmoment. Dies ist ja nachweislich nicht der Fall. Die Frage lautet also: Wie, an welcher Grenze, zeigt sich diese Unterscheidung? Diese Frage ist insofern etwas verwirrend, da in der Freude ja etwas geschieht, was Grenzen gerade überschreitet. Freude ist ja letztlich grenzenlos. Sie schwingt sich auf, nimmt uns mit, hebt uns, hebt uns so lange, bis wir diesem Gehobenwerden durch Hüpfen und Springen auch nachkommen. Und dennoch sind Grenzen gegeben, wir freuen uns diebisch und grenzenlos über etwas. Dieses eigenartige Begrenzen ist im Hüpfen auch gesagt. Wenn wir kleine Kinder beobachten, die hüpfen und wenn wir es nachmachen, dann wird deutlich, dass im Hüpfen alle Bewegungsabläufe Spaß machen. Sowohl das Abspringen, das Abheben, der Moment des Stillstehens in der Luft, das Absinken, das Aufkommen und Empfangenwerden vom Boden, das Durchfedern und erneute Abspringen. Wir freuen uns beim Aufkommen schon auf den nächsten Aufstieg, nur einmal hüpfen ist langweilig, hüpfen muss man so viel es geht. Nichts anderes scheint mir in der Freude auch gedanklich zu passieren. Das Denken hüpft. Es freut sich über dieses stattgefundene Fest, weitet sich, lässt diese Distanzierung mit dem Fest zurück, findet sich im Fest wieder, ununterschieden zum Hier und Jetzt, schwingt zurück ins Hier und Jetzt und wird aufgenommen, empfangen und kann sich erneut vom Hier und Jetzt abstoßen, um in das wie gegenwärtige Fest zurückzufinden. Die besondere Qualität ist also die Durchlässigkeit der situativen Grenzen, worin das Objekt der Freude eben gerade nicht Objekt bleibt, sondern man kann in es hineinhüpfen, diese Grenze aufheben, und wieder in die vergangene Situation zurückkehren. Am Beispiel des vergangenen Festes sind es also zwei Situationen, die hier hin und her hüpfend zueinander transparent sind. Es macht einfach Spaß, sich daran zu erinnern.

Wir können also eine erste und vorsichtige These über die innere Struktur der Freude aufstellen: Offenbar benötigen wir eine leiblich ausgebreitete Situation, in der wir uns getragen vorfinden können und die eine extreme Offenheit für anderes – wie z. B. andere Situationen – anbietet. Diese Offenheit muss dabei so stark sein, dass die aktuelle Situation einen förmlich zum Abspringen auffordert, da dieses Andere so anziehend ist. Diese Anziehung kann wie am Beispiel des erinnerten Festes ein sich sehr stark aufdrängendes Erinnern sein. Aber es kann auch die extreme räumliche Offenheit eines Platzes sein oder die Vorfreude auf ein anstehendes Ereignis. Dann kann ein lockeres und leichtes Hüpfen geschehen, wobei aus der leiblich fixierten Situation des Hier und Jetzt immer wieder in die andere Situation eingetaucht wird und man in die jetzige zurückfällt, um sich elastisch aus ihr wieder abstoßend in die andere hineinzuhüpfen. Diese Überlegungen führen uns zu der ersten These: Die Bewegung der Freude ist ein Hüpfen auf dem Grund und Boden der jetzigen Situation.

Wo ist da der Unterschied zur Trauer? Wenn man über eine Situation trauert, geschieht einem in gewisser Weise sehr ähnliches: man erinnert sich, die aktuelle Situation verweist sehr stark auf die verlorene Situation. Allerdings kann man eben nicht in sie hinein, sie ist ja verloren. Der Unterschied von Freude und Trauer ist also in diesen ersten Formulierungen einer inneren Struktur der Freude insofern gesichert, als in der Freude die enorme Offenheit des Hier und Jetzt für anderes durch dieses Andere in vergleichbarer Offenheit beantwortet wird, wohingegen in der Trauer die ersehnte Situation eben gerade nicht mehr zugänglich ist bzw. wenn, dann nur in der Weise des Abgeschnittenseins. Dennoch macht uns diese Formulierung noch nicht fröhlich, geschweige denn glücklich. Dafür wirkt sie zu mechanisch, zu unlebendig. Es ist in ihr etwas noch nicht in ausreichendem Maße aufgenommen, welches zur Freude dazugehört. Es ist dieses Levitationserleben, dieses in die Höhe-gehoben-Werden. Es ist die enorme Weitung nach oben, die uns in der Freude geschieht. Das Leben gewinnt plötzlich höhere Dimensionen, die gewissermaßen aufs Ganze gehen, ohne zu verkrampfen. In der Freude geschieht etwas und es geschieht leicht, locker, schwebend und insofern eben hüpfend, als uns das Schweben auf Dauer nicht gelingt und auch über die reine Freude bereits hinausginge. Bildlich gesprochen wäre das Schweben die Unio mystica, um die es hier eben gerade nicht geht. Ordnen wir also nochmals diese Überlegungen und beziehen sie dann auf unsere Vorüberlegungen zur Subjekt-Objekt-Unterscheidung, die in der Freude in gewisser Hinsicht aufgehoben wird.

Die innere Struktur der Freude zeichnet sich mindestens durch die folgenden Merkmale aus, wobei wir zwischen Gefühlszustand und Gefühlsbewegung unterscheiden können:

Wir müssen gut eingenischt sein in unserer aktuellen Situation. Sie muss verlässlich und tragend sein, unser Vertrauen haben. Idealerweise müssen wir nicht über sie nachdenken, sie ist vollkommen selbstverständlich und unproblematisch für uns. In diesem Sinne ist sie guter Grund und Boden für alles, was über sie hinausgeht. Diesen Zusammenhang könnte man in dem Satz fassen:

a) Meine aktuelle Situation und Verfassung ist mir selbstverständlich.

Die Subjekt-Objekt-Unterscheidung ist aber in dieser Verfassung keineswegs aufgehoben. Auch wenn ich nicht gerade intensiv über mich selbst nachdenke, kann ich durchaus sehr gut und vollkommen unkompliziert – ohne nachzudenken nämlich – zwischen mir und dem Pflaster des großen Platzes unterscheiden, über den ich gerade hüpfe. Rückblickend auf Kierkegaard und seine Definition des Selbst gilt: Auch wenn ich gerade nicht über mich nachdenke und selbstvergessen wirke, verhalte ich mich durchaus zu mir selbst. Ich bin mich selbst nicht los in diesem Moment und das ist der betreffenden Person durchaus klar, wenn auch vielleicht nicht bewusst. Aber es ist ihr eine unbezweifelbare Gewissheit: Ich bin es selbst, der über den Platz hüpft. Dies ist mit dem Satz gemeint: Es ist mir selbstverständlich.

In dieser Selbstverständlichkeit erschöpft sich aber die Freude keineswegs. Es gehört dieses Hüpfen dazu. Hüpfen geht nach oben, überwindet die Schwerkraft, die leibliche Schwere, geht in die offene Weite hinein und geht ja auch deshalb besonders gut auf großen Plätzen, die förmlich dazu einladen, auf ihnen herumzuhüpfen. Wo hinein hüpfen wir denn da, wenn wir wie losgelöst über den Platz hüpfen? Man könnte also mit Wilhelm Bendow fragen: »Ja wo hüpfen Sie denn?« Lösen wir uns in unseren Überlegungen einmal von dem Beispiel des vergangenen und fröhlich erinnerten Festes. Wenn ich da über den Platz hüpfe, denke ich nicht an ein früheres Ereignis, sondern freue mich an der Offenheit des Platzes. Die Offenheit des Platzes entspricht der Offenheit meiner Selbstverständlichkeit und geht insofern aufs Ganze, ohne dieses zu fixieren. Es ist das, was über diese

Situation hinausweist. Und zwar weist es ganz selbstverständlich über die Situation hinaus.

b) Selbstverständlich verweist alles in seiner Offenheit aufs Ganze.

Dieses Ganze ist letztlich nicht zu fassen. Worte finden sich viele dafür – von Transzendenz über Gott bis zum Leben selbst –, aber exakt zu bestimmen, ist es letztlich nicht. Die Freude verweist auf dieses große Ganze, ohne sich darüber täuschen zu müssen, dass sich dieses große Ganze in einem Bild fassen ließe. Dafür ist sie viel zu sprunghaft, viel zu fröhlich. Dies erinnert an den berühmten Abschnitt aus der fröhlichen Wissenschaft von Friedrich Nietzsche: »Aber bei all diesem korrigierenden Lachen ist im ganzen doch durch dies immer neue Erscheinen jener Lehrer vom Zwecke des Daseins die menschliche Natur verändert worden – sie hat jetzt ein Bedürfnis mehr, ebendas Bedürfnis nach dem immer neuen Erscheinen solcher Lehrer und Lehren vom ›Zweck‹. Der Mensch ist allmählich zu einem phantastischen Tiere geworden, welches eine Existenzbedingung mehr als jedes andere Tier zu erfüllen hat: Der Mensch muss von Zeit zu Zeit glauben zu wissen, warum er existiert, seine Gattung kann nicht gedeihen, ohne ein periodisches Zutrauen zum Leben! Ohne Glauben an die Vernunft im Leben! Und immer wieder wir von Zeit zu Zeit das menschliche Geschlecht dekretieren: ›Es gibt etwas, über das absolut nicht mehr gelacht werden darf!‹« (Nietzsche 1959, S. 41–44)

Die Freude des Lebens ist viel zu stark, als dass sie sich dauerhaft dem Ernst des Lebens unterzuordnen vermöchte. Es ist in dieser hüpfenden Freude eben gerade die Offenheit, die Gegenstand der Freude ist. Ein Gegenstand, der letztlich nicht gefasst werden kann. Immer wieder und an den unmöglichsten Stellen gelingt es den Menschen, sich hüpfend über die Notwendigkeiten ihres Hier und Jetzt zu erheben, sich aufs Ganze zu strecken und dem Hier und Jetzt im Angesicht des Umgreifenden völlig neue und ungeahnte Möglichkeiten und Qualitäten abzugewinnen. Selbst die bittersten Notwendigkeiten verweisen noch auf dieses Umgreifende. Wir hatten dies an Kierkegaards Analysen der Verzweiflung gesehen, können wir doch nur verzweifeln, weil wir uns in einer Weise gegeben sind, in der wir nicht sein wollen und nicht »Ja« zu uns sagen können. Dabei begnügte sich Kierkegaard aber eben gerade nicht mit der oberflächlichen Verzweiflung eines »Der dänische König ist schuld« oder, für uns heutzutage, »Die in Berlin …«, sondern sah darin den starken Rückverweis auf eine größere Macht, das Ewige und Absolute – für ihn: Gott.

Dies hebt nicht sofort die Verzweiflung, verweist aber darauf, dass auch aus der tiefsten Verzweiflung heraus eine Offenheit für das Ganze wiedergewonnen werden kann. Dies braucht seine Zeit und muss konkret gelingen. Aber es kann ja nur deshalb überhaupt gelingen, da die Offenheit des Hier und Jetzt aufs Ganze auch in den verzweifeltsten Momenten nicht grundsätzlich verloren ist. Ganz offensichtlich ist sie an das Leben selbst geknüpft. Unbenommen dieser etwas sperrigen Überlegungen können wir aber für die Bewegung der Freude formulieren:

c) *Dieses Verweisen vollzieht sich hüpfend, findet immer wieder in die Selbstverständlichkeit des Aktuellen zurück und hebt wieder aufs Ganze ab.*

Diese Bewegung der Freude findet nicht wirklich ein Ziel außer sich. Im Gegenteil, Freude genügt sich selbst, sie ist ja schon außer sich und verweist auf das Größte, was überhaupt gegeben sein kann: nämlich das Ganze. Diese Selbstgenügsamkeit der Freude ist ein entscheidendes Kriterium und verweist zudem darauf, dass die Freude nicht wahrhaft willkürlich erreicht werden kann. Allenfalls können günstige Bedingungen für das Eintreten der Freude angegeben und hergestellt werden. Diese Überlegung ist altbekannt und geht letztlich auf Aristoteles' Überlegungen zum Glück bzw. zur Eudaimonia in seiner Nikomachischen Ethik zurück (vgl. hier besonders Wolf 2007, S. 34 ff.). Auch hier gilt, dass Eudaimonia selbstgenügsam ist, nicht wegen anderem angestrebt werden kann, sondern selbst immer Ziel ist und gerade eben deshalb auch nicht willkürlich sicher erreichbar ist, sondern vielmehr immer eine gewisse Unsicherheit bestehen bleibt, ob das Ziel denn auch erreicht werden kann (S. 34).

Diese Überlegung ist wichtig und fehlt noch in den bisher aufgeführten Merkmalen zur inneren Struktur der Freude. Denn auch die Freude ist nie von Dauer und nicht mit hundertprozentiger Sicherheit erreichbar. Ein Fest kann perfekt vorbereitet sein. Aber die Freude muss sich bei den Teilnehmern nicht notwendigerweise einstellen. Und zudem, wären wir im dauernden Zustand der Freude, würden wir wenig anderes erreichen können. Denn die Freude ist zwar selbst als Ziel extrem motivierend, aber vielerlei Notwendigkeiten des Lebens würden vor lauter Fröhlichkeit einfach vergessen werden. Das wäre ja nicht schlimm, wenn die Freude beständig bliebe. Aber das tut sie eben leider nicht. Immer wieder müssen wir von ihr Abschied nehmen, lassen wir sie hinter uns, hat es sich erstmal ausgehüpft. Gibt es Gründe in der inneren Struktur der Freude für diese eigentümliche Selbstbegrenzung der Freude in ihrer Dauer? Ist es die Selbstverständlichkeit, die uns verlorengeht? Werden wir auf unsere eigene Freude mit der Zeit übermäßig aufmerksam? Denn fangen wir erst an, über sie nachzudenken, ist sie schneller weg, als uns lieb ist. Dieser Verlust der Selbstverständlichkeit ist insofern durchaus naheliegend, als wir uns in der Freude in einem permanenten Auf-diese-Selbstverständlichkeit-Zurückkommen befinden – wenn wir aus der offenen Weite auf dem Boden der Tatsachen landen, ist das nächste Abheben ja schon gefährdet. In dem Hüpfen zwischen der aktuellen Situation und dem Umgreifenden dieser Situation vollzieht sich schon immer eine Bezogenheit, in der aus dem »Mehr« als die jetzige Situation auf diese jetzige Situation geblickt werden kann – womit sich die Selbstverständlichkeit bereits verloren hätte. Deshalb auch reicht ein einmaliges Hüpfen für die Freude nicht aus, es wäre nur ein einzelnes Moment, ein Anklingen von Freude. Vielleicht wäre es eine kleine Erheiterung, ein kurzes Lächeln. Um sich richtig zu freuen, muss das Abheben wiederholt gelingen, muss sich aufschwingen und in Fahrt kommen. Und gerade dieses In-Fahrt-Kommen des Hüpfens ist eben nicht wirklich planbar. Und zugleich scheint sich hierin auch ein Hinweis auf die Begrenzung zu finden. Denn je größer die Freude, je weiter der Ausgriff bis hin zum »unendlich Mehr«, desto wahrscheinlicher wird es, dass die jetzige Verfassung ihre Selbstverständlichkeit einbüßt. Wir kommen damit zu einem vierten Merkmal der Freude:

d) Das Sich-Aufschaukeln im Verweisen auf das »unendlich Mehr« stellt zunehmend die Selbstverständlichkeit der aktuellen Verfassung und Situation in Frage.

Diese Schwierigkeit des Zueinanders findet sich sehr treffend in Schillers »Ode an die Freude«. Echt idealisch steigt er in seine Verherrlichung der Freude bereits mit einer Freude ein, die sich so hoch aufgeschaukelt hat, dass sie als Ideal göttlich glänzend und der Ode als echtes Ideal vorangestellt wird – der Rest des Gedichts widmet sich bekanntlich der Schwierigkeit, dieses zu vermitteln. Hier ruft er die Menschen zur Geduld auf angesichts der Dürftigkeit ihrer irdisch-hiesigen Situation: »Duldet mutig Millionen! Duldet für die bess're Welt! Droben überm Sternenzelt Wird ein großer Gott belohnen« ist diesbezüglich die Kernaussage und steht ja nicht umsonst in der Mitte des Gedichts. Freude findet der Mensch in Schillers Ode in vielerlei

Hinsicht: Dem Forscher lächelt sie aus seinen gefundenen Wahrheiten entgegen, dem Helden aus seinem Sieg, insbesondere aber in der Freundschaft, in der geschwisterlichen Verbundenheit – hier noch als Brüderlichkeit einseitig auf das männliche Geschlecht bezogen bezeichnet – kann sie gefunden werden, aber auch im Wein. Erstaunlich ist allenfalls, dass wir das Heiligtum zwar feuertrunken, aber eher schreitend betreten. Hüpfend hätte hier vom Gefühl besser gepasst, aber ein »Wir hüpfen feuertrunken, Himmlische, in dein Heiligtum« hätte nicht nur metrische Probleme aufgeworfen, sondern hätte auch den Ernst der Ode (Fassung von 1808) konterkariert.

Freude, schöner Götterfunken,
Tochter aus Elisium,
Wir betreten feuertrunken,
Himmlische, dein Heiligthum.
Deine Zauber binden wieder,
Was die Mode streng getheilt,
Alle Menschen werden Brüder,
Wo dein sanfter Flügel weilt.

Chor
Seid umschlungen, Millionen!
Diesen Kuß der ganzen Welt!
Brüder – überm Sternenzelt
Muß ein lieber Vater wohnen.

Zusammenfassend zeigt sich eine innere Struktur der Freude, die ihrem eigenen Maßstab folgt, sich selbst genügt und das aktuelle Hier und Jetzt in ein »unendlich Mehr«, nämlich aufs Ganze hin übersteigt, darin scheinbar letzte Fixierungen aufhebt und zugleich auf die tragende Verlässlichkeit der aktuellen Verfassung angewiesen bleibt. Man muss die Freude nicht mit Schiller zum Götterfunken idealisieren und ihr ein Heiligtum jenseits des alltäglichen Lebens zuschreiben, man kann die Freude auch in dem Festcharakter des Lebens erkennen, der sich in der aufeinander verweisenden Vielfalt sich zum Ganzen einigender, weil auf ein Ganzes hin einigender Strukturen verstehen.

Fassen wir die Merkmale nochmals zusammen, so haben wir tatsächlich eine kleine Phänomenologie der Freude formuliert:

1. Meine aktuelle Situation und Verfassung ist mir selbstverständlich und verweist in seiner Offenheit aufs Ganze.
2. Dieses Verweisen vollzieht sich hüpfend, findet immer wieder in die Selbstverständlichkeit des Aktuellen zurück und hebt wieder aufs Ganze ab.
3. Das Sich-Aufschaukeln im Verweisen auf das »unendlich Mehr« stellt immer mehr die Selbstverständlichkeit der aktuellen Verfassung und Situation in Frage.

Widmen wir uns nach dieser kleinen Phänomenologie der Freude noch ein wenig den vielen unterschiedlichen positiven Gefühlen, die mit dem Begriff Freude nicht primär gemeint sind, aber mit ihm verwandt erscheinen: Gefühle mit einem eindeutigen Objektbezug wie Vergnügen, Schadenfreude, Stolz, sinnliche Gelüste oder erotische und sexuelle Lust; Heureka-artige Erlebnisse der Einsicht; Gefühle des Triumphs oder eines plötzliche aufkommenden Gefühls des »Ja!«. Alle diese Gefühle sind keine Zwillinge der hüpfenden Freude, sondern eher wie größere Sprünge nach längerer Anspannung. Sie enthalten eine gehörige Portion Erleichterung oder Überraschung.

Aber auch das Glück selbst wäre ja nochmals anzuführen, was – wie bereits erwähnt – insbesondere die Frage aufwirft, wie ein glückliches Leben geführt werden kann, und folglich eine interpersonale und moralische Dimension eröffnet. Und es wäre auch der »Flow« zu nennen, dieses in der Psychologie beliebte Phänomen einer selbstvergessenen Involviertheit in eine Tätigkeit, wobei dieser »Flow« in gewisser Weise auch inhaltsleer ist und in jedem Zusammenhang – auch in solchen, unter denen dann andere Menschen zu leiden haben – auftreten kann. Festzuhalten bleibt, dass es eine ganze Reihe freudiger Gefühle gibt, die nicht diese hüpfende Freude meinen.

Damit nun kommen wir auf das zweite Thema. Lassen wir uns von Joachim Ringelnatz hineinbringen:

Traurig geworden im Denken,
Traurig ohne Woher.
Als könnte mir niemand mehr
Etwas schenken.

Kann selbst doch niemandem mehr
Etwas schenken.

Nicht daher – ich weiß nicht, woher –
Kommt mir das traurige Denken.

Es pickt eine Krähe im Schnee.
Vergraben im Schweigen
Hängt gramvoll ein winzig Wehweh
Unter rauschenden Zweigen.

Das ist fürwahr traurig, aber wir könnten sagen: Das ist zwar traurig, aber auch beinahe schon depressiv, denn was ist es hier, um das getrauert wird? Um welchen Verlust geht es? Denn wir sind uns ja alle einig, dass Trauer immer dann aufkommen kann, wenn man etwas verloren hat, was einem wichtig war und ist, was einem lieb war und ist, was einem Freude gemacht hat. Wenn man hingegen die Freude selbst verloren hat, also die Möglichkeit zur Freude, dann wäre das vielleicht eher als depressiv zu bezeichnen. Ich will dem Einwand hier gar nicht widersprechen, aber dieses Gedicht ist einfach so wunderbar geeignet, um uns in eine traurige Stimmung zu versetzen. Ringelnatz trauert hier offenbar seinen guten Lebenstagen hinterher, das geht sicherlich schon über eine einfache Trauer nach einem Verlust hinaus.

Vor allem der Verlust nahestehender, geliebter Personen führt zum Erleben von Trauer. Wichtig für die Möglichkeit der Trauer ist folglich, dass nur durch den Verlust einer gelungenen Struktur überhaupt Trauer möglich wird. Wem also niemals eine solche Struktur gelang, der kann gar nicht traurig werden. Und dennoch gilt: Diese vorangehende und positive Befindlichkeit ist nur eine Voraussetzung, bestimmt aber nicht, ob die Trauer letztlich gelingt oder nicht. Bekanntlich führen Verluste auch oft in Depressionen oder zu süchtigem Verhalten, und zwar aus dieser Sicht hier eben insbesondere dann, wenn die Trauer misslingt.

Im Verlust wird zunächst nur die bis dahin gelebte Situation verloren, wohingegen die dieser Situation entsprechende eigene Identität noch erhalten bleibt. Genau dies macht ja den Verlust aus, dass sich der betroffene Mensch als derjenige wiederfindet, der von diesem Verlust betroffen ist und dies schlicht kaum glauben kann. Streng genommen scheint der Verlust eher als Bedrohung denn als tatsächliche Realität wahrgenommen zu werden. Und dennoch gilt, dass er die Situation, die seiner so lieb gewonnenen Identität entsprechen würde, nicht mehr wirklich vorfindet. Das Ganze wird förmlich in seiner Teilhaftigkeit erlebt, ist insofern schmerzhaft, der Mensch ist gewissermaßen weltlos geworden. Diese Weltlosigkeit meint damit zugleich eine gewisse Handlungsunfähigkeit, da die gewohnten Handlungen ins Leere laufen und so der Verlust immer wieder die eigene Struktur bedroht. In diesen Momenten kann es dem Menschen hingegen gelingen, sich der Gegebenheit des Verlusts klar zu werden und so zugleich eine neue Situation zu gewinnen, nämlich die des Zurückgebliebenen. Diese Situation ist insofern neu, als sie nicht die Situation der althergebrachten Identität ist, die eben beispielsweise mit der verlorenen Person korrespondiert.

Diesen zunächst eigentümlich erscheinenden Zusammenhang veranschaulicht eine »Anekdote« von Heinrich von Kleist: »Bach, als seine Frau starb, sollte zum Begräbnis Anstalten machen. Der arme Mann war aber gewohnt, alles durch seine Frau besorgen zu lassen; dergestalt, dass da ein alter Bedienter kam, und ihm für Trauerflor, den er einkaufen wollte, Geld abforderte, er unter stillen Tränen, den Kopf auf einen Tisch gestützt, antwortete: »sagts meiner Frau.« (Kleist 1994, Bd 2, S. 268) In dieser kurzen Anekdote sind sowohl der Verlust als auch die Notwendigkeit, die neue Situation als solche zu ergreifen, deutlich formuliert. Sicherlich weist alles auf die (verlorengegangene) Person hin, es gibt meist die immer wieder neu genährte Sehnsucht nach »Wiedervereinigung«. Zugleich aber weist bereits alles auf die Unausweichlichkeit des Verlusts hin. Der Zurückgebliebene befindet sich – wie John Bowlby es in seinen Studien zur Trauer sagte – in der Spannung, »dem Konflikt zwischen dem Streben nach Wiedervereinigung und dem Akzeptieren des Verlusts« (Bowlby 1994, S. 122), eben dem Zurückgebliebensein. Bowlby gelang eine glänzende Beschreibung dieses Zurückgebliebenseins: »Auf der einen Seite steht der Glaube, dass der Tod [der geliebten Person J.S.] eingetreten ist, mit all dem Schmerz und der hoffnungslosen Sehnsucht, die das mit sich bringt. Auf der anderen Seite steht der Unglaube, dass er eingetreten ist, begleitet sowohl von der Hoffnung, es sei doch alles gut, als auch von dem Drang, nach der verlorenen Person zu suchen und sie wiederzuerlangen. Zorn wird, wie es scheint, sowohl von jenen hervorgerufen, die für den Verlust verantwortlich gemacht werden, als auch von den Versagungen, die dem Trauernden bei seiner fruchtlosen Suche begegnen« (S. 116f.).

Wir können also hinsichtlich der inneren Struktur der Trauer zwei Merkmale formulieren: Zum einen ist der Anlass, um traurig werden zu können, der konkrete Verlust einer irgendwie freudvollen oder zumindest gewohnten und vorwiegend positiv bewerteten

Situation, wobei man selbst mit seiner irgendwie »weltlos« gewordenen Identität zurückbleibt; zum zweiten vermag sich diese zurückgebliebene Identität nicht mehr in den gewohnten Bahnen zu bewegen und wird sich darüber selbst klar. Und zwar wird sie sich über ein Abgeschnittensein von gewohnten Möglichkeiten des Handelns, des Denkens und auch Fühlens klar. Die Selbstverständlichkeit ihrer Möglichkeiten ist verloren gegangen. Zusammenfassend ließe sich sagen:

Meine aktuelle Verfassung verliert ihre Selbstverständlichkeit im steten Verweis des Verlusts zugehöriger Situationen.

Die Bewegung führt zwar immer wieder auf bestimmte Punkte hin, in denen auf eine gewohnte Eigenart von mir oder meiner Situation zurückgegriffen werden soll, beispielsweise wie bei Bach die Frau gefragt werden soll, aber dieses Verweisen kommt im Moment dieser Bewegung an seine eigene Grenze. Die Situation des Ehemannes ist Bach in dem Sinne nicht mehr verfügbar, als er sie nur noch als Witwer leben kann. Seine Frau ist ja tot. Die verlorene Situation wird in ihrem Verlust folglich immer wieder präsent, Sehnsuchtsmotive sind hier unbedingt möglich. Die Sehnsucht allein, wie wir sie bei Ringelnatz kennenlernten, wäre als traurige Sehnsucht aber eine unabschließbare Bewegung und würde vernachlässigen, dass es ja einen geben muss, der dieser Sehnsucht huldigt, der sie aufrechterhält und in Worte fasst. Die Trauer hat also noch eine andere Bewegung als die, die auf die verlorene Struktur verweist: Es ist die Bewegung, die das Neulernen eigenen Verhaltens und letztlich einen ganz anderen Umgang mit sich selbst fordert.

Die Trauer zwingt tatsächlich, sich selbst neu zu finden, sich anders zu sich zu verhalten. So leer diese neue Weise, sich zu sich zu verhalten, auch zunächst scheinen mag, die Bewegung des Lebens selbst fordert dazu auf, diese neu zu definieren. Denn im Fortschreiten des weiteren Lebens zeigt sich schließlich unausweichlich der Verlust, sodass das Einspringen in die verlorene Identität letztlich unvermittelbar wird. Nun wird das Verlorene, z. B. die verstorbene Person als verlorene erfahren. Der Verweis von allem und jedem auf diese verlorene Person ist eventuell sogar stärker als zuvor, aber es ist kein Verweis mehr auf die Anwesenheit, sondern ein Verweis auf die Abwesenheit und die unwiederbringliche Verlorenheit. Eine beinahe unvergleichliche Darstellung hierfür findet C. S. Lewis: »Ich glaube, ich fange an zu begreifen, warum das Gefühl der Trauer so sehr dem der

Spannung gleicht. Es kommt daher, dass so viele zur Gewohnheit gewordene Impulse vereitelt werden. So viele Gedanken, Gefühle und Handlungen hatten H. zum Gegenstand. Jetzt sind sie ihres Ziels beraubt. Gewohnheitsmäßig setze ich den Pfeil auf die Sehne; dann erinnere ich mich, und muss den Bogen niederlegen. So viele Straßen führen zu H. Ich betrete eine. Doch jetzt sperrt sie unausweichlich ein Schlagbaum. So viele Straßen einst; so viele Sackgassen heute« (Lewis 1998, S. 64).

Diese Bewegung der Trauer in ihrem Verweisen auf das Vergangene ist also wie ein stetes Drängen in eine genau bestimmte Richtung. Es ist nicht sprunghaft, sondern eher kontinuierlich und dann wie abgeschnitten, da in die Vergangenheit nicht hineinzukommen ist. Zusammenfassend lassen sich damit die folgenden drei Merkmale der inneren Struktur der Trauer formulieren:

1. Meine aktuelle Verfassung verliert ihre Selbstverständlichkeit im steten Verweis des Verlusts zugehöriger Situationen.
2. Dieses Verweisen vollzieht sich drängend, verbleibt wie abgeschnitten immer wieder im Aktuellen und drängt doch erneut wieder auf das Verlorene zu.
3. Die sich steigernde Spannung im Verweisen auf das Verlorene stellt immer deutlicher die Verfassung und Situation als »vergangen« heraus.

Die aktuelle Struktur verweist zwar immer wieder auf diese verlorene Struktur und zeigt Möglichkeiten eines Hineinkommens in diese Struktur auf, dennoch bleibt sie im Versuch des Einspringens verschlossen. Sie ist nur mehr stets präsentes Bild einer verlorenen Vergangenheit, die darin wirklich vergangen ist. Dies ist Trauer. Diese Verschlossenheit des Vergangenen ist ja gerade das Traurige an der »sonst« so gelungenen Struktur, an der »sonst« so gelungenen Identität, der die Situation verlorenging. In der Verschlossenheit auf das Vergangene hin erlebt sich der Trauernde demnach selbst als Verschlossener, erlebt selbst eine »Spannung« der Trauer, die nicht aufgelöst werden kann (Schmitz 1992).

Entscheidend ist also, dass, um den Verlust zu überwinden, auch die Trauer überwunden werden muss. Denn die Trauer selbst ermöglicht keine Auflösung dieser Spannung. Es geht also um Momente anderweitig gelungenen Lebens, in denen das Leben zu hüpfen vermag, um die Trauer und damit auch den Verlust angemessen zu verarbeiten. Von solchen Erlebnissen berichtete auch Bowlby, obwohl diese Momente als solche in seiner psychologischen Sicht keine Bedeutung hatten: »Einige beschrieben, wie sie sich zu einem bestimmten Zeitpunkt während des Jahres in irgendeiner Weise behauptet und sich danach auf dem Weg zur Besserung befunden hatten« (Bowlby 1994, S. 134). Dies eröffnet die Fülle des Lebens in einer unvorwegnehmbaren Weise. Es beginnt eine »Neudefinierung sowohl seiner selbst als auch der Situation« (S. 125). Die Notwendigkeit, die Trauer als sie selbst nochmals zu überwinden, um den Verlust überhaupt bewältigen zu können, ist eine lang bekannte und insbesondere christliche Kulturerfahrung des Menschen.

Im christlichen Menschenbild ist diese Grunderfahrung beispielsweise im Ostergeschehen präsent. Das christliche Osterfest ist – so Augustinus – *transitus per passionem*: Übergang durch Leiden. Die Trauer über die Kreuzigung und den Tod Jesu Christi, die mit der Gemeinde erlebt wird, bricht in der österlichen Erleuchtung der Kirche in symbolischer Form von Kerzen (Osterkerze) um in das Werden eines neuen und höheren Selbstseins. Aus den Trauernden werden Christen. Die Nichtung, die sich im Tod versinnbildlicht, wird in der Auferstehung Jesu Christi durchbrochen. Dabei ist diese Auferstehung keine irdische, sondern eine, die über die alte und bekannte Welt hinausgeht, kurz: Es geht eine völlig neue Welt auf. Diese neue Welt ist »das ewige Leben«. Entkleidet man diesen Gedanken seiner christologischen Bedeutung und achtet nur auf die Themen Freude und Trauer, so ist »das ewige Leben« das christliche Leben hier und jetzt, das »erleuchtet-fröhliche« Christsein. Im skizzierten Verständnis gilt es also, wieder ins Hüpfen zu kommen.

Wichtig ist demnach, dass Trauer nur dann überwunden wird, wenn ein hierzu transparentes, neues Selbst in positiver Befindlichkeit aufgeht. Die Trauer wird also nicht dadurch überwunden, dass sie verneint oder vollständig zurückgelassen wird. Sondern der Verlust wird überwunden, indem der Trauer angemessene Räume im weiteren Leben freigehalten werden.

Gewissermaßen zeigt sich hier eine Doppelung des Verweisens, insofern als zunächst auf die Trauer verwiesen wird – beispielsweise an definierten Orten wie dem Grab, mit definieren Ritualen wie beispielsweise einem Besuchen des Grabes oder dem Betrachten von Bildern oder anderweitiger strukturierter Erinnerung – und erst in der dann aufkommenden Trauer der Verlust aktualisiert wird. Das Hier und Jetzt ist auf diese Weise zweifach gegenüber dem Verlust geschützt, obwohl er zugleich hier und jetzt präsent ist.

Kurz gesagt ist ein Selbstwerden als Trauernder dann umfassend gelungen, wenn die Trauer für neues und überwindendes (höheres) Selbstwerden in einer positiven Befindlichkeit frei gibt. So bleibt zwar in der Trauer alles auf dieses vorhergehende Selbstsein gerichtet, ohne dieser »Richtung« einspringend folgen zu können. Diese sich entgegengesetzten Strukturmomente machen dabei verständlich, inwiefern das Erleben des Trauernden einer »Spannung« bzw. einer »Hemmung« gleichkommt. Diese Strukturmomente der Trauer scheinen sich einander auszuschließen, worin sich zeigt, dass die Trauer selbst kein Überwinden des Verlusts anbietet. Das Überwinden des Verlusts erfordert ein zur Trauer transparentes, dieses zugleich transzendierendes Selbstwerden. Dies bedeutet, dass erst das Überwinden der Trauer den Verlust überwinden kann.

Dieser Gedanke der steten Abfolge von Freude und Trauer und Freude in ihren besten Möglichkeiten entspricht einer alten Erfahrung des Menschen, die sich bildlich beispielsweise in Mäandern oder auch goethesch gesprochen im Gedanken von Systole und Diastole ausspricht. Und da dieser Gedanke so erfreuend ist, möchte ich hier mit einem fröhlichen Springen enden. Greifen wir hierfür nochmal Schillers »Ode an die Freude« auf:

Freude sprudelt in Pokalen,
In der Traube gold'nem Blut
Trinken Sanftmut Kannibalen,
Die Verzweiflung Heldenmut – –
Brüder fliegt von euren Sitzen,
Wenn der volle Römer kreist,
Laßt den Schaum zum Himmel spritzen:
Dieses Glas dem guten Geist.

Literatur

J. Bowlby, Verlust. Trauer und Depression. Frankfurt/Main: Fischer 1994
C. Demmerling u. H. Landweer (Hg.), Philosophie der Gefühle. Metzler: Stuttgart 2007
H. v. Kleist, Sämtliche Werke und Briefe. München: Deutscher Taschenbuch Verlag 1994
C. S. Lewis, Über die Trauer. Zürich-Düsseldorf: Benziger 1998
F. Nietzsche, Die fröhliche Wissenschaft. München: Goldmann 1959
J. Ringelnatz, Gedichte. Berlin: Henssel o. J.

F. Schiller, An die Freude (Fassungen von 1785 und 1808), online verfügbar unter: http://www.friedrich-schiller-archiv.de/inhaltsangaben/an-die-freude-schiller-interpretation-inhaltsangabe/ (Zugriff: 27.06.2017)

H. Schmitz, Die Autorität der Trauer. In: H. Schmitz (Hg.), Leib und Gefühl. Materialien zu einer philosophischen Therapeutik. Paderborn: Jungfermann 1992, 125–134

U. Wolf, Aristoteles »Nikomachische Ethik«. Reihe: Werkinterpretationen. Wissenschaftliche Buchgesellschaft: Darmstadt 2007

Anmerkungen

[1] Überarbeitete Fassung eines Vortrags, gehalten am 11.12.2007 in der Vorlesungsreihe »Geist, Psyche und Gehirn – Philosophie der Gefühle« an der Leibniz-Universität Hannover.

Jann E. Schlimme

Impulsivität und Selbstbestimmung

Eine problematische Beziehung?[1]

Abstract

Impulsivity is often named as the key of suicide's irrationality. Already Aristotle described suicide decisions as kneejerk-reactions, since rational deliberation could never argue for self-killing. On the other hand, most persons experienced in suicidality claim that no one would decide to take his life lightly. Psychiatric concepts of suicide transport the impulsivity-argument from the their very beginning, as is argued in this paper with reference to Wilhelm Griesinger's (1817–1868) understanding of suicide. He claims that suicide is the result of a »weakness of the ego« in the face of a »suicide-drive« inherent in every human being. Griesinger's concept has important flaws and paradoxes laid out in this paper. As a consequence we can learn with Griesinger that a coherent theory of suicide as an irrational act due to its impulsiveness is claiming that the informational body for taking this decision is irrational (i. e. delusional convictions, depressive hopelessness). Griesinger was indeed of this opinion, arguing that the »weakness of the ego« also fueled this irrational basis for decisions. Herewith he claimed that a non-deceptive self-relation is given in those with a strong ego. We wouldn't follow Griesinger's claim of a purely authentic self today, but we can learn with him that impulsivity is obviously not the basis for the irrational quality of a suicide. On the contrary, the convictions and information taken out in the decision and brought into play in the very act of suicide (attempt) are either qualified as rational in the face of the person's personality, life-history and future options or not. Whether performed impulsively or not is merely a secondary question not primarily answering the question of irrationality of the given suicide (attempt).

Schlüsselwörter:

Kurzschlussreaktion, Suizid, Schwäche des Ego, Irrationalität, Entscheidungsgrundlage, Authentizität

Einleitung

Kein Mensch nimmt sich leichtfertig das Leben. Dies ist angesichts der Bedeutung der Entscheidung durchaus naheliegend, da der eigene Tod nicht rückgängig gemacht werden kann. Auch wenn diese Einsicht in die Unumkehrbarkeit des Todes erst im Verlauf des Lebens etwa ab dem 10ten Lebensjahr beginnend aufkommt, verleiht ja gerade diese besondere Eigenschaft dem Tod seine Qualität, radikal anders als das Leben zu sein, und es ist wiederum diese radikale Andersheit, die ihn auch noch in der umfassendsten Verzweiflung als letzte Rettung ausweist. Denn eines ist sicher: Alles ist irgendwie anders im Tod. Insofern steckt in der Ansicht, dass es der Verzweiflung bedarf, um suizidal zu werden, zugleich die Feststellung, über diese Entscheidung nachgedacht zu haben, sie erwogen zu haben und nicht nur spontan und unüberlegt zu ergreifen: »I believe that no man ever threw away life, while it was worth keeping.« (Hume 1995, #8)

Die Langfristigkeit der Engführung des suizidalen Erlebens bis zur Suizidentscheidung betont insbesondere das Drei-Phasen-Verlaufsmodell von Pöldinger (Pöldinger 1982), in dem die zweite Phase des Erwägens im Prinzip unabschließbar sein und für den Rest des Lebens anhalten könnte. Dagegen erscheint auf den Theaterbühnen, bereits beginnend mit Sophokles' (496–406 v. Chr.) »Aias« (um 455–450), der Suizid oftmals als eine sehr spontane und impulsive, ja aus der Not geborene Handlung: »Mach schneller zu! Geziemend ist es nicht für den erfahrnen Arzt Beschwörungen zu leiern bei der Wunde, die den Schnitt verlangt.« (Sophokles 1990, S. 581 f.) Mit diesen Worten drängt Aias seine geliebte Gefährtin Tekmessa und den sein Volk repräsentierenden Chor, ihn endlich in Ruhe zu lassen, damit er sich das Leben nehmen könne. Solche Eile hat sicherlich auch etwas mit der zur Verfügung stehenden Zeit bei Theaterstücken zu tun, trifft aber dennoch einen wichtigen Aspekt der Suizidalität. Denn auch wenn Suizide oftmals lange Zeit erwogen werden und von langer Hand als eine Art von »Notfallplan« im Innern abgelegt sind, wird der Suizidversuch im letzten Moment meist sehr impulsiv, spontan und in überraschender Plötzlichkeit entschieden und vollzogen.

Dies betont einen Punkt, den Entscheidungen ganz generell auszeichnen (Graumann 1986). Denn nach Entscheidungen, die die eigene Person sehr tiefgreifend bzw. umfassend betreffen, ist alles irgendwie anders als vor diesen Entscheidungen (sog. »Rubikon-Modell«

nach Heckhausen und Gollwitzer 1986). Schließlich binden die Konsequenzen, die aus dem eigenen Verhalten folgen, die Entscheidung unnachgiebig an einen selbst. So ist man zwar als Arzt nur wenig in der eigenen Personalität verändert, wenn sich ein Patient zwecks Blutdruckeinstellung zunächst nicht für ein bestimmtes und empfohlenes Medikament, sondern für eine als mögliche Alternative empfohlene veränderte Lebensführung entscheidet, jedoch sieht dies aus Patientensicht völlig anders aus.

Diese Qualität des »Danach ist plötzlich alles anders« weist auch die Suizidentscheidung auf. Dies ist in den Modellen der aktuellen Suizidologie üblicherweise entsprechend aufgenommen (vgl. für die psychoanalytischen Modelle der Suizidalität Hendin 1991) und zumeist eng mit dem Merkmal der »Flucht vor dem unerträglichen Selbst« verknüpft. Dabei scheint der Gedanke dieses Zusammenhangs auch darin zu liegen, dass der psychische Schmerz gewissermaßen nur noch sprunghaft überwunden werden kann, da ja alles längerfristige und schrittweise »Überwachsen« gerade verloren scheint. Dennoch aber bezieht sich diese Zäsur der Entscheidung eben nicht primär nur auf die Plötzlichkeit der Suizidhandlung, sondern auch darauf, dass nach der Entscheidung zum Suizid bereits alles verändert ist und »in einem anderen Licht« erscheint.

Unnachahmlich hat Jean Améry (1912–1978) aus seiner Erfahrung heraus beschrieben, noch zu Abend zu essen, während oben im Hotelzimmer schon der Abschiedsbrief und die »gehorteten Tabletten« für ihn bereit liegen: »Um neun Uhr abends soll es geschehen – […]. Um neun Uhr, jetzt ist es sieben, zweimal sechzig Minuten zu je sechzig Sekunden also, der Sekundenzeiger trottet unermüdlich, schon ist eine Minute vergangen, zwei, drei, fünf, fünfzehn gingen dahin, man kann die Uhr zerschlagen, nicht aber das leise Ticken der reinen Zeit abstellen. Und in der Zeit, die noch verbleibt – es kann sich um Stunden handeln, aber auch nur um Minuten, die einer sich noch gönnt – wird die Zeit als solche verspürt. Man trägt sie in sich […]. Noch eineinhalb Stunden, eine kleine Ewigkeit. Ein Nichts. Es reden jetzt der Leib und der Geist zugleich, ihr Stimmenrauschen ist hörbar im Raume. Der Körper weiß, er wird in 90 Minuten, Zeit, in der ein Spielfilm normalerweise abrollt, nicht mehr er selber sein. […] Der Leib begehrt auf, schon jetzt, und wird noch wilder revoltieren, sobald sein Sein ihm entzogen wird. Der Geist – man lasse mir die vereinfachenden Allerweltsbegriffe hingehen, sie drängen sich auf, sobald das Denken an seine Grenzen gerät – der Geist befiehlt.

Und bäumt sich seinerseits dagegen auf, dass er aus der Zeit genommen wird und damit alle Zeit, die in ihm aufgeschichtet ist, verschwindet.« (Améry 1999, S. 92 ff.) Alles ist anders nach der Entscheidung zum Suizid. Und dies gilt offenbar auch, wenn die Entscheidung sehr spontan und plötzlich getroffen wird. Bereits die Minuten, die vergehen, bis die Suizidtat unwiderruflich vollzogen ist, sind vollkommen überdeterminiert durch den gleich eintretenden Tod infolge der beschlossenen Suizidhandlung. Dennoch, an sich bliebe in diesen Minuten Zeit, um nachzudenken und die Entscheidung zu prüfen, gegebenenfalls auch zu revidieren. Dem Leben könnte doch eine erneute Chance eingeräumt werden, der Suizid könnte auf einen späteren Zeitpunkt verschoben werden. Oder aber kann der suizidale Mensch, der sich entschieden hat, seine Entscheidung üblicherweise gar nicht mehr zurücknehmen, da er nicht besonnen genug ist?

Es ist offenbar naheliegend anzunehmen, dass ein Mensch, der zu impulsiven Entscheidungen tendiert, der sehr kurzfristig in seinem Handeln orientiert ist und der seine Impulse nur schlecht zu regulieren und zu steuern vermag, ein deutlich höheres Risiko aufweisen müsste, auch tatsächlich einen Suizidversuch zu begehen, wenn er erstmal suizidal geworden ist. Und genau diesen Zusammenhang benennt ja auch die Suizidforschung als »Impulsivität«. Konzeptuell gesprochen kann dabei dieses Missverhältnis von »Impulsregulationsfähigkeit« und »Impulsaufkommen« sowohl aus einer Einschränkung der »Impulsregulationsfähigkeit« als auch aus einem erhöhten »Impulsaufkommen« oder aus beidem resultieren. Darüber hinaus sind damit zum einen Merkmale der Person gemeint, welche stabil durch die Lebenssituationen beim betreffenden Menschen aufgefunden werden können, als auch zum anderen ausdrücklich Merkmale der akuten Suizidalität.

Sei es, dass der Versuch selbst spontan ohne längeres Nachdenken erfolgt oder die bereits lange vorhandenen Suizidimpulse nicht mehr zurückgedrängt werden können. Dabei wird gewöhnlich davon ausgegangen, dass es nicht spezifisch suizidale Impulse – beispielsweise gar im Sinne eine Selbstmordtriebes – seien, die besonders schlecht reguliert werden könnten, sondern dass ganz generell überhaupt eine eingeschränkte »Impulsregulationsfähigkeit« in der Suizidalität oder bei besonders gefährdeten Personen gegeben ist, die in Verbindung mit einem erhöhten »Impulsaufkommen« in der Suizidalität eben gerade auch die aufkommenden suizidalen Impulse schlecht zu regulieren vermag. So stellt sich also vor diesem Hintergrund die Frage, ob die einleitende These »Kein Mensch nimmt sich leichtfertig das Leben.« wirklich zutreffend ist oder ob wir doch eher Aristoteles (384–322 v. Chr.) zustimmen müssen, der in seiner Nikomachischen Ethik jegliche Suizidhandlung als eine Art von »Kurzschlussreaktion« darstellt, da eben eine vernünftige oder wie Aristoteles schreibt: »richtige Überlegung« generell nicht in die Entscheidung zum Suizid, sondern in eine vernunftgeleitete Lebensführung münde.

Denn, wie Aristoteles ausführt, erfolgt ein Suizid entweder aus Unbeherrschtheit oder aus Weichlichkeit. Die Unbeherrschtheit zeigt sich insbesondere im überwältigenden Affekt, wie dem Zorn: »Wer sich nun im Zorn selbst ersticht, tut dies mit Wollen gegen die richtige Überlegung […].«(1138 a10) Die Weichlichkeit führt ebenfalls zu einen unvernünftigen Entscheidung: »Denn vor Mühsamem zu fliehen bedeutet Weichlichkeit. Ein solcher Mensch erträgt den Tod nicht deshalb, weil es werthaft ist, sondern weil er einem Übel *(kakon)* entgehen will.« (NE 1116 a11–14)

So verstanden wäre die Impulsivität für die »Irrationalität« des Suizids verantwortlich. Ist die Impulsivität für die Irrationalität des Suizids verantwortlich? Auch wenn ich nicht der Ansicht bin, dass diese einfache Gleichung von Impulsivität und Irrationalität zutreffend ist, ist es doch interessant zu sehen, dass ein solches Modell des Suizids die Psychiatrie mehr oder weniger seit ihren Anfängen begleitet. Eine Betrachtung dieses historischen Modells ist hilfreich, um die Grenzen dieses Verständnisses genauer zu bestimmen. Ich möchte dies am Beispiel von Wilhelm Griesinger (1817–1868) vornehmen.

Griesingers Verständnis der suizidalen Erfahrung

Ich möchte hier nicht genauer auf Griesingers Bedeutung für die Entwicklung der Psychiatrie eingehen. Griesinger hat eine wichtige Rolle in der Entwicklung der Psychiatrie aufgrund eines integrativen Psychiatrie-Verständnisses und seines sozialreformerischen Anspruchs im Sinne einer frühen Gemeindepsychiatrie gespielt (Sammet 2003; vgl. a. Blasius 1994, S. 49ff.). Insofern bietet sich Griesinger auch im Rückblick als Referenz für wegweisende Verständnisse der gesamten Psychiatrieentwicklung an.

Griesinger formuliert sein Verständnis der Suizidalität in seinem Lehrbuch »Die Pathologie und Therapie der psychischen Krankheiten für Aerzte und Studirende« (1845). Darin geht er bekanntlich von einem Naturalismusparadigma aus: »[…] haben wir vor Allem in den psychischen Krankheiten jedesmal *Erkrankungen des Gehirns* zu erkennen.« (Griesinger 1861, S. 1), treibt dies aber – entgegen der im Gefolge Kraepelins oft fälschlicherweise vertretenen Ansicht unter uns Psychiatern – nicht ins Extrem, sondern verbleibt auf der anthropologischen Basis seiner Vorgänger (S. 5 ff.).

»›Psychiker‹ und ›Somatiker‹ gliederten und werteten das psychische Leben in einem Stufensystem, das von den niederen körpernahen und körpergebundenen Affekten der Triebe und des Gefühls über die ›freieren‹ Vermögen der Verstandesebene bis zur Gewissens- und Vernunftebene aufstieg. Auf diesem Level begann dann – spätestens – der gänzlich immaterielle, unsterbliche Seelenanteil. In diesem immateriellen Seelenbereich war aber das ursprüngliche (›gesunde‹) Wesen, der Charakter der Gesamtpersönlichkeit in seinen Einsichten und Werten, in seinem ›sittlichen Gefühl‹ auch im psychisch Gestörten zumindest noch rudimentär repräsentiert. Auf diese konnte therapeutisch eingewirkt, sie mussten bei der Behandlung beachtet werden.« (Kutzer 2003, S. 31 f.; vgl. auch Benzenhöfer 1993)

Dabei betont er, dass die Umwandlung von Nervenreizen in Vorstellungen bzw. die Einwirkung von Vorstellungen auf Nervenreize »vollkommen unbegreiflich« ist, aber dennoch in »vermittelnden Vorgängen« zwischen beiden erfolgen muss (Griesinger 1861, S. 6). Griesinger formuliert also ein anthropologisch verstandenes Paradigma der generellen Wechselwirkung von Geist und Gehirn (bzw. Ich und Subliminalität), wobei das Gehirn gewissermaßen das organische Substrat des Geistes ist. Es ist im Übrigen genau diese Benennung der bereits implizit gegebenen anthropologischen Basis, welche es Griesinger erlaubt, den Schulenstreit zwischen den »Psychikern« und »Somatikern« als Scheingefecht zu entlarven (S. 6 ff.). Konkret benennt Griesinger all diejenigen Gehirnkrankheiten als »Geisteskrankheiten«, »bei denen *Anomalien, Störungen im Vorstellen und Wollen die für die Beobachtung hervorstechendste Symptomengruppe bilden*« (S. 9). Dies umfasst auch die Suizidalität.

Dabei formuliert Griesinger ein Verständnis der Suizidalität, welches sich zwar durchaus auf das zeitgenössisch durch Jean Etienne Dominique Esquirol (1772–1840) propagierte Konzept eines Selbstmordtriebes stützt, aber zugleich die Grenzen dieses Konzepts benennt. Die Notwendigkeit, dieses Konzept zu kritisieren, findet sich in Griesingers Schrift in zwei Punkten: a) Griesinger ist der Ansicht, dass es Situationen gibt, in denen der Mensch ganz nachvollziehbar suizidal wird und den Suizid »mit Besonnenheit beschließt und vollführt« (S. 257); b) Griesinger ist der Ansicht, dass nicht jede vergleichbar erscheinende Situation zu denselben psychischen Veränderungen führt, sondern es entscheidend von der inneren Verfassung abhängt, ob der Betreffende auf äußere Anlässe eine angemessene oder unangemessene Reaktion zeigt (S. 60 f. u. 137 ff.). Letzteres gilt analog für die Suizidalität, auch wenn es hier oftmals innere (krankhafte) Anlässe sind, die nach Griesinger zur Suizidentscheidung führen (S. 77 ff. u. S. 257 ff.). Dabei gilt aus Griesingers Sicht insbesondere, dass die Vielfalt der Motive entscheidender ist als das eher grobe Konzept des Selbstmordtriebs (S. 77).

Mit seiner Kritik bricht Griesinger das monolithisch wirkende Konzept des Selbstmordtriebs von Esquirol auf, in dem der Mensch seinem Trieb krankheitsbedingt schlicht nur ausgeliefert ist, und verleiht dem Verständnis der Suizidalität wieder eine psychische Dynamik. Das griesingersche Paradigma für die Suizidalität ist dabei das »schwache Ich« (die »Charakterschwäche« bzw. »reizbare Schwäche«,), welches gegen die »Stimmung des Lebensüberdrusses« »nur geringen Widerstand leistet« (S. 257). Im Falle eines »schwachen Ich« fehlt eben gerade die »Besonnenheit«, eine bei Griesinger zentrale Begrifflichkeit und geistige Funktion für die Freiheit des Menschen (S. 45 ff.). Mit »Besonnenheit« meint Griesinger eine geistige Verfassung, in der »andere contrastirende oder überhaupt beschränkende [Vorstellungen, J.S.] geweckt werden und wobei Alles in einem mittleren Grade von Stärke und Schnelligkeit vor sich geht, so dass im Bewusstsein überhaupt ein Streit entstehen kann, dass Denken und Reflexion, und damit das Uebersehen von Vergangenheit und Zukunft, möglich wird.« (S. 45) Für Griesinger ist es also eine »Störung der Besonnenheit«, die die Widerstandskraft des Einzelnen gegen die innerlich andrängenden Impulse des Selbstmordtriebes einschränkt. Im Falle von psychischen Krankheiten gibt es zudem viele innere Anlässe, welche wiederum zugleich mit einem »schwachen Ich« gleichbedeutend sind.

Griesingers Leitgedanke, das »schwache Ich«, bündelt für ihn die vielfältigen entfernten Prädispositionen und näheren Ursachen der Geisteskrankheiten und verleiht den verschiedenen psychischen Strebungen in der Einzelperson ihre potentiell pathologische Qualität

(S. 49 ff. u. 63 f., 131 u. 137 ff.). Dabei beschreibt er als entscheidendes Geschehen eine »Metamorphose des Ich durch die Krankheit«, in der »das Ich selbst verfälscht und ein ganz anderes geworden« ist (S. 50). Dieser Grundgedanke einer »Verfälschung des Ich« vor dem Hintergrund einer »Schwäche des Ich« kann sehr deutlich in seinen Überlegungen zur Herkunft und Entstehung der Geisteskrankheiten gesehen werden, auf die ich aber an dieser Stelle jetzt nicht genauer eingehen möchte. Erwähnt sei aber, dass die »wichtigste Disposition« für Geisteskrankheiten wiederum die »Schwäche des Ich« ist, welches ein Ich meint, das »leichter [durch Gefühle und Leidenschaften, J.S.] afficirt« und sich in »energielosen Reactionen« zumeist erfolglos gegen Widrigkeiten zu wehren versucht (S. 162 f.). Diese »Schwäche des Ich« ist dabei nach Griesinger aus vielfältigen Quellen entstanden, sowohl durch Erziehung und Kultureinflüsse erworben als auch genetisch ererbt oder/und durch psychische Krankheiten seinerseits ausgelöst.

Des Weiteren benennt er auch das Lebensalter, das Geschlecht, die Nationalität, die Standesunterschiede und bestimmte allgemein widrige Umstände, welche das Entstehen von bestimmten Geisteskrankheiten befördern können (Griesinger 1861, S. 144 ff.). Jedoch finden sich auch erbliche Gründe für die »Schwäche des Ich« und konkrete »Geisteskrankheiten«. Interessant ist übrigens, dass Griesinger in seiner zweiten Ausgabe von 1861 sogar die vier Jahre zuvor publizierte »Degenerationshypothese« von Bénédict Augustin Morel (1809–1873) übernimmt, welche postuliert, dass sich die erbliche Struktur der Seelenstörungen im Sinne der »Degeneration« in jeder nachfolgenden Generation weiter entwickelt hätte und somit schwerere Geisteskrankheiten verursachen würde (S. 159 f.).

Neben diesen Prädispositionen, die alle in einer »Schwäche des Ich« ihren phänotypischen, individuellen Ausdruck finden, benennt Griesinger als direkte psychische Ursachen, welche für ihn die »häufigsten Quellen des Irrseins« sind, u. a. »leidenschaftliche affectartige Zustände«, »intellectuelle Ueberanstrengung« und »Excesse« (S. 169), aber auch »schmerzhafte Gemüthszustände« (z. B. Angst, Schrecken, Zorn, Trauer/Kummer, Todesfälle, Eifersucht, unglückliche Liebe, widrige Umstände) (S. 170 f.). Der Grundcharakter dieser vielfältig scheinenden psychischen Ursachen findet sich für Griesinger darin, dass diese regelhaft »durch eine intensive Störung der Vorstellungscomplexe des Ich einen traurigen Zwiespalt im Bewusstsein setzen« (S. 170). Jedoch können die psychische Ursachen auch indirekt über körperliche Faktoren wirken, wie beispielsweise über eine anhaltende Schlaflosigkeit (S. 171 f.), die Trunksucht (S. 174 ff.) bzw. über bereits als Dispositionen erkannte negative Faktoren wie »Liederlichkeit«, »Unordnung des Lebens« oder »sexuelle Excesse« (S. 177 f.).

Mit der »Schwäche des Ich« meint Griesinger also nicht primär eine moralische Kategorie, sondern einen deskriptiv zu verstehenden Befund eingeschränkter geistiger Leistungen. Sie entspricht einer Störung der Besonnenheit. Seine konzeptuellen Überlegungen zum »Ich« und dessen »Schwäche« münden also in eine Theorie, in denen Geisteskrankheiten immer mit »Störungen der Besonnenheit« einhergehen. Dabei unterscheidet Griesinger im Wesentlichen vier verschiedene Formen dieser Störungen: a) Steigerung von Neigungen und Trieben bis zu maßloser Heftigkeit; b) allgemein zu schneller Wechsel der Vorstellungen (wie z. B. im »Vorstellungsschwindel« in der Manie); c) allgemeine Trägheit der Gedanken (wie z. B. im »Blödsinn«); d) das Ziehen »falscher Schlüsse« infolge von »fixen Ideen« oder Halluzinationen (S. 46). Ohne auf Griesingers Ausführungen zur Suizidalität an dieser Stelle noch genauer einzugehen, kann gesagt werden: All diese Formen finden sich auch im Falle der Suizidalität, sodass der Suizid, mit Ausnahme der von Griesinger ebenfalls explizit genannten, jedoch seltenen Fällen von besonnenen und »frei entschlossenen« Suiziden, jeweils die Folge einer »Schwäche des Ich« gegenüber dem »Selbstmordtrieb« ist. »Der Kranke sucht und findet Erleichterung seines innerlichen Drucks und seiner Gefühlsbelästigung, indem er sie nach aussen wirft, und es reihen sich hieran die Zustände, wo heftige Angstgefühle oder einzelne schreckliche Vorstellungen den Kranken zu *einzelnen bestimmten Unthaten* treiben. So heftig kann dieser Drang nach irgend einem Ende, irgend einer Entscheidung seines qualvollen Zustandes sein, dass hier gar nicht selten Handlungen, die der Kranke im höchsten Grade verabscheut, aus dem Gefühle, dass nur in ihnen noch Rettung und Beruhigung für ihn zu finden sei, begangen werden.« (S. 77) Die Selbsttäuschung, die der Betroffene hier erleidet und aufgrund derer er sich für den Suizid entscheidet, kann somit als direkte Folge der »Schwäche des Ich« verstanden werden.

Konkret unterscheidet Griesinger vier verschiedene krankhafte Ursachen bzw. innere Anlässe, die in einen Suizid münden:

1) der »Schwermut« im Sinne einer »schmerzlichen Verstimmung« bzw. eines »chronischen Lebensüberdrusses«, in welchem

der Betreffende zwar »äußerlich besonnen« erscheint, aber sich innerlich in einem schmerzhaft-verzweifelten Zustand befindet (S. 257 ff.). Als wichtige Dispositionen gelten ihm hier insbesondere die »Charakterschwäche« bzw. die »Liederlichkeit«, erschöpfende Krankheiten (z. B. intensive Onanie) sowie die Trunksucht (S. 260); letztlich allesamt Ursachen, die mit einer erheblichen »Schwäche des Ich« verbunden sind, sodass wir hierin den wesentlichen Charakterzug des »Lebensüberdrusses« sehen können;

2) der »Raptus melancholicus«, in dem sich der betreffende Mensch impulsiv und ohne jede »Besonnenheit« den Tod gibt (S. 258);

3) der »Lebensüberdruss« in der ausgebildeten Melancholie, welcher nicht nur in einen »Raptus melancholicus« führen kann, sondern überdies den Suizid motivieren kann, um einer »unbestimmten Angststimmung«, einer »akuten Verzweiflung« zu entgehen (S. 260). Jedoch können auch die »fixen Ideen« in der Melancholie – die wahnhafte Überzeugung der eigenen Nichtexistenz oder des eigenen »Unwerts« – den motivischen Hintergrund für den Suizid abgeben (S. 257 ff.). Zuvorderst aber gelten Griesinger akustische Halluzinationen im Sinne von »Stimmen«, die den Suizid befehlen, als direkte innere Anlässe für den Suizid in der Melancholie (S. 260);

4) die »wahnsinnigen Ideen« , in denen der Kranke vermeint, mit seinem Tod einen Märtyrertod zu erreichen oder gar das »Paradies« anzustreben (S. 261).

Diese vier direkten Ursachen, in welchen der eigene Tod direkt durch den Betreffenden angestrebt wird, unterscheidet Griesinger des Weiteren von denjenigen Toden, in denen der betreffende Mensch zwar »fixen Ideen« motivisch folgend verstarb, dies aber nicht intendierte. Als Beispiel nennt er den Tod als Folge des Sturzes von einem Haus in der wahnhaften Überzeugung, fliegen zu können.

Griesinger bietet mit seinem psychiatrischen Modell also ein Verständnis davon an, dass sich der betreffende Mensch aus inneren Anlässen heraus derart zu täuschen vermag, dass er nur noch in seinem eigenen Tod eine »Rettung oder Beruhigung« zu erkennen vermag. Als zentralen Erklärungsmechanismus benennt er dabei eine »Schwäche des Ich«, welche aus den unterschiedlichsten Hintergründen heraus gegeben und/oder kurz-, mittel- oder langfristig erworben sein kann. Diese »Schwäche des Ich« ergänzt dabei das Konzept des »Selbstmordtriebes«, denn es erläutert, wieso der eine Mensch unter vergleichbar erscheinenden Umständen diesem Streben nachgibt, wohingegen der andere standhaft zu bleiben vermag. Griesinger gewinnt hierdurch ein zweipoliges, sowohl synergistisch als auch kontrapunktisch aufgehängtes psychiatrisches Modell, welches er zwanglos an die unterschiedlichsten konkret gegebenen Suizidalitäten und Suizide heranführt. Es erinnert in seiner Struktur zudem an die aktuellen Vulnerabilitätsmodelle, wie sie in der heutigen Suizidologie vorherrschend sind. Griesinger reformuliert damit zugleich die zwei wesentlichen Merkmale des überlieferten medizinischen Modells:

a) Der Suizid ist nicht die absichtliche Entscheidung gemäß vernünftiger Überlegung, welche einer »Besonnenheit« des Ich entspräche, sondern eine unter »falschen Voraussetzungen« (chronischer Lebensüberdruss, Melancholie, »fixe Ideen«) getroffene Entscheidung eines »schwachen bzw. verfälschten Ich«, dessen »Schwäche« bzw. »Verfälschung« einerseits Ausdruck der Geisteskrankheit als auch andererseits die erworbene bzw. ererbte Charaktereigenschaft der Person sein kann. Die Suizidentscheidung wird von daher nicht von einem starken und vernünftigen Ich getroffen;

b) Der derart beschlossene und vollzogene Suizid setzt deshalb den Suizidenten von allen kulturell üblichen Bewertungsmaßstäben, die an die Verantwortlichkeit einer Person gestellt werden, hinsichtlich seiner Suizidtat frei und erklärt ihn für geistig krank.

Soweit zunächst die Darstellung von Griesingers psychiatrischem Modell der Suizidalität. Betrachten wir dieses Modell genauer, so ergibt sich ein grundsätzliches Problem. Wir werden auf dieses Problem aufmerksam, wenn wir uns erinnern, dass Griesinger nicht der Ansicht ist, dass grundsätzlich alle Suizide seiner psychiatrischen Erklärung zugänglich sind. So erwähnt er explizit die (wenn auch seltene) Möglichkeit, dass manche Suizide mit »Besonnenheit« entschieden und aus »freiem Entschluss« in die Tat umgesetzt werden. Griesinger begrenzt also nicht nur die Erklärungsreichweite des »Selbstmordtriebes«, indem er die kontrapunktisch-synergistische Erklärung der »Schwäche des Ich« hinzufügt, sondern schränkt insgesamt die Reichweite seines psychiatrischen Modells ein. Sicherlich könnte man dies auch als fortschrittlich benennen, denn Griesinger deutet hier eine dimensionale Skalierung der »Besonnenheit« von Suiziden an. Setzen wir, Griesinger folgend, die »Besonnenheit« und die »Vernunft einer Entscheidung« gleich, so finden wir uns in der auch heute noch diskutierten These wieder, dass Suizidentscheidungen auf einer dimensionalen Skala mit den Extrempolen der fundamentalen Irrationalität bzw. der umfassenden Vernünftigkeit angeordnet werden könnten (Birnbacher 1990). Wir werden uns mit dieser These noch beschäftigen, jedoch stellt sich zunächst überhaupt die Frage, wieso Griesinger diese generelle Beschränkung vornimmt. Sind denn plötzlich alle wohl überlegten und besonnen ausgeführten Suizide vernünftig oder was ist hier los? Wir kommen hier zu dem eingangs benannten Punkt zurück, der fragt, ob es die Impulsivität ist, die die Irrationalität der Suizidentscheidung zu begründen vermag.

Der besonnene Suizid bei Griesinger und die Sinnfrage

Die Grenze des griesingerschen Modells wird deutlich, wenn wir in seinem Modell bleibend den »chronischen Lebensüberdruss« zu verstehen versuchen, den Griesinger als die Hauptverfassung des Menschen benennt, der sich nach längerem Erwägen das Leben nimmt. Auch hier müssten wir seinem Modell gemäß ja eine Selbsttäuschung auffinden. Diese »Selbsttäuschung« müsste Griesinger folgend im Falle des »chronischen Lebensüberdrusses« aber nun gerade darin bestehen, dass der des Lebens Überdrüssige in seinem Tod eine »Beruhigung« bzw. »Erleichterung« von den hiesigen Unerträglichkeiten zu erkennen meint. Aber kann diese Ansicht überhaupt als Selbsttäuschung entlarvt werden? Dies scheint schwer möglich, wie wir mit Blick auf den Tod sagen können, der das Ende aller lebendigen Empfindungen nach den uns möglichen Maßstäben ist. Wenn es aber zweifelhaft ist, dass sich ein Mensch überhaupt täuscht, wenn er annimmt, dass sein Tod für ihn eine Erleichterung sei, stellt sich die Frage, ob das psychiatrische Modell Griesingers überhaupt in sich schlüssig und zutreffend darzustellen vermag, was in der Suizidalität geschieht. Denn entweder, so müssten wir nun mutmaßen, ist jede, also auch die besonnene, oder aber eben gar keine Suizidentscheidung unter falschen Voraussetzungen hinsichtlich der rettenden Qualität des Todes getroffen worden. Dann aber wäre sowohl die besonnene als auch die impulsiv-unbesonnene Entscheidung nur in dem Maße vernünftig oder unvernünftig, wie der Suizid Einfluss auf die Art des Todes hätte. Wäre der Tod grundsätzlich nicht radikal anders als das Leben, sondern nur eine andere Situation unseres Lebens, so könnten Suizidentscheidungen nur unvernünftig sein, wenn der vollzogene Suizid zu einem nachteiligeren Tode führt als der Tod abseits des Suizids. Was denn nun, will man an dieser Stelle Griesinger fragen? Besonnen oder nicht, vernünftig ja oder nein?

Die Schwierigkeit, mit der sich Griesinger hier konfrontiert sieht, betrifft die gesamte Grundannahme des psychiatrischen Diskurses. Denn für die Möglichkeit einer Psychiatrie ist es unverzichtbar, aus einer selbstdistanzierten Position die eigene, präreflexive Basis in ihrem Zusammenhang mit der eigenen (»inneren«) Erfahrung in den Blick zu bekommen und zu beschreiben (Schlimme 2005). Bei Griesinger nun bricht die fehlende Deckungsgleichheit der beschriebenen präreflexiven Subliminalität aus der Sicht des Ich, so wie sie der betreffende Mensch an sich selbst erfährt, und dieser präreflexiven Subliminalität, wie sie von anderen Menschen bzw. aus wissenschaftlich gewonnenen Einsichten in ihren Regelmäßigkeiten und Abläufen beschrieben werden kann, vollends auf. Die konsequente Ausdehnung seines psychiatrischen Modells der Suizidalität hätte Griesinger in die Notwendigkeit geführt, die Grenzen der Selbsttäuschung zu thematisieren und die Frage zu stellen: Welches Ich ist denn nun eigentlich das echte? Unterliegen alle Vergewisserungen des Menschen über sich selbst, und damit auch alle Entscheidungen, die er für sein Leben zu treffen vermag, grundsätzlichen Täuschungen?

Diese Frage stellt Griesinger nicht, obwohl sie ständig nahezuliegen scheint. Denn Griesinger betreibt eine Skepsis gegenüber der Identität des eigenen Ich, wie sie ja durchaus in der Zeit liegt. So ist für ihn beispielsweise »das Ich eine Abstraction« und er bemerkt, dass der Gesunde in vielen Situationen »ein Anderer und doch derselbe« ist (Griesinger 1861, S. 48 f.). Konsequenterweise versteht Griesinger das »Ich« auch nicht als eine immaterielle Substanz von konstanter Struktur, sondern vielmehr als das jeweilige Produkt des gesamten psychischen Apparats, welches dem Menschen wie eine »Illusion« gegeben ist und erheblichen Wandlungen unterliegt (S. 49 ff.). Zudem weist Griesinger wiederholt darauf hin, dass gerade die »Selbstempfindung«, also letztlich die präepistemische Gewissheit des Eigenen, dieses Spüren der eigenen Identität, durch psychische Störungen bereits in ihren Frühphasen verändert wird (S. 50 u. S. 63 ff.). Wenn also die »Verfälschung des Ich«, diese fundamentale Selbsttäuschung, bereits in der »Selbstempfindung« in den frühesten Stadien psychischer Störungen ansetzt, wie kann dann die eigene Identität überhaupt noch gesichert werden? Wie und woran kann man überhaupt sein »wahres Ich« erkennen? Diese eigentlich problematische Frage, welches der verschiedenen »Iche« man denn nun selber wirklich ist und woran man eine solche Erkenntnis festmachen kann, thematisiert Griesinger nicht. Vor dem Hintergrund dieser fehlenden Thematisierung der Verlässlichkeit der eigenen Identität, die eben nicht zureichend aus dem Selbstbezug unter Ausklammerung jeglicher Selbsttäuschung gesichert werden kann, greift aber nun gerade hinsichtlich seines Verständnisses der Suizidalität seine Annahme der »besonnenen Suizide«. Denn die Annahme, dass es entgegen der letztlich vom betreffenden Menschen nicht verlässlich erkennbaren Selbsttäuschung über die Voraussetzungen seiner eigenen Entscheidungen dennoch einen »besonnenen Suizid« geben soll, macht deutlich, dass Griesinger implizit davon ausgeht, dass es eine verlässliche Entscheidungsbasis für ein »vernünftiges Leben« zu geben scheint.

Diese schlichte Behauptung, dass eben gerade doch nicht in jeder besonnenen Vergewisserung des eigenen Selbstseins eine Täuschung versteckt sein könne, verhindert in einem generellen Sinn die Aufdeckung der Unhaltbarkeit seines neurophysiologischen Konstruktivismus am Beispiel der Suizidalität. Griesinger kann also von »angemessenen« Entscheidungen bei »besonnenen Suiziden« sprechen, da er eben gerade die »*Unangemessenheit*« der Suizidentscheidung in allen anderen Fällen als Folge der krankheitsbedingten Selbsttäuschung versteht. Sein Kriterium der »Angemessenheit« ist dabei unbemerkterweise eines der kulturellen Gewohnheiten und Ideale (vgl. S. 257). Worin sollte dieses Maß der »Angemessenheit« für Griesinger bzw. den einzelnen Menschen auch sonst bestehen, wenn nicht in seiner eigenen bereits erworbenen Kulturalität? Griesinger umgeht also mit seiner Behauptung der »besonnenen Suizide« die Notwendigkeit, das Problem der Selbsttäuschung für die Psychiatrie neu zu fassen und die grundsätzliche Unumgänglichkeit der Selbsttäuschung für das Selbstbewusstsein anzuerkennen. Jede mögliche Selbstvergewisserung umfasst notwendig Täuschungen über sich selbst, welche im kulturellen Kontext als mehr oder weniger angemessen attribuiert werden. Damit verschenkt Griesinger auch bestimmte Einsichten hinsichtlich eines Verständnisses der Suizidalität, auf die ich an dieser Stelle nicht genauer eingehen möchte. Erwähnt sei aber,

a) dass er mit seinem Modell rein theoretisch eine innere Widersprüchlichkeit in jeglicher Suizidalität hätte beschreiben können;

b) dass er tendenziell das Thema des Todes in seinem Diskurs über den Suizid ausklammert, ganz so, als habe die Suizidalität fast nichts mit dem Tod und der Sterblichkeit und fast ausschließlich nur mit dem Leben und der Verzweiflung zu tun;

c) dass er das Thema des Sinns des Lebens, eine im 19. Jahrhundert außerordentlich virulente Frage, aus seinem Verständnis der Suizidalität heraushält, ganz so, als bräche in der Suizidalität diese Frage nach dem Sinn nicht auf bzw. als stünde im Angesicht des eigenen Sich-töten-Könnens die Sinnhaftigkeit des eigenen Daseins überhaupt nicht auf dem Spiel.

Damit verhindert Griesingers Behauptung zugleich die Thematisierung zweier anderer wichtiger Aspekte der Suizidalität, dass nämlich a) in jeder Suizidalität eine innere Zwiespältigkeit gegeben ist und dass b) in jeder Suizidalität die eigene Sterblichkeit unnachgiebig in einem reflexiven Sinn gegeben ist.

Die Verhinderung des ersten Aspekts aus der Behauptung »besonnerer Suizide abseits aller Selbsttäuschung aus chronischem Lebensüberdruss« ist naheliegend, da Griesinger durch seine Behauptung ein externes Maß ausweist, an dem sich die Vernünftigkeit eines Suizids – und damit auch die Erlaubtheit eines Suizids – ablesen lasse. Hierdurch verweist er alle Aspekte des Erlebens, Wahrnehmens oder Denkens, die in der Suizidalität für den suizidalen Menschen mehr ausweisen, als es Griesingers psychiatrisches Modell zulässt, ins Reich der Einbildungen, Illusionen und Phantasien. Hier nun kommt bereits der zweite Aspekt ins Spiel, denn Griesingers Annahme eines »besonnenen Suizids« lässt zugleich die Frage nach der Wirklichkeit des Todes im Leben unthematisiert. Dies mag zunächst erstaunen, da doch Griesinger zum einen die Vorstellung eines Paradieses nach dem Tode als eine »fixe Idee« bezeichnet – und sich damit als »vollkommen aufgeklärt« zu erkennen gibt – und zum anderen im Tod eine Erleichterung vom jetzigen unerträglichen Zustand bemerkt – und damit durchaus den entscheidenden Aspekt benennt, der die rettende Qualität des Suizids für einen derart aufgeklärten Menschen ausmacht. Und tatsächlich hätten auch beide Aspekte die direkte Thematisierung des Todes in seiner Entzogenheit im Leben und seiner letztlichen Unvorstellbarkeit für uns lebende Wesen erlaubt, jedoch nimmt Griesinger eine solche Thematisierung nicht vor. Dabei mag auch der Wunsch nach einer wissenschaftlichen Abgrenzung gegen Philosophie und Theologie eine Rolle spielen, allerdings hätte ihn aber diese Thematisierung erneut an die Frage nach der Wirklichkeit des Ich und die Grenzen der Selbsttäuschung herangeführt. Denn, so das in seinem Modell operierende Argument, da die Thematisierung des Todes für ein Verständnis der Suizidalität entbehrlich erscheint, scheint auch der Tod in das Reich der Phantasie verfrachtet zu werden, ganz so, als wäre er – wie auch das Ich in Griesingers psychiatrischem Modell – eine hirnphysiologisch konstruierte Vorstellung.

Sicherlich ist diese Entfernung des Todes aus der Selbstvergewisserung mehr diskursive Tendenz als echte Überzeugung Griesingers. Aber es ist ein wichtiger Befund, dass die Diskurse über das Leben im 19. Jahrhundert den Tod »real-entwirklichen«. In dieser »Real-Entwirklichung« verliert der Suizid zugleich jegliche rettende Qualität, wobei Griesinger hier Ausnahmen gelten lassen möchte. Die dennoch im psychiatrischen Verständnis der Suizidalität fehlende Kenntnisnahme des Todes in seiner unausweichlichen, unverfügbaren und unbestimmbaren Qualität hat ihren Hintergrund in dem aufklärerischen Nachweis, dass sich eben gerade am Tod unmissverständlich der Einbruch der kosmischen Teleologie zeigt. Denn mit den kantischen Kritiken bricht um 1800 die Grundannahme des teleologischen Denkens insofern ein, als es eben nicht einmal mehr als sicher gelten kann, dass es einen Überbau des Lebens – sei es Gott, Schicksal oder Vernunft – überhaupt gibt.

Wenn also die christlichen Versprechungen eines ewigen Lebens oder einer leibhaftigen Wiederauferstehung im Paradies allenfalls noch geglaubt, aber nicht mehr gewusst werden können, steht im Angesicht des eigenen Sich-töten-Könnens die Sinnhaftigkeit des eigenen Daseins auf dem Spiel. Denn was bleibt, wenn das eigene Leben nicht mehr in ein großes Ganzes eingebunden werden kann?

Dieser im kulturellen europäischen Diskurs des 19. Jahrhunderts virulenten Frage entzieht sich Griesinger, indem er eine eigentümliche Begrenzung seines Modells vornimmt und eine qualitative Differenz von »chronischem Lebensüberdruss« und »besonnenen Suiziden« behauptet, welche sowohl den Tod und damit die rettende Qualität des Suizids aus dem Verständnis heraushält als auch die Selbsttäuschung für ein »starkes Ich« zurückweist. Und dies, obwohl diese Frage im 19. Jahrhundert zur Schlüsselfrage der sich neu formierenden Philosophie wird. Insbesondere Arthur Schopenhauer (1788–1860) wirft diese Frage auf. Zugleich aber wird damit auch die Frage nach einem »Warum?« der Suizidalität unter Einbeziehung der Sinndimension menschlichen Lebens im psychiatrischen Diskurs eröffnet, obwohl Griesinger hier sicherlich nicht »das metaphysische Bedürfnis« des Menschen im Anschluss an Arthur Schopenhauer im

Blick hatte. Aber auch Heinrich von Kleist (1777–1811) thematisiert den naheliegenden Zusammenhang. Und Friedrich Nietzsche (1844–1900) verweist schließlich in seiner »Fröhlichen Wissenschaft« (1882/87) 1882 darauf, dass sich der Sinn des Lebens nur aus dem jeweiligen Leben selbst ergeben kann und dieses konkrete Leben nicht zu überdauern vermag, auch wenn der Mensch die Vorstellung eines überdauernden Sinns benötigt: »Der Mensch muß von Zeit zu Zeit glauben zu wissen, warum er existiert, seine Gattung kann nicht gedeihen, ohne ein periodisches Zutrauen zum Leben!« (Nietzsche 1959, S. 44) Auch wenn der Mensch seine »grenzenlose Fliegen- und Froscharmseligkeit« zurückweisen möchte, gilt, wie Nietzsche in der zweiten Ausgabe der »Fröhlichen Wissenschaft« 1887 festhält: »Indem wir die christliche Interpretation dergestalt von uns stoßen und ihren ›Sinn‹ wie eine Falschmünzerei verurteilen, kommt nun sofort auf furchtbare Weise die Schopenhauerische Frage zu uns: *Hat denn das Dasein überhaupt einen Sinn?* – Jene Frage, die ein paar Jahrhunderte brauchen wird, um auch nur vollständig und in alle Tiefen hinein gehört zu werden.« (S. 302) Eine Frage, die Nietzsche bereits in seinem »Zarathustra« unter Bezug zum Suizid thematisiert, die aber im psychiatrischen Modell des 19. Jahrhunderts bei Griesinger abgewendet wird.

Zusammenfassend zeigt sich Griesingers Verständnis der Suizidalität demnach als eine Spielart anderer zeitgenössischer Verständnisse, wobei er die eher grobe These der »Schwärmerei« durch ein differenzierteres Konzept der »Schwäche des Ich« und des innerlich aufkommenden »Selbstmordstrebens« in der Verzweiflung, Melancholie und bei unerträglichen wahnhaften Ideen ersetzt. Er formuliert damit ein psychiatrisches Modell der Suizidalität, welches sich weitgehend auf die verzweifelte Seite des suizidalen Menschen konzentriert. Die mit dieser Konzentration des Verständnisses aufkommende Frage, inwiefern denn dann der verzweifelte Mensch gerade den Tod als »letzten Ausweg« wählt, beantwortet Griesinger durch den Verweis auf Phantasien über den rettenden Charakter des Todes, die sich der verzweifelte Mensch in seiner Selbsttäuschung einbildet. Letztere werden wiederum durch die Verzweiflung hervorgebracht, sodass sich der psychologische Kreislauf schließt, der die Suizidalität weitertreibt. Griesinger formuliert damit ein Modell, welches sich in erstaunlich ähnlicher Weise auch in den heutigen Lehrbuchartikeln zur Suizidalität findet. Wenig überraschend ist daher, dass auch das aktuelle psychiatrische Verständnis der Suizidalität den rettenden

Charakter des Todes, wie er dem suizidalen Menschen erscheint, nur am Rande wahrnimmt (vgl. Schlimme 2010). Dennoch aber eröffnet Griesinger zugleich mit seiner These der »seltenen besonnenen Suizide« die Thematisierung der Frage, ob nicht doch in einer Suizidentscheidung ein nachvollziehbarer Sinn bestehen könne, obwohl er damit wiederum zugleich die Ubiquität der Sinnhaftigkeit der Suizidentscheidung für den suizidalen Menschen negiert.

Impulsivität und Selbstbestimmung

Die Irrationalität des Suizids wird nur in wenigen Fällen durch deren Impulsivität definiert, sondern vielmehr durch den persönlichen Kontext, in dem sich der jeweilige Mensch selbst bestimmt. Die Differenz von Impulsivität und Selbstbestimmung ist eben nicht primär daran festzumachen, a) ob ein Mensch seinen Impulsen zustimmt oder nicht bzw. b) ob er ihnen primär unweigerlich ausgeliefert ist und sich von ihnen gedrängt fühlt, ohne ihnen widerstehen zu können. Sicherlich kann gesagt werden, dass ein Suizid dann aus seiner impulsiven Qualität heraus nicht selbstbestimmt ist, wenn der betreffende Mensch gegen seine eigenen Absichten von seinen Suizidimpulsen überwältigt wird. Aber ein Mensch kann seinen Suizid auch entsprechend seiner Absichten impulsiv vollziehen und dies als angemessen selbstbestimmt im Rahmen seiner Lebensführung verstehen. Es zeigt sich also, dass die Impulsivität nur dann als Maß für die Irrationalität angesehen werden kann, wenn die Impulse zu Handlungen drängen, die im persönlichen und kulturellen Kontext bereits als irrational gelten. Es ist also gar nicht die Impulsivität, die die Irrationalität begründet, sondern es ist der persönliche, der interpersonale und kulturelle Kontext, der bestimmte Impulse als irrational qualifiziert, da sie nicht der eigenen Selbstbestimmung in ihrer lebensgeschichtlichen, interpersonalen, situativ-kulturellen Einbettung entsprechen.

Droht hier eine postmoderne Relativität der Lebensführung im Sinne eines »Jeder wie er mag«? Könnte nicht jeder Suizid bereits als selbstbestimmt definiert werden, nur weil er mit einigermaßen kompetenter Überlegung erwogen und entschieden worden ist? Dies kann uns therapeutisch Tätige nicht zufriedenstellen, wissen wir doch, dass krankheitsbedingte Veränderungen des Erlebens oftmals der Hintergrund für die Suizidalität des Einzelnen sind.

Die Lösung dieses scheinbaren Dilemmas ergibt sich vor dem Hintergrund der Fragwürdigkeit der eigenen Identität in der Selbstbeziehung. Es ist eine strukturelle Lösung, wie sie Søren Kierkegaard (1813–1855) 1849 in seiner »Krankheit zum Tode«, also gewissermaßen zeitgleich zu Griesinger, formuliert hat. Kierkegaard benennt das Zu-Sich-Verhalten in seinem ständigen Vollzug als wesentliche Grundbestimmung der menschlichen Personalität. Dies ist hinsichtlich eigener Entscheidungen beispielsweise darin zu sehen, dass Entscheidungen insbesondere auch dadurch eine personale Qualität bekommen, dass deren Konsequenzen auch im weiteren Lebensverlauf die einmal getroffene Entscheidung an denjenigen binden, der die Entscheidung getroffen hat. Und dies ist ganz unabhängig davon, ob derjenige seine Entscheidung nun unter falschen oder zutreffenden Voraussetzungen getroffen hat oder nicht. Die Schlussfolgerung aus diesem strukturellen Verständnis ist, dass sich der Mensch als Aufgabe gegeben ist und dies Zeit seines Lebens nicht verweigern kann, da er sogar für diese Verweigerung sich noch als Aufgabe gegeben bleibt. Akzeptieren wir diese strukturelle Beschreibung unserer selbst, kehren in unser Verständnis der Suizidalität hingegen Aspekte wieder zurück, bei denen Griesinger sich noch bemüht hatte, sie herauszuhalten. Allen voran die Frage nach dem Sinn unseres eigenen Daseins, nach dem »Wozu?«, welche gerade in der Suizidalität unnachgiebig aufbricht. Es ist »das metaphysische Bedürfnis« des Menschen, wie wir im Anschluss an Arthur Schopenhauer sagen können. Friedrich Nietzsche verweist beispielsweise in seiner »Fröhlichen Wissenschaft« von 1882 darauf, dass sich der Sinn des Lebens nur aus dem jeweiligen Leben selbst ergeben kann und dieses konkrete Leben nicht zu überdauern vermag, auch wenn der Mensch die Vorstellung eines überdauernden Sinns benötigt: »Der Mensch muß von Zeit zu Zeit glauben zu wissen, warum er existiert, seine Gattung kann nicht gedeihen, ohne ein periodisches Zutrauen zum Leben!« (Nietzsche 1959, S. 44) Auch wenn der Mensch seine »grenzenlose Fliegen- und Froscharmseligkeit« zurückweisen möchte, gilt, wie Nietzsche in der zweiten Ausgabe der »Fröhlichen Wissenschaft« 1887 festhält: »Indem wir die christliche Interpretation dergestalt von uns stoßen und ihren ›Sinn‹ wie eine Falschmünzerei verurteilen, kommt nun sofort auf furchtbare Weise die Schopenhauerische Frage zu uns: *Hat denn das Dasein überhaupt einen Sinn?* – Jene Frage, die ein paar Jahrhunderte brauchen wird, um auch nur vollständig und in alle Tiefen hinein gehört zu werden.« (S. 302)

Wir stecken voll drin in diesem Hineinhören in die Tiefen dieser Frage. Denn es ist ja, zumindest wenn wir die Aufklärung und Philosophie bis in unsere Jetztzeit radikal ernst nehmen, nicht mehr der Bezug zu einer bestimmbaren Transzendenz i. S. eines Gottes, eines Schicksals oder einer Vorsehung, der unserem Leben einen Sinn verleiht, sondern es ist das Leben selbst, welches sich Sinn verleiht. Dies klingt einfach, ist aber bekanntermaßen oftmals im einzelnen Leben fragwürdig geworden. Dennoch gilt, dass jeder Mensch immer wieder die Erfahrung machen kann, über die Begrenztheit des hiesigen Lebens hinaus auf ein »Mehr« verwiesen zu sein – auch wenn wir für diese Erfahrung meist auf andere Menschen angewiesen sind. Diese Erfahrung, die wirklich gegeben ist, auch wenn sie keinen Nachweis einer bestimmbaren Transzendenz bedeutet, verweist auf die prinzipielle Offenheit des Lebens – und damit auch auf die Möglichkeit, neue Antworten auf das »Wozu?« des eigenen Lebens zu finden.

So findet sich die Antwort auf die Frage nach dem Zueinander von Suizidalität und Selbstbestimmung darin, dass die jeweilige Suizidentscheidung genau diese prinzipielle Offenheit des Lebens nicht in den Blick nimmt. Dies gilt insbesondere auch für persönliche Impulse, welche eben typischerweise die Langfristigkeit und Vielfalt der eigenen Situationen nicht immer in vollem Umfang aufzunehmen vermögen, sodass der betreffende Mensch eben gerade, wie es das weithin genutzte Verständnis der Impulsivität ja auch nahelegt, vorwiegend nur an kurzfristigen Effekten oder naheliegenden Situationen orientiert ist. So befindet sich zwar die Impulsivität nicht notwendig in einem Gegensatz zur Selbstbestimmung, sie kann aber eben gerade vorübergehend den Blick für weitergreifende Situationen und die grundsätzliche Offenheit des eigenen Lebens einschränken. Nichts anderes hatte Griesinger mit seinem Gedanken der »Besonnenheit« im Blick.

Dennoch, in einem solchen Verständnis begründet eben nicht primär die Impulsivität die Irrationalität des Suizids, sondern die Enge des Blicks, die Einengung auf nur wenige oder eine Situation, die fehlende Möglichkeit, die Offenheit des eigenen Lebens überhaupt wahrnehmen zu können. Diese Schwierigkeiten sind den therapeutisch Tätigen aus der alltäglichen Erfahrung bestens vertraut. Wir wissen, dass es sich dabei üblicherweise um eine Krise handelt, dass diese Enge nur vorübergehend ist, dass sich ein Sinn im Leben wieder wird auffinden lassen, auch wenn es manchmal leichter gesagt als getan ist. Wenn es also eine gewisse Irrationalität hinsichtlich von Suizidentscheidungen gibt, dann findet sich diese offenbar eher darin, dass das Vorübergehende der Krise justament in der Krise nicht mehr erkennbar ist. Dies aber heißt auch, dass es durchaus gemeinsam bzw. kulturell akzeptierte Definitionen von Krisen geben kann, in denen eben gerade dieser Charakter des Vorübergehenden aufgehoben ist, sodass wir nicht mehr von Krise sprechen würden. Und genau dieses kulturelle Aushandeln solcher Definitionen scheint mir derzeit in unserer Gesellschaft wieder einmal stattzufinden.

Literatur

J. Améry, Hand an sich legen. Diskurs über den Freitod. 10. Aufl. Stuttgart: Klett-Cotta 1999

Aristoteles, Nikomachische Ethik. Übers. U. Wolf. Reinbek/Hamburg: Rowohlt 2006

U. Benzenhöfer, Psychiatrie und Anthropologie in der ersten Hälfte des 19. Jahrhunderts. Hürtgenwald: Guido Pressler 1993

D. Birnbacher, Selbstmord und Selbstmordverhütung aus ethischer Sicht. In: A. Leist (Hg.), Um Leben und Tod. Moralische Probleme bei Abtreibung, künstlicher Befruchtung, Euthanasie und Selbstmord. Frankfurt/Main: Suhrkamp 1990, 395–422

D. Blasuius, »Einfache Seelenstörung«. Geschichte der deutschen Psychiatrie 1800–1945. Frankfurt/Main: Fischer Taschenbuch Verlag 1994

C. F. Graumann, Heterogonie des Wollens: eine phänomenologisch-psychologische Anregung zur Neubearbeitung der Psychologie des Wollens. In: H. Heckhausen, P. M. Gollwitzer u. F. E. Weinert (Hg.), Jenseits des Rubikon. Der Wille in den Humanwissenschaften. Heidelberg: Springer 1986, 53–66

W. Griesinger, Die Pathologie und Therapie der psychischen Krankheiten für Aerzte und Studirende. 2. umgearb. u. verm. Aufl. Stuttgart: Adolph Krabbe 1861

H. Heckhausen, Perspektiven einer Psychologie des Wollens. In: H. Heckhausen, P. M. Gollwitzer u. F. E. Weinert (Hg.), Jenseits des Rubikon. Der Wille in den Humanwissenschaften. Heidelberg: Springer 1986, 121–142

H. Hendin, Psychodynamics of Suicide, with particular refrence to the Young. In: American Journal of Psychiatry 148 (1991) 1150–1158

D. Hume, Essays on Suicide and the Immortality of the Soul: The Complete Unauthorized 1783 Edition, David Hume, Version 1.0, ed. James Fieser (Internet Release, 1995), online verfügbar unter: http://www.csulb.edu/~jvancamp/452_r5.html (Zugriff: 23.01.2008)

M. Kutzer, »Psychiker« als »Somatiker« – »Somatiker« als »Psychiker«. Zur Frage der Gültigkeit psychiatriehistorischer Kategorien. In: E. J. Engstrom u. V. Roelcke (Hg.), Psychiatrie im 19. Jahrhundert. Mainz: Akademie der Wissenschaften und der Literatur 2003, 27–48

F. Nietzsche, Die fröhliche Wissenschaft. München: Goldmann 1959

W. Pöldinger, Erkennung und Beurteilung von Suizidalität. In: C. Reimer (Hg.), Suizid. Ergebnisse und Therapie. Heidelberg und New York: Springer 1982, 13–23

V. Roelcke, Krankheit und Kulturkritik. Frankfurt/Main: Campus 1999

K. Sammet, Ökonomie, Wissenschaft, Humanität. Wilhelm Griesinger und das non-restraint-System. In: E. J. Engstrom u. V. Roelcke (Hg.), Psychiatrie im 19. Jahrhundert. Basel: Schwabe 2003, 95–116

J. E. Schlimme, Verlust des Rettenden oder letzte Rettung. Untersuchungen zur suizidalen Erfahrung. Freiburg/Breisgau: Karl Alber 2010

Sophokles, Aias. Griechisch/Deutsch. Übers. R. Rauthe. Stuttgart: Philipp Reclam 1990

Anmerkungen

1 Überarbeiteter Vortrag, gehalten am 26.03.2009 auf der Wissenschaftlichen Frühjahrstagung der Deutschen Gesellschaft für Suizidprävention, Schloss Reisensburg, Günzburg 26.–28.03.2009.

Jann E. Schlimme

Zur Leib-Seele-Dualität in der suizidalen Erfahrung[1]

Abstract

Our mind-body-duality is a necessary condition for our ability and knowledge to suicide. This duality is intensively spanned in the suicidal experience. Therefore experiences of a disembodiment of our consciousness and a corresponding alienation from one's body are possible. Such perceptions of being somehow ›removed‹ with one's consciousness from one's body are usually addressed as fantasies in Western civilization. But, from a dualistic point of view, often held in religious perspectives, further questions arise. They show an inherent connection with religious prohibitions of suicide. Anyway, notwithstanding such sophisticated discussions, a minimal sense of self-determination is given in the suicidal experience. It simply indicates that the suicidal person has determined for herself that she is able to suicide. To acknowledge this experience seems to be helpful for therapeutic approaches, although this minimal sense doesn't say anything with respect to moral judgements.

Schlüsselwörter:

Leibentfremdung, Entkörperlichung, Phantasie, dualistische Glaubenspositionen, minimale Selbstbestimmungserfahrung

1. Einleitung

Eine Besonderheit der suizidalen Erfahrung ist, dass sie daran gebunden ist, dass wir unserer selbst gewahr werden. Zwar könnte man annehmen, dass ein Mensch, der vor ein Auto im dichten Straßenverkehr gesprungen ist, sich das Leben nehmen wollte. Aber wenn er nur ungeschickt und geradezu reflexartig einem großen und gefährlich aussehenden Hund ausweichen wollte und dabei unglücklicherweise vor das Auto geriet, würden wir letztlich von einem Unfall und nicht von einer intentionalen Handlung sprechen. Offenbar macht allein die Absicht, sich das Leben zu nehmen, aus diesem tödlichen Straßenverkehrsereignis einen Suizid, obwohl es in beiden Fällen ein tödliches Ereignis gewesen sein kann.

Die menschliche Fähigkeit zur Selbstdistanzierung ist jedoch keineswegs selbstverständlich. So können Menschen mit einer ausgeprägten Demenz die Fähigkeit verlieren, ein explizierbares Konzept von sich selbst, ihrer Sterblichkeit und dem Tod aufzuweisen. Ob dies als bedauerlich zu benennen ist, möchte ich in dieser Arbeit völlig offen lassen. Vielleicht geht es einem Menschen in seiner Demenz ja oftmals sogar viel besser, als im Vorhinein zuweilen gemutmaßt werden könnte. Hierfür gibt es, die angemessene Umgebung vorausgesetzt, deutliche Hinweise (vgl. Tackenberg, Abt-Zegelin 2000). Stattdessen möchte ich mich mit der Feststellung zufriedengeben: Sich absichtlich töten zu können, und davon sprechen wir üblicherweise, wenn wir von Suizid und der hiermit zusammenhängenden suizidalen Erfahrung sprechen, gelingt nur, wenn sich ein Mensch auf sich beziehen kann und dabei um sich weiß – und zwar als jemanden um sich weiß, der sich zu sich in Beziehung setzen kann.

2. Leib-sein und Körper-haben

Auf den ersten Blick erscheint die Aussage zur Notwendigkeit der Selbstdistanzierung, um suizidal sein zu können, eingängig und leicht verständlich. Allerdings sind mit einer solchen Aussage bereits nennenswerte Annahmen verbunden, welche zu vergegenwärtigen aufschlussreich ist. Denn es verbergen sich in dieser Notwendigkeit sowohl Tendenzen als auch Fakten, deren Kenntnis im Zusammenhang mit suizidalen Menschen hilfreich und verständnisfördernd sein kann. Dies wird klarer, wenn wir die Fähigkeit zur Selbstdistanzierung genauer befragen: Worauf beziehe ich mich, wenn ich mich zu mir beziehe, und inwiefern stimmt derjenige, auf den ich mich beziehe, mit demjenigen, der sich bezieht – und dann auch handeln wird – überein? Diese etwas kompliziert scheinende Formulierung verweist auf den gut bekannten Zusammenhang von Leib-sein und Körper-haben.

Der gemeinte Zusammenhang wird deutlicher, wenn wir die spezielle leibgebundene Qualität unserer Selbsterfahrung explizit in den Blick nehmen: Es findet sicher weithin Anerkennung, dass mein Arm mein Arm ist und sich als mein Arm anfühlt bzw. erlebt wird, egal ob er gerade bewegungslos ruht oder von mir bewegt wird oder von jemand Fremdem oder gar passiv durch einen auftreffenden Ball bewegt wird. Und es ist ebenso unstrittig, dass ich mich nicht akut verletzt fühle, oder gar körperlich verletzt bin, wenn gerade jetzt irgendjemand mein Fahrrad tritt, welches ich zwar besitze, das aber in einer weit entfernten Stadt am Bahnhof steht. Die besondere Qualität des Besitzens hinsichtlich meines Körpers könnte also wie folgt gefasst werden: Ich besitze nicht nur meinen Körper, sondern, zunächst und zuvor, besitzt mein Körper mich. Mein Körper ist in einem derartig selbstverständlichen Sinne mein Leib, dass es nicht einmal notwendig ist, sich dessen bewusst zu sein, um durch den Leib besessen zu werden. Denn auch wenn ich mir meines Arms nicht bewusst bin, kann mich jemand in meinen Arm kneifen – was ich schmerzhaft erfahren würde, auch wenn ich mich gerade auf etwas anderes konzentriere. Ich bin also schon immer leiblich und verkörpert – ein simpler Umstand, der jedwedem Körperbesitz vorausgeht. Allgemeiner formuliert: Wäre der Mensch nicht schon immer leiblich, könnte er seinen Körper gar nicht besitzen bzw. in Grenzen über ihn verfügen.

Dies reformuliert Helmuth Plessners klassische Unterscheidung von *Leib* und *Körper* (›being embodied‹ – ›having a body‹): »Ein Mensch *ist* immer zugleich Leib (Kopf, Rumpf, Extremitäten mit allem, was darin ist) – auch wenn er von seiner irgendwie ›darin‹ seienden unsterblichen Seele überzeugt ist – und *hat* diesen Leib als diesen Körper.« (Plessner 1928/1960, S. 43) Plessner verweist darauf, dass diese Leib-Seele-Dualität, oder zunächst besser: Leib-Körper-Dualität, nicht notwendigerweise bewusst als eine auszugleichende Spannung erfahren werden muss: »Im normalen Ablauf des Lebens mit seiner Fixiertheit auf gewohnte Ziele fällt dieser Zwang zum Ausgleich nicht auf. In ungewohnten Situationen dagegen stößt er auf Schwierigkeiten.« (S. 45) Es ist ein schlichter Fakt, dass wir unseren Körper im Leben nicht verlassen können. Auch in sog. Out-of-body-Experiences sind wir immer noch leiblich unterwegs. Wir schweben leiblich über unserem »wirklichen« physikalischen Körper, auf den wir herabschauen (Blanke et al. 2004). Dies verweist darauf, dass wir die Gegebenheit eines Körperschemas (›body-schema‹) als ein beschreibbares Korrelat unseres leiblichen Vollzugs annehmen müssen – unabhängig davon, ob wir diese Beschreibung in reflexiver Rekonstruktion oder aus einer dritt-personalen Perspektive vornehmen (Gallagher u. Cole 1995; Paillard 1999). In anderen Worten: Die räumliche Ordnung unseres Leibes, so wie sie aus der Innenperspektive erfahren werden kann, ist nicht nur dann gegeben, wenn wir uns explizit (selbstbewusst) darauf beziehen, sondern eben gerade auch dann, wenn sie vorbewusst bleibt. Entsprechend sollten außerbewusste Korrelate dieser räumlich geordneten Leiberfahrung aus dritt-personaler Perspektive beschreibbar sein (vgl. eine Übersicht zu neurowissenschaftlichen Beschreibungen in Corradi-Dell'Acqua et al. 2009).

Selbstverständlich sind die derart beschriebenen Konzepte Beschreibungen auf der Ebene des Körpers im Sinne des Körper-habens. Sie sind Bilder, die wir uns von unserem Körper machen. Aber dennoch weisen sie die typische und zuweilen verwirrende Dualität von Leib-sein (eben meist als ›Körperschema‹ bzw. ›body schema‹ im Kontext dritt-personaler Zugänge benannt) und Körper-haben (entsprechend als ›Körperbild‹ bzw. ›body image‹ benannt) nach. Und tatsächlich, das Bild unserer Leiblichkeit, wie sie Plessner in der Unterscheidung von Leib-sein und Körper-haben vornimmt, löst diese Dualität eben gerade nicht auf, sondern versucht sie vielmehr beschreibend zu fassen.

3. Leib-sein und Körper-haben und Suizidalität

In der suizidalen Erfahrung gibt es eine klare *Gegenüberstellung von Leib-sein und Körper-haben* bzw. dem sich vollziehenden Bewusstsein und dem, was dieses sich vollziehende Bewusstsein »besitzt«. Verstehen wir diese Gegenüberstellung mit Hilfe des plessnerschen Gedankens, so zeigt sich genau diese Dualität als eine notwendige Voraussetzung dafür, um überhaupt suizidal sein zu können. Streng genommen könnte ein Wesen, das sich nicht zu sich verhalten kann, nicht einmal verzweifeln. Denn, wie insbesondere Søren Kierkegaard ausführte, man muss sich der eigenen Ausweglosigkeit und Ohnmacht bewusst sein, um im ›höheren‹, d. h. menschlichen Sinne verzweifeln zu können (Kierkegaard 1992, S. 8 ff.). Nur ein Wesen, welches seine aktuelle Verfassung an etwas Drittem abmessen oder bewerten kann, kann über sich und seine Situation verzweifeln. In der Tat ist es genau dieser Punkt des ›Wissens um‹, der den verzweifelnden Unterschied macht. Denn es ist das Wissen um die Unveränderlichkeit der Situation, welche sie geradezu dinglich fest werden lässt. Erst das Wissen um die Unveränderlichkeit der eigenen Lebensgeschichte lässt die schrecklichen Erfahrungen deutlich werden und die eigene Ohnmacht im Umgang damit klar hervortreten. Die Unbeeinflussbarkeit der Gegebenheiten erscheint als der Startpunkt, von dem her sich diese Gegebenheiten in einem körperlichen Sinne verfestigen. Dies kann als eine *Gegenüberstellung von »Sein«*, im Sinne des Vollzugsbegriffs, *und »Haben«*, im Sinne einer Zuschreibung eines fixierten unveränderlichen gegebenen Etwas beschrieben werden.

Diese auf den ersten Blick überspitzt scheinende Formulierung erweist sich bei näherer Betrachtung als durchaus zutreffend. Da die multimodale sinnliche Qualität dessen, was man verzweifelnder Weise ›hat‹, konsequenterweise fehlt, bleibt sie jedoch in ihrer Geltungsreichweite auf die erstpersonale Perspektive beschränkt. Um diese Analogie der Erfahrungsweisen zu zeigen, ist es notwendig, sich zumindest im Groben dessen zu vergewissern, was einen Gegenstand in unserer Erfahrung als einen Gegenstand qualifiziert (vgl. zu den hier ausgewählten Merkmalen einer ansonsten phänomenologisch viel reichhaltigeren Beschreibung der Wahrnehmung Rombach 1980, S. 179–191 u. 200 ff.): a) jeder Gegenstand ist nur perspektivisch gegeben. Anders gesagt: Der Gegenstand wird als ›Aus-einer-bestimmten-Perspektive-wahrgenommen‹ wahrgenommen. Dem entspricht, dass auch die unveränderliche und verzweifelnde Situation zwar vom Betreffenden aus verschiedenen Perspektiven gesehen werden kann, aber hierin demjenigen letztlich immer gleich erscheint. Erst in dieser Perspektivität gewinnt sie für den Betreffenden den Charakter des scheinbar Unveränderlichen; b) jeder Gegenstand ist immer intersubjektiv erfahrbar. In anderen Worten: Er befindet sich in einem von vornherein intersubjektiven Wahrnehmungsfeld. Auch die suizidale Person hat den sicheren Eindruck der interpersonalen Gültigkeit ihrer Einschätzung der verzweifelnden Situation, welche sie als die ihre hat. Denn erst die nicht bezweifelte Annahme, dass auch andere Menschen es genau so wie sie selbst sehen würden, wenn man sie denn fragen würde, verleiht der eigenen Einschätzung ihren objektiv erscheinenden Charakter. Freilich ist zuzugeben, dass dieser Punkt nicht zwingend ausreichende Überprüfung durch den suizidalen Menschen erfährt (Stichwort: sozialer Rückzug). Dennoch, versuchen wir, die Sicht der suizidalen Person nachzuvollziehen, so erweist sich die verzweifelnde Situation in ihrer Perspektivität und (scheinbar) sozial teilbaren Wahrnehmbarkeit als unabhängig vom betreffenden Menschen. Sie ist, jedenfalls aus der Sicht des akut suizidalen Menschen, in einem letzten Sinne *unverfügbar.*

In dieser eingegrenzten Beschreibungshinsicht gleicht ein Gegenstand den verzweifelnden Umständen und Gegebenheiten in der suizidalen Erfahrung. Dies macht zumindest auf der hier gewählten Beschreibungsebene verständlich, inwiefern sich dieses ›Eine-verzweifelte-Situation-haben‹ in der suizidalen Erfahrung zu einer geradezu dinghaften Körperlichkeit verdichtet, der man mit einem flexibel erscheinenden, erwägenden und nachdenkenden Bewusstsein gegenüber zu stehen scheint.

Diese *Konstellation* scheint mir grundlegend für die suizidale Erfahrung. Freilich ist es wert zu bemerken, dass der *Körper*, so wie er sich in dieser Konstellation zeigt bzw. so wie er dem Menschen in seiner suizidalen Perspektive begegnet, nicht unbedingt der physische Körper sein muss, also der Köper, mit dem der Betreffende zugleich schon immer auch sein Leben vollzieht. Im Gegenteil, diese Konstellationsbeschreibung fordert die Anerkennung, dass hier mit dem *Haben* auch die Lebensgeschichte bzw. die erworbene und gewordene Identität des Betreffenden gemeint ist. Dies ist zu beachten, da sonst die Verdinglichungsbewegung, in welcher der Betreffende seinen eigenen Leib zum Körper herabwürdigt – eine Bewegungstendenz, wie sie sich in der suizidalen Erfahrung nur allzu offenkundig abzeichnet –, ohne weitere Einsicht in diesen Zusammenhang mitgemacht wird. Denn erst in dieser umfangreicheren und reichhaltigeren Beschreibung des Habens wird klar, inwiefern sich aus dieser bemerkenswerten Konstellation verschiedene Aspekte dieser Erfahrung ergeben, welche über die schlichte Thematisierung des Leibes als Körper hinausgehend aufschlussreich und bedenkenswert sind.

Einige dieser Aspekte sind eher Tendenzen, die sich aus der suizidalen Erfahrung her anbieten, andere anerkennenswerte Fakten, die fester Bestandteil einer jeden suizidalen Erfahrung sind. In dieser Arbeit möchte ich auf die weitere Thematisierung der allzu offenkundigen Verdinglichung des Leibes zum Körper hingegen verzichten. Stattdessen möchte ich auf zwei weniger aufdringliche Aspekte eingehen: zum einen auf eine Tendenz, welche im suizidprophylaktischen Alltag eine bedeutende Rolle spielt. Sie genießt hingegen einen äußerst unterschiedlichen Stellenwert in den verschiedenen Konzeptualisierungen der Suizidalität. *These A*: Aus der Verdinglichung des Gegenüberstehenden kann der Eindruck gewonnen werden, sich mit dem ›Ich‹ aus der Situation heraussprengen zu können (*Loslösung von dem, was man hat*). Zum anderen möchte ich kurz einen anerkennenswerten Fakt benennen. Zwar dürfte dieser als Umstand an sich wenig strittig sein, jedoch mag es, wie ich gerne zugebe, äußerst umstritten sein, was daraus zu schlussfolgern wäre. *These B*: Aus der Gegenüberstellung gewinnt sich eine minimale Selbstbestimmungserfahrung (*minimal sense of self-determination*).

4. These A: Loslösung von dem, was man hat

Die These A besagt, dass die in der suizidalen Erfahrung erfahrene Konstellation derartig aufgespannt werden kann, dass der Eindruck entsteht, sich mit dem ›Ich‹ bzw. dem Bewusstsein bzw. dem sich als sich-vollziehend erfahrenden Bewusstsein (plessnersch: der exzentrischen Positionalität) aus dem Leib bzw. aus allen Einbettungen herauslösen bzw. heraussprengen zu können. Derartige Erfahrungen kommen, auf gewissermaßen indirektem Wege – jetzt explizit nicht als philosophische Erörterung gemeint –, bei vielen suizidalen Menschen vor. Sie werden in der modernen Suizidologie üblicherweise als Phantasien adressiert. Geradezu klassisch sind die wunderschönen, sehnsüchtigen Beschreibungen himmlischer Flure in den Abschiedsbriefen Heinrich von Kleists. In seinem Abschiedsbrief vom 19. November 1811 an Sophie Müller, dem dritten von insgesamt fünf Abschiedsbriefen, schreibt er zwei Tage vor seinem Tod: »Es hat seine Richtigkeit, dass wir uns, Jettchen und ich, wir zwei trübsinnige, trübselige Menschen, die sich immer ihrer Kälte wegen angeklagt haben, von ganzem Herzen lieb gewonnen haben, und der beste Beweis davon ist wohl, dass wir jetzt mit einander sterben. Leben Sie wohl, unsre liebe, liebe Freundin, und seien Sie auf Erden, wie es gar wohl möglich ist, recht glücklich! Wir, unsererseits, wollen nichts von den Freuden dieser Welt wissen und träumen lauter himmlische Fluren und Sonnen, in deren Schimmer wir, mit langen Flügeln an den Schultern, umherwandeln werden. Adieu!« (Kleist 1994, 2, S. 885 f.)

Freilich hat uns Kleist, auch als privater Briefeschreiber immer noch Schriftsteller, hiermit in Kenntnis seines nicht unerschüttert gebliebenen Kinderglaubens zugleich ein ironisch-aufklärerisches Dokument hinterlassen. Schließlich ist eine solche dualistische Verständnisweise äußerst annahmenreich, was jedem Post-Kantianer sofort klar wird – jedenfalls wenn man von Flügeln und himmlischen Fluren hört. Darüber hinaus wirft sie aber, ganz unbenommen etwaiger aufklärerischer Unterscheidung zwischen Wissen und Glauben, erhebliche inhärente Probleme angesichts unserer Fähigkeit, uns töten zu können, auf. Ich gebe gerne zu, dass das Christentum meint, diese Gewissheit in einer noch annahmenreicheren Behauptung hinsichtlich der Herausforderungen des Sich-töten-könnens entschärfen zu können. Und zwar derart, dass geglaubt werden soll, dass unser Leben zwar das Geschenk Gottes sei, wir aber dennoch nicht die Erlaubnis mitbekommen hätten, die verliehenen Fähigkeiten auch einsetzen zu dürfen. Eine zumindest außergewöhnliche Einschränkung, deren zusätzliche Annahmen über den Charakter des Geschenks oder der Vorsehung stutzig machen. Von daher konnten sie beispielsweise David Hume nicht überzeugen, der sich zu Recht fragte, inwiefern er, Gott vorausgesetzt, der göttlichen Vorsehung für dieses Heilmittel in Notzeiten nicht dankbar sein dürfe (Hume 1995, #5).

Aber auch Platon, der die Unsterblichkeit der Seele nur als die allersicherste Annahme im Dialog zu erkennen meinte und, in seinem berühmten Dialog *Phaidon* zu verteidigen sich bemühte, stand trotz einer epistemologischen Unsicherheit vor inhärenten Problemen. Denn die Frage stellt sich: Wie kann dem sofortigen Sich-töten vernünftig widersprochen werden, wenn doch die Einsicht in die Unsterblichkeit der eigenen Seele soeben als allervernünftigste Einsicht vertreten wurde? Zusätzlich verkomplizierend kommt für Platon hinzu, dass er annahm, dass die Seele im Tod endlich zur gültigen Erkenntnis der Wahrheit gelangen wird, da sie eben den erkenntnisbehindernden Leib hinter sich lasse. Diese Kombination stellt Platon vor nicht unerhebliche Probleme, welche er auf eine scharfsinnige Weise zu lösen versucht: »Und so ist denn dieses, ihr Männer, wohl wert bemerkt zu werden, daß, wenn die Seele unsterblich ist, sie auch der Sorgfalt bedarf nicht für diese Zeit allein, welche wir das Leben nennen, sondern für die ganze Zeit, und das Wagnis zeigt sich nun eben erst recht furchtbar, wenn jemand es vernachlässigen sollte. Denn wenn der Tod eine Erledigung von allem wäre: so wäre es ein Fund für die schlechten, wenn sie sterben, ihren Leib loszuwerden, aber auch ihre Schlechtigkeit mit der Seele zugleich. Nun aber diese sich als unsterblich zeigt, kann es ja für sie keine andere Sicherheit vor dem Übel geben und kein Heil als nur, wenn sie so gut und vernünftig geworden ist als möglich.« (Platon 2006, Phaidon, 107c) Jedoch bleibt die Frage bestehen, woher der Tod durch eigene Hand hier nun als »schlecht« qualifiziert wird, da er doch auch ein Fund für die klugen Philosophen sein könnte. Diese Bewertung als »schlecht« ist allerdings schwierig. Und so tritt denn bei Platon zu guter Letzt sogar das ägyptisch anmutende Totengericht auf, welches die Suizidenten aus billigen Gründen verurteilt. Woher wir dies alles wissen können, dass die Art des Sterbens für den Jenseitsrichter einen Unterschied machen soll, ist eine ganz andere Frage.

5. These B: Minimal Sense of Self-Determination

Die besondere Konstellation der Leib-Seele-Dualität und ihrer unmissverständlichen Erkenntnis in der suizidalen Erfahrung eröffnet den Blick für These B. Denn auch sie ergibt sich ebenfalls aus dieser typisch menschlichen Eigenart. Dabei drängt diese Dualität in der suizidalen Erfahrung nicht nur ins Bewusstsein, sondern ist die unmissverständliche Voraussetzung der suizidalen Erfahrung – wie man sich als suizidaler Mensch in reflexiver Rekonstruktion leicht zu versichern vermag. Die in der suizidalen Erfahrung erfolgende Vergewisserung dieses Umstands macht verständlich, inwiefern in jeder suizidalen Erfahrung zugleich und immer eine minimale Selbstbestimmungserfahrung mitgegeben ist. Allerdings umfasst diese Erfahrung den Punkt, dass man selbst derjenige ist, der erkennt bzw. erkannt hat, dass man noch eine letzte Rettung hat – eine letzte verzweifelte Möglichkeit, um die Ohnmacht gebietende Gegenständlichkeit des Gegebenen zu verändern: sei es, die eigene Erfahrung zu beenden, um sich hierdurch zu erleichtern oder gar zu retten, oder, auf welche Weise und in wessen Gedächtnis auch immer, zu bewahren (vgl. Schlimme 2010, S. 564 ff.).

Diese hier beschriebene minimale Selbstbestimmungserfahrung sagt also nicht mehr als die Entdeckung der Option, sich töten zu können. Da dies selbstverständlich jeder für sich selbst entdecken muss – kein Mensch kann dies für einen anderen vornehmen –, ist es ein strenger Akt von Selbst-Bestimmung, der hier in der Entdeckung einer Handlungsoption und der sich daran knüpfenden Verhaltensmöglichkeit besteht. Es berührt aber hinsichtlich der uns möglichen Selbstbestimmungserfahrung, welche neben Aspekten der Intention auch solche der Beurteilung, der Art der Beurteilung, der Gewohnheit und der Freiheit von Gewohnheit und der persönlichen Wirksamkeit einbezieht, nur einen sehr dürftigen und somit sehr klein ausgeschnittenen Bereich (vgl. hierzu Schlimme 2013). Insofern erscheint mir der Begriff einer *minimalen* Selbstbestimmungserfahrung angemessen. Es ist, mit anderen Worten, das absolute Minimum an Selbstbestimmung, welches in dieser Erfahrung gegeben ist und nicht unterschritten werden kann, welches ihrerseits zugleich ein Minimum hinsichtlich der Erfahrung von Selbstbestimmung ist. Etwas prosaisch gesprochen: Es ist nicht viel, aber immerhin etwas.

6. Diskussion

Die Leib-Seele-Dualität wird in dieser Arbeit entlang des plessnerschen Gedankens von Leib-sein und Körper-haben als zwei Seiten derselben Medaille verstanden, welche in verborgener Weise miteinander vereint sind. Hiervon ausgehend zeigt sich, dass diese in der suizidalen Erfahrung sich stark aufspannende Dualität nicht nur hinsichtlich der körperlichen Seite in der suizidalen Erfahrung von Interesse ist. Vielmehr ist die innere Dynamik dieser Konstellation aufschlussreich. Denn der Entkörperlichung des Egos steht auf der anderen Seite eine zunehmende »Unbehaustheit« im eigenen Körper entgegen. Hier scheinen sich therapeutische Möglichkeiten einer neu zu gewinnenden (leiblichen) Einwohnung anzudeuten, aber auch Erkenntnismöglichkeiten zur Beschreibung der suizidalen Erfahrung in ihrer Dynamik, in krisenhaft handlungsdrängende Zuspitzungen hinein, und aus diesen heraus. Zwei derart beschreibbare Merkmale sind hier genauer aufgeführt worden.

Die Erfahrung einer tendenziell möglich scheinenden *Loslösung von dem, was man hat,* leistet einer dualistischen (Über-)Interpretation unseres Daseins, welches sich ja unzweifelhaft in leib-seelischer Dualität vollzieht, sinnlichen Vorschub. Dies muss keineswegs zu einer solchen dualistischen Position führen, auch wenn diese in der europäischen Kulturgeschichte eine lange Tradition hat. Bemerkenswert scheint aber, dass diese besondere Konstellation in der suizidalen Erfahrung nach der Aufklärung vorwiegend mit Erfahrungen in Verbindung gebracht wird, welche dann als sinnlich annahmenreiche Phantasien diskutiert werden. Vor dem Hintergrund dualistischer Glaubenspositionen, wie beispielsweise dem christlichen, jüdischen oder muslimischen Glauben, können aber auch vollkommen andere Probleme auftreten oder, zumindest theoretisch, erfahren werden – Probleme, die mit den religiösen Suizidverboten in einem innerlichen Zusammenhang zu stehen scheinen. Mir war in dieser Arbeit nicht daran gelegen, diese Probleme auszuräumen, aufzulösen oder gar deren Scheincharakter zu behaupten, sondern mir ging es darum, auf diese inwendigen Zusammenhänge hinzuweisen.

Aber auch die Erfahrung eines *minimal sense of self-determination* wirft weitergehende Fragen auf. Sie ist nicht nur an die Konstellation der leib-seelischen Dualität und des exzentrisch-positionalen Verhaltens zu einem selbst als einem solcherart leib-seelischen Wesen gebunden. Sondern sie ist die unabdingbare Voraussetzung, um die Möglichkeit, sich töten zu können, überhaupt als eine letzte Flucht oder gar Rettung erfahren zu können. Angesichts dieser minimalen Selbstbestimmungserfahrung stellen sich sofort Fragen danach, wie weit diese Erfahrung reicht und in welcher Weise Selbstbestimmung und Selbstbestimmungserfahrung miteinander verbunden, verknüpft und aufeinander verwiesen sind. Ich habe versucht, diesen Fragen an anderer Stelle genauer nachzugehen (Schlimme 2013). Unstrittig ist aber, oder sollte jedenfalls sein, dass diese Erfahrung, ebenso wenig wie eine gefasste Handlungsabsicht, nur unzureichend über die moralische Beurteilung einer Handlung Auskunft gibt. Jedoch handelt es sich bei den Fragen nach den Korrelationen zwischen Selbstbestimmungserfahrung und Selbstbestimmung im moralischen Sinn um zentrale Fragen. Dies gilt umso mehr, wenn man, im Gefolge der Aufklärung, Suizide als zunächst »moralisch indifferent« beurteilt, da sie weder generell als »moralisch schlecht« noch als »moralisch gut« eingeschätzt werden können (Birnbacher 1990). Gerade wenn es aber die Umstände einer solchen Handlung sind, die zur genaueren Prüfung heranzuziehen sind, wird es auch für suizidprophylaktische und therapeutische Konzepte, jedenfalls abseits akuter Notfallmaßnahmen, bedeutsam, die Zusammenhänge zwischen der subjektiven Erfahrung und der moralischen Beurteilung konkret unter Einbeziehung der erstpersonalen Perspektive des Handelnden zumindest aufzuklären und zu beschreiben.

Literatur

O. Blanke, T. Landis, L. Spinelli u. M. Seeck, Out-of-body experience and autoscopy of neurological origin. Brain 127 (2004) 243–258

D. Birnbacher, Selbstmord und Selbstmordverhütung aus ethischer Sicht. In: A. Leist (Hg.), Um Leben und Tod. Moralische Probleme bei Abtreibung, künstlicher Befruchtung, Euthanasie und Selbstmord. Frankfurt/Main: Suhrkamp 1990, 395–422

C. Corradi-Dell'Acqua, B. Tomasino u. G. R. Fink, What is the position of an arm relative to the body? Neural correlates of body schema and body structural description. The Journal of Neuroscience 29 (2009) 4161–4171

S. Gallagher u. J. Cole, Body image and body schema in a deafferented subject. Journal of Mind and Behavior 16 (1995) 369–390

D. Hume, Essays on Suicide and the Immortality of the Soul: The Complete Unauthorized 1783 Edition, David Hume, Version 1.0, ed. James Fieser (Internet Release, 1995), online verfügbar unter: http://www.csulb.edu/~jvancamp/452_r5.html (Zugriff: 23.01.2008)

S. Kierkegaard, Die Krankheit zum Tode. Übers. E. Hirsch. Gütersloh: Gütersloher Verlagshaus 1992

H. v. Kleist, Sämtliche Werke und Briefe, 2 Bände. München: Deutscher Taschenbuch Verlag 1994

J. Paillard, Body schema and body image. A double dissociation in deafferented patients. In: G. N. Gantchev, S. Mori u. J. Massion (Hg.), Motor Control. Today and Tommorow. 1999, 197–214

Platon, Sämtliche Werke. Band 2. Übers. F. Schleiermacher. Reinbek/Hamburg: Rowohlt 2006

H. Plessner, Lachen und Weinen (1928). Frankfurt/Main: Fischer 1960

H. Rombach, Phänomenologie des gegenwärtigen Bewußtseins. Freiburg/Breisgau: Karl Alber 1980

J. E. Schlimme, Verlust des Rettenden oder letzte Rettung. Untersuchungen zur suizidalen Erfahrung. Freiburg/Breisgau: Karl Alber 2010

J. E. Schlimme, Sense of self-determination and the suicidal experience. Medicine, Health Care and Philosophy 16 (2013) 211–223

P. Tackenberg u. A. Abt-Zegelin (Hg.), Demenz und Pflege. Frankfurt/Main: Mabuse 2000

Anmerkungen

[1] Der Text geht zurück auf einen Vortrag vom 24.03.2011 auf der Wissenschaftlichen Frühjahrstagung der Deutschen Gesellschaft für Suizidprävention, Schloss Reisensburg, Günzburg.

Jann E. Schlimme

Hourglass of Junk – »Kälte« und Rhythmus des Zeiterlebens in der Sucht[1]

Abstract

In addiction a cyclic character of time is given, insofar as specific behaviours are repeatedly performed. Hence the day achieves a special kind of rhythm dictated by the consumption of the drug one is addicted to (so called »hourglass of junk«, Burroughs). Herewith a certain »coldness« seeps into every day's atmosphere, an indifference and strict direction towards the now. During active addiction this »hourglass of junk« has to be turned with a maximum of activity and engagement in order to produce normality still often merely superficial. This cyclic character of time is comparable to time-cycles of the body which are the necessary basis for any kind of personal time (i.e. life-history, future). In active addiction an openness of the future is often not possible since the turning of the wheel of addiction is too strenuous and time-consuming. During those extreme hard-times of addiction, a meaningful time cannot be experienced.

Schlüsselwörter:

zyklische Zeit, lineare Zeit, Gegenwart, Zukunft, Normalität, Leib

1. Einleitung

Im folgenden Text geht es um das Zeiterleben in der Sucht. Um dem nachzugehen, benötigen wir einen kurzen Überblick über verschiedene Zeittypen, und zwar hier besonders die präreflexive Zeit – die erlebte Zeit sozusagen – und die handlungsgebundene Zeit. Wenn nun aber süchtige Menschen von ihrer Sucht berichten und damit auch darlegen, wie sich Zeit in der Sucht erlebt, dann geht es demnach auch ums Erzählen. Denn diese Menschen erzählen davon, wie es ist, süchtig zu sein, und wie sich Zeitlichkeit erlebt. Wir müssen uns also auch mit dem Thema des Erzählens beschäftigen. Sodann müssen wir uns mit dem Erleben der Sucht befassen, also mit der Frage: Wie ist es, süchtig zu sein? Hierbei dann können wir der Frage nachgehen, wie Zeitlichkeit in der Sucht erlebt wird. Der nachfolgende Text thematisiert die Erfahrung der Zeit also entsprechend in vier Teilen.

2. Zeittypen

Es gibt unterschiedliche Typen von Zeit. So können wir gedanklich die Zeit vollständig dekonstruieren und Eigenarten der Zeit fixieren, die es erfordert, um sinnvoll von Zeit reden zu können. Dies tun wir, indem wir unserem Erleben von Zeit hinterherdenken. Aber wenn wir dies tun, so geschieht dies zugleich zeitlich und insofern wiederum in einer eigenen Zeit. In jedem lebendigen Vollzug ist demnach Zeit gegeben – dies kann weder verhindert werden, da dieses Verhindern selbst Zeit benötigt, noch kann es geleugnet werden, da auch dieses Leugnen selbst wieder Zeit mit hervorbringt. Es kann aber offenbar eben auch gerade nicht gesagt werden, dass sich dieser lebendige Vollzug in der Zeit ereignet, denn jegliches Sich-Ereignen ist bereits lebendiger Vollzug, kann sich nur als Vollzug des Lebens ereignen und bringt insofern schon immer seine eigene Zeit hervor. Dies heißt nicht, dass wir uns nicht eine Zeit vorstellen könnten, die gewissermaßen unabhängig von uns als »die Zeit« existiert. Wir könnten die vulgäre Zeit, die Zeit der Uhren und der mechanischen Physik als eine solche »transzendentale Zeit« behaupten, mit allen Einschränkungen und Kritikmöglichkeiten an einer solchen Konzeption.

In Anlehnung an Karen Gloy möchte ich verschiedene Zeittypen unterscheiden (Gloy 2006; Abb. 1). Als »zeitliche Basis« ist dabei die *erlebte Zeit* anzusehen, welche gedehnt und gerafft erlebt sein kann, welche stillstehen kann, der man entrückt sein kann. Dieses Zeiterleben ist präreflexiv, ist unreflektierter Vollzug des Lebens. Ihn aufnehmend und sich auf ihn beziehend zeigt sich ein zweiter Zeittyp, der sich an diesem Vollzug des Lebens orientiert. Gloy spricht von »*Handlungszeit*« und meint damit, dass ein reflektiertes, gewissermaßen geplantes Geschehen gemeint ist. Es geht insofern über die Dauer hinaus und legt dem sich vollziehenden Leben eine Interpretation zugrunde. In diesem Zeittyp stimmt der Satz: »Alles hat seine Zeit.« Ein Haus zu bauen, braucht seine Zeit, aber auch das Konsumieren von Alkohol braucht seine Zeit, z. B. die Zeit, um eine Flasche Bier zu trinken. Beides bringt seine eigene Zeit mit: die Bauzeit eines Hauses, die »Ein-Bier-trinken-Zeit« eines Menschen. Hier geht es nicht um Zukunft oder Gegenwart oder darum, mit wie vielen Minuten, Stunden, Tagen oder Wochen diese Zeit auf einer Uhr und einem Kalender abzählbar wäre, sondern es geht um die Zeit dieses Vollzugs, um die Zeit dieser Situation, die sich vollziehend von selbst zu ergeben scheint, gewissermaßen parallel und zeitgleich entsteht. Diese Zeit ist konkret, qualitativ, ist nicht austauschbar und muss gelebt werden, um sich zu ergeben – eine Bauzeit ist natürlich etwas anderes als die Zeit, eine Flasche Bier zu trinken, das ist klar. Ich nenne diese zyklische Zeit in Anlehnung an Karen Gloy »Handlungszeit« und unterscheide sie von der »erlebten Zeit« – der Dauer – und von den abstrakteren Zeitvorstellungen (Gloy 2006). Als diese sind mit McTaggart einerseits die A-Reihe der auch erzählbaren Zeit als Geschichte mit Vergangenheit, Gegenwart und Zukunft sowie andererseits die B-Reihe der vulgären, mathematisch-linearen und ewig fortschreitenden Zeit zu benennen (McTaggart 1908). Klar ist auch, dass es in dieser »Vollzugszeit«, in der Zeit dieses gehandelten Geschehens auch Vergangenheit, Gegenwart und Zukunft gibt, aber eben nicht primär in diesem abstrakten Sinne – wie der McTaggart'schen A-Reihe –, aber natürlich in dem Sinne einer erlebten Offenheit der Zukunft und einer erlebten Abgeschlossenheit der Vergangenheit.

Zeittyp				
erlebte Zeit	präreflexiv	Zeit als Dauer	Dehnung Raffung Entrückung	Langeweile
Handlungszeit	orientiert am Lebensvollzug	Zeit im Vollzug Zeitgestalt	konkret qualitativ begrenzt wiederkehrend	Bauzeit Studienzeit
Zeit-vorstellungen	reflexiv auf den Lebensvollzug verweisend	A-Reihe B-Reihe	abstrakt quantitativ linear unidirektional unbegrenzt	»die Zeit«
»Hyperrationale Zeiten«	den Lebensvollzug ausklammernd			

Abb. 1. Morphologie der Zeittypen (n. Gloy 2006)

3. Zeit und Erzählung

In Anlehnung an Paul Ricœur (1917–2005) kann gesagt werden, dass in der Erzählung des Menschen die Verwandlung der abstrakten linearen Zeit in eine sinnausweisende Zeit für diesen Menschen geschieht. Letztlich handelt es sich aber zugleich auch um eine Vollzugszeit, nämlich um die Zeit, die das Erzählen selber benötigt, wenn man sich als Erzählender hervorbringt. Dies wirkt kompliziert, ist aber letztlich nur das Überkreuzen der verschiedenen Zeittypen. Wenn beispielsweise Neil Armstrong die Geschichte erzählt, wie das so war, als er am 21. Juli 1969 um 03:56:20 Uhr (nach MEZ) als erster Mensch die Mondoberfläche betrat und dabei die berühmten Worte sprach: »That's one small step for a man, one giant leap for mankind.« Dann wird er wieder zu diesem Neil Armstrong von damals, bleibt aber dennoch derjenige, der uns dies jetzt erzählt. Dieses Überschneiden zweier Identitäten wirft Fragen nach dem Zueinander der verschiedenen Zeittypen auf.

Diesen Fragen ist Ricœur nachgegangen. Dabei unterscheidet er im Stile McTaggarts eine »Zeit mit Gegenwart«, die A-Reihe, und eine physikalisch lineare »Zeit der Welt«, die B-Reihe. Diese nennt Ricœur zunächst die »Zeit ohne Gegenwart«, die sich vor allem durch ein »beliebiges Jetzt« auszeichnet. »Eine Folge dieser prinzipiellen Unterscheidung zwischen dem beliebigen Jetzt und der selbstbezüglichen Gegenwart ist dann die zwischen dem Paar Vorher/Nachher und dem Paar Vergangenheit/Zukunft, wobei das Paar Vergangenheit/Zukunft das Verhältnis Vorher/Nachher immer dann bezeichnet, wenn dieses durch die Instanz der Gegenwart geprägt ist.« (Ricœur 1991, S. 149)

Ricœurs Ausgangspunkt seiner Zeittheorie kann vorläufig wie folgt zusammengefasst werden: Es gibt zum einen eine selbstbezügliche Gegenwart, die der Zeitlichkeit des Daseins entspricht, in welcher sich die Zeitlichkeit in Vergangenheit, Gegenwart und Zukunft aufgliedert. Hier ergibt sich jeweils ein Zueinander von Vergangenheit und Zukunft, die in der Gegenwart aufeinandertreffen und sich gemäß des Erlebens entfalten. Ricœur nennt diese Zeitlichkeit die »Zeit mit Gegenwart«.

Zum anderen gibt es eine Zeit, die sich primär dadurch auszeichnet, dass sie ein beliebiges Jetzt aufweist. Zwar ist auch diese Zeit in unserem Dasein gegeben, da sie schließlich als eine bestimmte Form der Zeitlichkeit erfahren und gedacht werden kann. Jedoch sei in dieser besonderen Zeit – so Ricœur – die Zeitlichkeit ganz auf den weltlichen Pol verlagert sei und so eine Zeit entstehe, die eben gerade nicht mehr aus dem konkret vollzogenen (präreflexiven) Leben direkt und umfassend abgeleitet werden könne. Diese fehlende Ableitung zeigt sich exakt in ihrem Mangel der Gegenwart. Wir kennen diese Zeitvorstellung unter dem Begriff der B-Reihe. Ricœur nennt dies etwas pathetisch »Zeit ohne Gegenwart«.

Im Erzählen nun überkreuzt sich die »Zeit mit Gegenwart« mit der »Zeit ohne Gegenwart«. Dies ist Ricœur gemäß in etwa wie folgt zu verstehen: Die selbstbezügliche Gegenwart ist eine Zeit, in der aus dem Aufeinandertreffen eines Vorher und eines Nachher zugleich ein Selbst generiert wird, welches sich als In-seiner-Gegenwart erlebt. Dies gelingt beispielhaft besonders gut im Erzählen, in dem jedes »beliebige Jetzt« zur Gegenwart gesteigert werden kann, sei es ein Jetzt der sonst gegenwärtigen Vergangenheit oder ein Jetzt der sonst gegenwärtigen Zukunft. Ricœur nennt dies die »Fiktionalisierung der Historie« bzw. »die Historisierung der Fiktion« (S. 395). In dieser Überkreuzung generiert sich ein Selbst, die »narrative Identität« (S. 395 f.). Für Ricœur zeichnet sich die »narrative Identität« genau dadurch aus, dass sie das »Wer« der erzählten Geschichte ist. Insofern sei in der narrativen Identität »auch die Veränderung und Bewegtheit im Zusammenhang eines Lebens« mit inbegriffen (S. 396).

Eine »Zeit ohne Gegenwart« versteht Ricœur demnach als eine Zeit, in der keine narrative Identität hervorgeht, die sich im »Zwischen« des erzählten Vorher/Nachher findet. Dabei ist der entscheidende Unterschied für Ricœur der, dass im Erzählen die Perspektive gewechselt werden kann und damit eine je andere narrative Identität konstituiert werden kann. Für den erzählenden Menschen bedeutet dies, dass er aktuell die Geschichte seines Lebens erzählt, welche sowohl eine bestimmte Vergangenheit als auch zugleich schon immer eine hierzu gehörige und insofern »bestimmte« Zukunft mit meint. Dabei gewinnt er sich als derjenige, der diese Geschichte lebendig »verkörpert«. Hierbei kann es zu Brüchen innerhalb der Erzählung kommen, welche Ricœur wie ein Aufblitzen der »Zeit ohne Gegenwart« versteht: »So gesehen ist die narrative Identität in ständiger Bildung und Auflösung begriffen.« (S. 399) Eine *narrative Identität* befindet sich demnach immer in Bewegung, sie muss gelegentlich einen »Neuaufbruch« wagen, um sich in eine gelungene »Stasis« hineinzuerzählen, die schließlich wieder abbricht und neu aufgegriffen werden muss (S. 399).

In der Erzählung generiert sich also eine Gleichzeitigkeit von Vergangenem und Gegenwärtigem, von dem »Wer«, der erzählt, und dem »Wer« der Erzählung. Im Erzählen gewinnt sich der Mensch für Ricœur als derjenige, welcher darin zugleich einer spezifischen Vergangenheit und einer spezifischen Zukunft überantwortet ist, auch wenn er sich diese im Erzählen gewissermaßen selbst »angedichtet« hat. Die »Stasis« der narrativen Identität entspricht so der ausdifferenzierten Struktur eines bestimmten In-der-Welt-Seins, wobei ihre Vergangenheit als die Geschichte der sie hervorbringenden Bewegung und ihre Zukunft als der fiktive Rückblick auf die sie hervorbringende Bewegung erzählt wird. Demnach also löst sich die »Zeit der Welt« in der Erzählung nicht auf, kann jedoch in eine »Zeit der Seele« übersetzt werden. Diese Übersetzung ist nicht rückstandsfrei, da die Erzählung stets auf die Linearität (B-Reihe) zurückverweist.

An die ricœursche Zeittheorie richten sich einige Fragen. Insbesondere droht eine Unterbetonung des Themas der Gleichzeitigkeit von erzählendem »Wer« und erzähltem »Wer«, welche mir allerdings wesentlich erscheint. Auch ist die Frage zu stellen, an wen sich die Erzählung richtet und worin sich hier die Unterschiede des Erzählens kenntlich machen. Nicht zuletzt aber ist die Frage nach der »Totalität« und »Unendlichkeit« der Zeit zu stellen: Kann diese »Ganzheit der Zeit« überhaupt erzählend konstituiert werden? Ricœur stellt diese Frage nach der »Ganzheit der Zeit« selbst und kommt zu dem Schluss, dass sein Zeittheorie entlang der narrativen Identität diese Frage nicht schlüssig beantworten könne (vgl. Ricœur 1991, S. 417 ff.).

Jedoch könnte auch gefragt werden, ob nicht in dem Gedanken der Gleichzeitigkeit von erzählendem »Wer« und erzähltem »Wer« eine Antwort gefunden werden kann. Kann denn nicht die »Ganzheit« der Zeit im Erzählen dadurch konstituiert werden, indem immer wieder dieselbe Geschichte erzählt wird? In einer permanenten Wiederkehr ein und derselben narrativen Identität würde diese Identität zunehmend den Charakter des Unveränderlichen annehmen. Diese Überlegung ist dem Gedanken von Claude Lévi-Strauss vergleichbar, nach welchem bestimmte Kulturen sich durch das aktive Bewahren ihrer Struktur auszeichnen, worin sie ein »Eindringen von Geschichte« erfolgreich verhindern. Er nennt diese Gesellschaften »kalte« Gesellschaften, sie bewegen sich in zyklischer Weise stets durch dieselbe Zeit (Lévi-Strauss 1960, S. 39). Treiben wir diesen Gedanken mit Maurice Bloch konsequent weiter, so bedeutet dies, dass

»zyklische Zeit« in ihrer rituellen und mythischen Wiederkehr desselben als die »sakrale Zeit« verstanden werden kann und insofern als höchste Kulturleistung gelten muss (Bloch 1989). Eine kulturelle Erzählung also, die allen Menschen dieser Kultur das Hineinschlüpfen in die »Wer«-Perspektive des Erzählenden ermöglicht und in zyklischer Wiederkehr immer wieder unverändert erzählt wird, setzt gewissermaßen die Qualität der B-Reihe in ihrem »von vorne nach hinten gerichteten Durchlaufen« außer Kraft und konstruiert eine scheinbar »hinter« der Erzählung stehende Unwandelbarkeit der erzählten Struktur. Dennoch aber setzt diese narrative Identität die Linearität der physikalischen Zeit nicht vollkommen außer Kraft, sonst müsste die Erzählung ja nicht zu gegebener Zeit wiederholt werden, sondern sie rückt vielmehr diese Linearität in einen umfassenderen Zusammenhang.

Nehmen wir ein Ereignis in der Zukunft, z.B. Weihnachten dieses Jahr, genauer: das »Erzählen der Weihnachtsgeschichte an Weihnachten im Jahr 2017«. Wenn ich hier im Sommer 2017 von Weihnachten schreibe, geht es ja nicht nur um Geschenke oder Jesus Christus und seine Sohnschaft Gottes, sondern auch um ein zukünftiges Ereignis. Dieses könnte aber niemals aus seinem Status der Zukünftigkeit herauskommen, wenn die Zeit nicht in dem Sinne vergehen würde, dass dereinst dieses Ereignis gegenwärtig und dann Vergangenheit sein würde. Davon aber ganz unabhängig wird sich dadurch die Vorher-Nachher-Abfolge meines heutigen Schreibens von diesem Erzählen an Weihnachten 2017 und von dem stattfindenden Ereignis »Erzählen der Weihnachtsgeschichte an Weihnachten 2017« nicht ändern: Mein heutiges Schreiben davon wird immer noch früher sein als Weihnachten 2017 und es wird auch zukünftig immer ein Schreiben von einem zukünftigen Weihnachten geblieben sein – auch dann noch, wenn Sie Jahre später diesen Text lesen und mein Schreiben vom zukünftigen »Erzählen der Weihnachtsgeschichte an Weihnachten 2017« als Beispiel wählen, um diese Eigenart der Zeit zu verdeutlichen. Jedoch wäre es alles andere als zeitlich, wenn die Vorher-Nachher-Abfolge nicht auf das Zukunft-Gegenwart-Vergangenheit-Schema verweisen würde, denn dann könnte es sich bei diesen zwei gedachten Punkten auf einer Linie um jede x-beliebige Linie handeln, also beispielsweise auch um eine räumliche und selbstverständlich um eine, die sich in ihrer Bewegungsrichtung – wie in der Mechanik – umkehren könnte. Aber es ist ja eben gerade die Linie der Zeit gemeint, insofern als auch diese

Linie gewissermaßen zukünftige und vergangene Punkte auf sich auszumachen vermag. Jedenfalls gilt, dass aus menschlicher Sicht ein Reden von Zeit ohne Gegenwart wenig erhellend ist.

Es ist aber noch ein anderer Aspekt in diesem Beispiel beachtenswert. Nehmen wir an, dass auch 3287 immer noch Weihnachten gefeiert und die Weihnachtsgeschichte erzählt wird. Dann aber geht es in diesem Beispiel nicht nur um die abstrakten Vorstellungen der B-Reihe und die abstrakte Vorstellung von Vergangenheit-Gegenwart-Zukunft, sondern es handelt sich ja zudem um ein zyklisches Geschehen – alle Jahre wieder –, welches sich immer wieder erneuert, immer wieder neu ereignet. Wenn auch 3287 »alle Jahre wieder« von Jesu Geburt und seiner Sohnschaft Gottes gesprochen wird, so ereignet sich Weihnachten nicht nur zum etwa 3000ten Mal, sondern es ist auch bei diesem 3000ten Mal noch genauso frisch und aktuell wie beim 20ten Mal. Das Geschehen selbst ist unverbraucht, vollständig und lebendig – wie auch immer es ausfallen mag und erlebt wird: Es wird das »Erzählen der Weihnachtsgeschichte an Weihnachten« sein. Hier wiederholt sich Zeit, hier geschieht eine zyklische Zeit. Diese zyklische Zeit kam bei McTaggart – ebenso wie die Erlebnisweisen von Zeit als Dauer – gar nicht vor. Sie kann aber weder streng aus der linearen B-Reihe noch aus der am Gegenwärtigen orientierten A-Reihe abgeleitet werden. Eher schon wäre es zutreffend, umgekehrt zu sagen, dass die lineare Zeit wie ein Aufbiegen der zyklischen Zeit erscheint, wie eine Abstraktion dieser konkreten und qualitativ bestimmten Zeit, welche sich mit dem Erzählen der Weihnachtsgeschichte ereignet. Zuzugeben aber wäre, dass dieses Erzählen der Weihnachtsgeschichte alle Jahre wieder durchaus unterschiedlich erlebt werden kann. Die Langeweile, die bei einigen dabei ausbricht, lässt das Zuhören unendlich lang erscheinen, wohingegen sich anderen die Erzählung bis in die Unendlichkeit dehnt, da sie die Geschenke nicht mehr erwarten können und dem Erzähler rafft sich die Zeit zu einem kleinen Moment zusammen, der durch den Beginn und das Ende des Erzählens markiert wird und in dem die Zwischenzeit im Sauseschritt verläuft. All diese unterschiedlichen Weisen, dieses »Erzählen der Weihnachtsgeschichte an Weihnachten« zu erfahren, sind aber in dennoch diesem gemeinsamen Ereignis, in diesem gemeinsamen lebendigen Vollzug des Erzählens und Zuhörens vorhanden und eben im Erzählen und Zuhören auch miteinander verbunden. Ich möchte diese Gestalt der zyklischen Zeit als »Vollzugszeit« oder »Handlungszeit« benennen und von der »erlebten Zeit« – der Dauer

– und von den abstrakteren Zeitvorstellungen, sei es die A-Reihe oder aber die B-Reihe der vulgären, der mathematisch-linearen Zeit, unterscheiden (Gloy 2006).

Diese Einsicht ist durchaus bedeutungsvoll, da sie kenntlich macht, dass Vergessen ein aktives Geschehen ist und erzählt sein will. Beispielsweise scheint nichts schwieriger, als übermächtige Erinnerungen zu entschärfen und ihrer Übermacht zu entkleiden. Aber gerade die stete Wiederholung dieser Erzählung produziert ihren Ewigkeitscharakter, so als stünde sie »außerhalb der Zeit«. Wie also Vergessen? Wie gelingt es, ein Erlebnis so umfassend an die B-Reihe der Zeit auszuliefern, dass selbst die Erinnerung daran, dass wir etwas vergessen hätten, erlischt? Wie wird aus der Vergangenheit als eine »gegenwärtige Vergangenheit« ein wahrhaftes »Nicht mehr«? Wie heilt die Zeit alle Wunden?

Nehmen wir Ricœur ernst, so könnte die Transformation von der A-Reihe in die B-Reihe ebenfalls im Erzählen gelingen. Die These lautet: Indem wir uns eine neue Identität erzählen, welche eine andere Vergangenheit und eine andere Zukunft ausweist, vergessen wir vormalige narrative Identitäten. Erzählen wird so zu einer Fluchtbewegung, indem im Erzählen alte Erzählungen »überschrieben« werden. Diese alten Erzählungen werden anders weitererzählt, indem neue Details hinzuerzählt und andere Details in der Erzählung weggelassen werden. Allerdings gilt, dass Erzählen als explizit selbstbewusstes Geschehen nicht primär geeignet scheint, um subliminale Prozesse in voller Absicht umzuerzählen. Dies aber hat Ricœur auch nicht behauptet, auch wenn sein Verständnis des Erinnerns und Vergessens von der Hoffnung getragen wird, dass beide zu einem Versöhnen mit der Vergangenheit führen (vgl. Liebsch 2006, S. 191 f.). Allerdings erfordert ja bereits explizites Erinnern das Um- und Neuschreiben des Erinnerten, damit es überhaupt gegenwärtig werden kann. Auf diese Weise werden Erlebnisse und Ereignisse eigentlich immer dann umfassend an die B-Reihe der Zeit ausgeliefert, wenn sie erinnert werden. Denn eine exakte, detailgetreue »Eins-zu-eins«-Erinnerung der Vergangenheit könnte – selbst wenn der Anspruch bestünde – nur vermittels einer perfekten Zeitmaschine erfolgen, mit der tatsächlich ein Rückversetzen in die Vergangenheit gelänge. Jedes Erinnern eines Ereignisses, selbst wenn die Erzählung nahezu perfekt wiederholt wird, stößt das ursprüngliche und »eigentlich« originale Ereignis immer weiter in die Vergangenheit zurück – obwohl zugleich gilt, dass nur im Erinnern das Vergangene, dieses

»Nicht-mehr-Jetzt«, sein Ankommen in der Gegenwart nicht mehr zu verweigern vermag.

So sind wir ganz offenbar nicht der Autor der Erzählung, der in frei flottierender Autonomie über ein großes Repertoire von Erzählsträngen und Episoden verfügt, die er sich nach Wunsch ad libidum zusammenreimt. Vielmehr sind wir derjenige, der bestimmte Geschichten erzählen muss, andere zu erzählen vermag, manche zu bewahren sich bemüht und andere zu vergessen versucht. Und der dabei im steten Erzählen ständig wiederholter, immer wieder umerzählter und vor allem weggelassener Geschichten als Erzähler »hinter« diesen Geschichten gegenwärtig den Jetzt-Punkt seines Lebens einnimmt. Es geht also letztlich um so etwas wie eine Deckungsgleichheit der erzählten Identität und der erzählenden Identität. Oder anders gesagt: Ich bin im tätigen Lebensvollzug ja ganz besonders bei mir, wenn ich vergessen habe, zu mir »Ich« zu sagen, wenn es sozusagen ganz von selbst fließt, wenn mir etwas gelingt und es flutscht, ich im Flow bin, mich im Erzählen in eine Stasis hineinerzählt habe. Da sag ich ja gerade nicht »Ich« zu mir, bin aber dennoch ganz bei mir.

4. Ein innenperspektivisches Verständnis der Sucht

Ein Verständnis der Sucht, welches die Innenperspektive der betroffenen Menschen einbehält, ist auch deshalb spannend, da uns im psychiatrischen und suchtmedizinischen Diskurs oftmals eher reduktionistisch wirkende Theoreme begegnen, in welchen die Sucht dann entweder als Ausdruck eines dranghaften Begehrens nach dem Rausch oder als Ausdruck eines zwingenden Vermeidens des qualvollen Entzugs – letztlich ja auch ein Begehren, nämlich ein Begehren des Nicht-Entzugs – gedeutet werden soll oder eben auch beides sein soll. Es gibt auch die eher simplifizierende Theorie, dass es sich in der Sucht einfach um Komplexitätsreduktion handele, anstatt zu sehen, dass in der Sucht durchaus eine Menge komplizierter Situationen dazukommen. Diese Theoreme sind natürlich auch immer deshalb sehr einleuchtend, weil sie gewisse Punkte auf sehr einfache Weise erfassen. Die in ihnen vorgestellte alleinige Triebfeder des Verhaltens von süchtigen Menschen kann jedoch nicht alles erklären, was Sucht zur Sucht macht. Was nicht heißen soll, dass in bestimmten Phasen dies so sein mag. Man könnte sich aber auch daran erinnern, dass die meisten süchtigen Menschen exzellent präpariert sind und bereits die leichtesten Entzugserscheinungen mit vorhandenem Intoxikationsmaterial zu stillen vermögen, sich also eher in einem »gleichförmigen Zustand« abseits dieser Extreme bewegen. Die Frage wäre also erlaubt, was sie so in der Zeit dieses »gleichförmigen Zustands« betreiben. Vielleicht sagt das ja viel mehr darüber aus, was Sucht ist. Ich persönlich denke, dass das mehr aussagt. Ich will hinaus auf ein Verständnis der Sucht, welches die Innenperspektive der betroffenen Menschen einbehält, welches also innenperspektivisch fundiert ist.

Zugegebenermaßen hat ein innenperspektivisches Verständnis seine Tücken, denn es ist ja subjektiv und insofern nicht immer für alle Betroffenen gleichermaßen gültig. Und zum zweiten scheinen sich doch gerade die süchtigen Menschen über das, was in ihnen abgeht, zu täuschen oder zumindest teilweise zu täuschen. Auch das mag sein. Das wäre nun aber überhaupt kein Problem für mich, sondern wäre eher ein Ergebnis. Denn wenn es so ist, dass sich süchtige Menschen über sich selbst an bestimmten Punkten täuschen, dann muss dieses Sich-an-bestimmten-Punkten-über-sich-selbst-Täuschen von eminenter Bedeutung für ein Verständnis der Sucht sein. Also wäre nicht das interessant, worüber sich derjenige täuscht, sondern dass er sich über dieses oder jenes täuscht, wäre dann interessant (vgl. Schlimme 2000, 2004, 2007).

Ich möchte das an einem kleinen Beispiel darlegen, nämlich anhand von Maggie May, die knallharte und recht strenge Prohibitionistin aus dem Roman »Alkohol« von Upton Sinclair (The Wet Parade, 1931), der ja in den USA bzw. v. a. in New York zu den Zeiten der Alkohol-Prohibition spielte. Maggie Mays Mann Kip war Bundesbeamter bei den Prohibitionskräften und verlor sein Leben bei einer Alkoholrazzia. Maggie May vergleicht die Erzählungen von Alkoholikern mit Grammophonplatten, weil sie sich permanent wiederholen. »Ich kenne etliche Trinker, und sie sagen alle dasselbe. Sie kommen mir schon alle vor wie eine einzige Grammophonplatte.« (Sinclair, S. 404)

Wir können dies besser verstehen, wenn wir uns fragen: Was ist das Besondere daran, dass die Jungs immer wieder dasselbe erzählen. Ist das *Hybris* oder was ist das? Also zunächst stecken sie natürlich alle in derselben Situation, stehen einer Abstinenzlerin gegenüber oder einem nüchternen Doktor oder einem mehr oder weniger nüchternen Nachbarn, und sind selbst sturztrunken oder gerade rückfällig oder entgiftungswillig. Ja, was soll man da auch erzählen. Uns würde ja wahrscheinlich auch nichts Besonderes einfallen und da die Situation so ähnlich ist, würden wir dann auch dasselbe erzählen wie alle anderen. Es ist also insbesondere ein Hinweis auf die Ähnlichkeit der Situation, in der diese Personen in sehr ähnlicher Weise unterwegs sind. Aber es ist noch mehr als das. Wie oft geraten wohl Menschen in solche Situationen. Einmal, zweimal? Nun, ich denke, ein Mensch mit einer Alkoholabhängigkeit kann beinahe täglich in solche Situationen geraten. Seine Situationen wiederholen sich gewissermaßen ständig. Wir könnten uns also fragen, ob nicht das Leben eines süchtigen Menschen in der Sucht tatsächlich wie eine einzige Grammophonplatte erscheint? Aber was ist hier mit der Hybris? Könnte die darin zu finden sein, dass es ein Mensch, der in seinen Situationen sehr einseitig und wenig flexibel unterwegs ist, so als wenn er gewissermaßen neben oder abseits der Situation stünde, sich gar nicht so recht betroffen fühlte und es irgendwie egal wäre, dass er von anderen Menschen als überheblich erlebt würde?

In seinen »Memoiren eines Junkies« erzählt Thomas Baer die fiktive, aber dennoch am wirklich Erlebten orientierte Geschichte zweier Hamburger Mädchen – Britta und Jasmin –, die als Junkies auf dem Kiez unterwegs sind. Britta, zu dem Zeitpunkt alkoholabhängig, permanent cannabisintoxikiert, also bekifft, und nur gelegentlich Heroin rauchend, kommentiert die Szene mit Ratte, einem ihr vorher völlig fremden Punk von der Straße, dem sie sich auf dem Kiez spontan zum Biertrinken zugesellt: »Ich war bald ziemlich blau. Aber was machte das? War doch schon lange normal. […] Irgendwann fingen wir an zu knutschen. War wohl sein Ziel gewesen. Mir doch egal. Der Typ sah gut aus und besoffen war ich sowieso.« (Baer 2006, S. 66 f.) Diese Egal-Haltung, diese eigenartige Gleichgültigkeit kann durchaus von anderen als Überheblichkeit ausgelegt werden, auch wenn sich Britta hier gar nicht überlegen fühlt, sondern ihr ja vielmehr alles irgendwie egal ist.

Fassen wir dies zusammen, so ergibt sich die folgende These: Sucht zeichnet sich durch eine zyklische Lebensstruktur aus, durch ein sehr häufiges Wiederholen sehr ähnlicher Situationen. Das damit verbundene Fühlen bewegt sich idealerweise in einer gewissen »Alles-irgendwie-egal-Haltung«, das damit verbundene Denken ist ganz offenbar ebenfalls sehr kurzfristig ausgerichtet und bewegt sich in wiederkehrenden Zyklen – bei Britta und Jasmin geht es um das Beschaffen von Geld, Alkohol, Drogen und Jungs zum Sex, was sich eben nicht zuletzt auch mit einer gewissen Gleichförmigkeit des Handelns verbindet. Also wenn wir den Vergleich mit einer Grammophonplatte heranziehen, dann handelt es sich um eine Grammophonplatte, die das Lied der großen Gleichgültigkeit spielt, aber alle Stunde neu aufgelegt werden muss, damit nichts Ernstes passiert oder das geschehene Ernste, und oftmals ist es ja brutal ernst, für alle Zuhörer übertönt wird.

Das ist meine These, die im Folgenden noch einmal geprüft werden soll. Wir bleiben bei den Literaten, die ihre Sucht beschrieben haben, von ihr erzählen und uns so die Innenperspektive des süchtigen Menschen vor Augen führen. Ermöglichen sie uns doch, zu verstehen, wie es ist, süchtig zu sein. Eine der herausragenden Figuren diesbezüglich ist William S. Burroughs (1914–1997). Burroughs war bedeutender amerikanischer Schriftsteller der Beat-Generation, selbst opiumsüchtig und er machte dies zum expliziten Thema seiner Texte. Ihm gelangen dabei herausragende Darstellungen der süchtigen Innenperspektive, die er zugleich als Metaphern für das Leben in modernen Gesellschaften ausarbeitete. Insofern handelt es sich bei seinen Darstellungen sowohl um originäre Erlebnisse – also um eine narrative Identität Burroughs' – als auch um literarische Produkte. Diese Zweiseitigkeit muss man gewissermaßen immer mit im Kopf haben, wenn man Burroughs liest. Es folgen jetzt drei Zitate aus Burroughs »Naked Lunch«, wobei das erste Zitat aus dem Abschnitt stammt, den Burroughs als Journalist in Tanger 1959 verfasste. Die weiteren beiden Zitate stammen aus Burroughs »Protokoll: Aussagen über eine Krankheit« (»Deposition: testimony concerning a sickness«), welches den Text »Naked Lunch« gewissermaßen abschließt. Hierbei soll das Augenmerk nicht auf politisch-gesellschaftlichen Themen liegen, sondern auf der Darstellung des Erlebens.

»Und lassen Sie mich im Vorbeigehen sagen – und ich komme immer vorbei, wie ein grundehrlicher Nigger –: der Unerschütterliche Osten braucht einen Haufen Salz, um es runterzukriegen … Ihr Reporter dagegen haut sich pro Tag dreißig Gran M [Morphium, J.S.] rein und hockt die nächsten acht Stunden da, unerschütterlich wie ein Scheißhaufen.

›Aber was *denken* Sie dabei?‹, fragt der peinlich berührte Amerikanische Tourist …

Worauf ich antworte: ›Morphium hat meinen Hypothalamus lahmgelegt, den Sitz von Libido und Emotion, und da das Großhirn nur aktiv wird, wenn es von hinten einen entsprechenden Reiz vom Kleinhirn empfängt – wie ein service-abhängiger Bürger, der nur auf seine Kosten kommt, wenn man es ihm von hinten macht –, muss ich vermelden, dass sich bei mir in punkto Hirntätigkeit so gut wie nichts tut. Ich registriere, dass Sie hier sind, aber das hat auf mich keinerlei affektive Signalwirkung, denn meine Affekte hat mir der Junk-Mann wegen Zahlungsverzugs abgeschaltet, und deshalb interessiert es mich nicht, was Sie tun .... Sie können kommen oder gehen, Sie können sich vollscheißen oder Sie können sich's mit ner Raspel oder ner Ringelnatter besorgen – dem Einfallsreichtum einer Schwuchtel sind schließlich keine Grenzen gesetzt –, aber Die Toten und Den Junkie interessiert das nicht ...‹ Sie sind *unerschütterlich* in ihrer Gleichgültigkeit.« (Burroughs 1978, S. 532 f.)

»Der Süchtige braucht mehr und mehr Junk, um den Affen auf seinem Buckel zu besänftigen und sich eine menschliche Gestalt zu bewahren. An Junk lässt sich in elementarer Form beobachten, wie ein Monopol entsteht und seinen Besitzanspruch durchsetzt. Der Süchtige sieht ungerührt zu, wie ihn seine Junk-Beine auf dem Leitstrahl des Junk geradewegs zum Rückfall führen. Junk ist eine quantitative Größe und in seiner Wirkung genau messbar. Je mehr Junk man nimmt, desto weniger hat man davon; und je mehr man davon hat, desto mehr nimmt man. Sämtliche Halluzinogene werden von denen, die sie nehmen, als heilig angesehen – es gibt Peyote-Kulte und Bannisteria-Kulte, Haschisch-Kulte und Pilz-Kulte –, doch noch nie ist jemand auf den Gedanken gekommen, Junk als heilig anzusehen. Es gibt keine Opium-Kulte. Opium ist profan und quantitativ wie Geld. Wie ich höre, soll es in Indien einmal einen gutartigen Junk gegeben haben, von dem man nicht süchtig wurde. Er wurde *soma* genannt und erschien in bildlichen Darstellungen als wunderbarer blauer Strom. Falls dieses *soma* je existiert hat, dann gab es auch Den Pusher, der es in Flaschen abfüllte und verkaufte und sich das Monopol darauf sicherte – und damit verwandelte es sich in ordinären dreckigen JUNK, wie gehabt.

Junk ist das ideale Produkt, die perfekte Ware. Jedes Verkaufsgespräch erübrigt sich. Der Käufer wird durch eine Kloake kriechen und darum betteln, das Zeug kaufen zu dürfen ... Der Junkhändler verkauft nicht sein Produkt an den Konsumenten, er verkauft den Konsumenten an sein Produkt. Er verbessert nicht seine Ware und verpackt sie so, dass sie sich besser in das Angebot einfügt. Er verschlimmert den Zustand des Käufers und macht ihn sich gefügig. Er bezahlt auch seine Angestellten mit Junk.

Junk liefert eine elementare Formel für das Wirken eines ›bösartigen‹ Virus: *Die Algebra des süchtigen Verlangens.* Das Gesicht des ›Bösen‹ ist immer das Gesicht des totalen Verlangens. Ein Süchtiger ist ein Mensch mit dem totalen Verlangen nach Stoff. Wenn das Verlangen einen gewissen Punkt überschreitet, wird es unkontrollierbar und kennt keine Grenzen mehr. In den Worten des totalen Verlangens: ›*Würdet ihr es nicht genauso machen?*‹ Und ob. Ihr würdet lügen, stehlen, betrügen, eure Freunde verraten – ihr würdet alles tun, um das totale Verlangen zu befriedigen. Weil ihr nämlich krank wärt bis in die Knochen, restlos ausgeliefert. Ihr könntet gar nicht anders handeln, selbst wenn ihr es wolltet.« (S. 541 f.)

»Ich hauste in einem Zimmer im Eingeborenenviertel von Tanger. Seit einem Jahr hatte ich nicht mehr gebadet oder die Kleider gewechselt, nur alle Stunde mal kurz Hemd oder Hose ausgezogen, um mir eine Nadel in das Fleisch zu bohren, das im Endstadium der Sucht faserig und grau und hölzern geworden war. Ich wischte nie auf und kehrte auch nicht den Dreck zusammen. Leere Ampullenschachteln und Abfälle türmten sich bis an die Decke. Strom und Wasser waren längst abgestellt, weil ich die Rechnungen nicht mehr bezahlte. Ich tat absolut nichts. Ich konnte acht Stunden lang meine Schuhspitzen anstarren. Ich rührte mich nur vom Fleck, wenn meine Junk-Uhr ablief.

Wenn mich ein Freud besuchte – was selten vorkam, denn wen oder was gab es da noch zu besuchen –, dann saß ich da, und es berührte mich nicht, dass er in meinem Gesichtsfeld aufgetaucht war (ein grauer Bildschirm, der immer schwächer und leerer wurde), und es berührte mich auch nicht, wenn er wieder daraus verschwand. Wenn er vor meinen Augen tot umgefallen wäre, hätte ich weiter meine Schuhspitze angestarrt und ihm schließlich die Taschen gefilzt. Ihr etwa nicht? Denn ich hatte nie genug Junk – keiner hat je genug. Dreißig Gran Morphium am Tag, und es war immer noch nicht genug. Und das lange Herumstehen und Warten vor dem Drugstore. Im Junk-Geschäft lassen sie einen immer warten. Der ›Mann‹ erscheint nie zur vereinbarten Zeit, und das ist kein Zufall. Es gibt keinen Zufall in der Welt des Junk. Immer und immer wieder bekommt der Süchtige drastisch vor Augen geführt, was passiert, wenn er sich die nächste Junk-Ration nicht rechtzeitig besorgt. Sieh zu, dass du das nötige Geld aufbringst, sonst … Und plötzlich ging meine Sucht schlagartig in die Höhe. Vierzig, sechzig Gran am Tag. Und es war noch nicht genug. Und ich brachte das Geld nicht mehr zusammen. Ich stand da mit meinem letzten Scheck in der Hand, und mir wurde klar, *dass* es mein letzter war.« (S. 544 f.)

Burroughs folgend findet sich in der Sucht ein wiederkehrendes, unstillbares und totales Verlangen nach »Junk« (»total need«), wobei die Opiate die Normalität des Alltags ermöglichen und nicht mehr zu einer Euphorie i. S. eines »wunderbaren blauen Stroms« (»beautiful blue tide«) führen. Zudem findet sich eine Rhythmisierung des Lebens entlang des Konsums und Beschaffens von »Junk« (»hourglass of junk«) und eine »unerschütterliche Gleichgültigkeit« (»inscrutability«) allem anderen als dem »Junk« gegenüber. Diese Gleichgültigkeit erscheint dabei wie ein Ergebnis des vollkommenen, »totalen« Ausrichtens des Lebens auf den Konsum und das Beschaffen des »Junk«. Die Rhythmisierung des Lebens durch den Opiat-Konsum, die »Junk-Uhr« bzw. das »Junk-Stundenglas«, richtet dabei das gesamte Erleben nicht nur auf den Opiat-Konsum aus, sondern macht zugleich alles andere unwichtig bzw. gleichgültig.

So verstanden zeichnet sich Sucht durch das vollkommene Ausrichten des Lebens auf einen einzigen Aspekt aus, wodurch alle anderen Aspekte des Lebens gewissermaßen verschwinden. Alles kann nur noch durch die »Junk-Brille« wahrgenommen werden und hat abseits des Feldes »Junk« keine Bedeutung (»no affective connotation«). In Burroughs Sinn können wir sagen: Die Algebra der Sucht ist das totale Verlangen. Das Verabsolutieren des Ausübens einer einzigen »psychotropen Technik« bedeutet Sucht. Dabei versteht sich dieses Verabsolutieren als das Werden einer Identität, worin eben letztlich ein süchtiges Selbst in seiner süchtigen Welt gefunden ist.

Der entscheidende Gedanke zu einem innenperspektivisch fundierten Verständnis der Sucht findet sich also darin, dass in der Sucht das Verabsolutieren (»Absolut-Setzen«) einer einzigen Situation, eines einzigen Verlangens geschieht. Im Prozess des Süchtigwerdens verabsolutiert sich das Ausüben einer »psychotropen Technik« in dem Sinne, dass alles andere – also alles, was nicht mit dieser »psychotropen Technik« zu tun hat – unwichtig wird. Damit findet sich letztlich eine »fragile Monoidentität«. Dies meint ein sich als autonom vergewisserndes Selbst, welches sich selbst für diese autonome Vergewisserung »absolut« auf das Verfügen über eine »psychotrope Technik« und deren hinreichendes Ausüben ausrichtet – und doch diese Autonomie oftmals als bedroht erlebt (vgl. Schlimme 2000, 2004, 2007).

Der Gedanke – Sucht als das Verabsolutieren des Ausübens einer »psychotropen Technik« – ist in den der Subjektivität verpflichteten Verständnissen leicht nachvollziehbar. Besagt er doch zunächst, dass sich das Leben vollständig um das Ausüben dieser »Technik« ordnet. Der ganze Alltag richtet sich auf die Möglichkeit des Ausübens aus, sodass jederzeit hinreichend darüber verfügt werden kann. Ein solches »totales« Ausrichten des Lebensalltags auf das Verfügen über diese »Technik« bedeutet offenbar, dass alles andere – und damit ist all das gemeint, was nicht im Bedeutungsfeld dieser »psychotropen Technik« erscheint – unwichtig wird. Es wird »verborgen«. Dabei ist es wichtig, darauf hinzuweisen, dass dieses Verabsolutieren ein zweiseitiges Geschehen ist: Zum einen hebt sich diejenige Struktur, in der sich alles um diese »psychotrope Technik« ordnet, immer stärker von allem anderen ab; zum anderen wird all das, was sich nicht um diese

»psychotrope Technik« ordnet, zu mehr oder weniger unwichtigen Kulissen des »eigentlichen« Lebens. Die Selbstvergewisserung, die in diesem Leben hervorgeht, versteht sich bei hinreichendem Verfügen über die »psychotrope Technik« als unabhängig von allem anderen und vergewissert sich darin als autonom. Der Süchtige »schwebt« über den normalen Anforderungen des täglichen Lebens – dank seiner stets verfügbaren und hinreichend ausgeübten »psychotropen Technik«.

Einige weitere kurze Zitate mögen dies verdeutlichen. Sie stammen aus der bereits zitierten Erzählung von Thomas Baer »Verschwende Deine Zeit. Memoiren eines Junkies« und berichten aus der Phase, in der Britta zunehmend Heroin intravenös konsumiert und sich bereits im ständigen Kreislauf der Drogenbeschaffung und des Drogenkonsums befindet, diesen Trott auch als »ewigen Kreislauf« erkennt und langweilig findet, in der sie anfängt, körperlich abzubauen und dies zu bemerken, was sie vor allem daran erkennt, dass die Freier nicht mehr so auf sie abfahren und ihr weniger Geld bieten, was sie aber irgendwie auch nicht stört, da es noch genug Angebot und Auswahl für sie gibt. Sie sagt: »Auch wenn sich einige Freier beschwerten. Die sollten zum Teufel gehen. Ich hatte genug von denen. Jeden Tag lernte ich neue kennen. Wem ich nicht mehr paßte, der sollte sich verpissen. So einfach kann das sein. Mein Problem war allerdings, daß die meisten mitbekommen hatten, dass ich an der Nadel hing. Das drückte den Preis etwas.« (Baer 2006, S. 211 f.) Aber, wie Britta feststellte: »Einen richtigen Gedanken konnte ich sowieso nicht fassen. Wenn man auf Heroin ist, gibt es fast keine Probleme. Und die wenigen, die durchdringen, sind nicht wirklich schlimm. Man hat ja Heroin und damit geht alles weg. Das Zeug macht irre gleichgültig.« (S. 193) Jedenfalls wird Jasmin, ihre beste Freundin, von der Polizei verhaftet, was Britta mit folgender Szene quittiert: »Jasmin hatte zu viel Scheiß gebaut. Und sie war ja auch oft erwischt worden. Das war der große Unterschied zwischen uns. Mich hatten die Bullen noch nie am Arsch gehabt. Und wenn, bin ich immer gut rausgekommen. Ich war hellwach und hatte einen irren Pulsschlag. Jasmin hatte ihr Heroin bei mir liegen lassen. Davon bediente ich mich. Die Wirkung war wieder klasse. Ich war sofort ruhig und konnte in Ruhe nachdenken. Je mehr ich über die Situation nachdachte, desto weniger stellte sie ein Problem dar. Jasmin im Knast? Na und? Mir ging es doch gut. Ich schuldete ihr noch ein bißchen Kohle für das Schloß. Aber das hatte Zeit. Sie tat mir zwar leid, aber ein echtes Problem sah ich nicht. Ich legte mich wieder hin.« (S. 141 f.)

Es wird deutlich, dass insbesondere die verborgenen Aspekte im Prozess des Bildens und Aufrechterhaltens einer süchtigen Identität wesentlich sind. Und zwar sind sie unter dem Vorzeichen zentral, dem Süchtigen nicht präsent zu sein, ihm verborgen zu bleiben. Esgeht darum, sich diesen gegenüber »abzudichten«, sich diesen gegenüber als unabhängig zu vergewissern, ihnen gegenüber autonom zu sein, von diesen unberührt zu bleiben.

Insofern könnten wir hier durchaus auch von einer existentiellen »Selbsttäuschung« sprechen. Denn offenbar unterliegt der süchtige Mensch dem existentiellen Missverständnis, dass er sich selbst und seiner Welt weitgehend unabhängig gegenüber stünde, dass er seine Identität ganz selbstbewusst und absichtlich steuern könne, sprich: autonom sei. Der Süchtige ist dies bzw. erlebt dies so aber ganz offenbar nur aus der Verwandlung heraus, die er mit Hilfe seiner ausreichend häufig betriebenen »psychotropen Technik« erreicht. Aber auch das Gegenteil dieser »existentiellen Selbsttäuschung« wäre ein Missverständnis, denn dann wäre ja jeder Versuch des Überwindens der Sucht von vornherein vergebens. In seinem Wechsel aus abstinenten und nicht-abstinenten Phasen sowie in seinem steten Wechsel zwischen Intoxikation und Entzug beweist sich der Süchtige selbst leibhaftig die Fragilität seiner Selbstvergewisserung. Seine Autonomie ist stets bedroht – sie ist fragil im Hinblick auf die Ohnmacht gegenüber der »süchtigen« Identität und fragil im Hinblick auf die Ohnmacht des Verbergens bestimmter Aspekte seiner selbst.

Das süchtige Selbst kann schon fast als eine eifersüchtige »Monoidentität« verstanden werden, die keine anderen Identitäten neben sich duldet – das ist jetzt etwas stark formuliert, aber ich will damit auch nur meine These nochmals verdeutlichen. Denn alle anderen im Leben vormals wichtigen Identitäten werden für und durch die süchtige Identität »zerstört«, woher eben der spontane Eindruck für die Außenstehenden kommt, dass es sich bei der Sucht vor allem um eine langsame und unerbittliche Selbstzerstörung handele. Dabei sollte aber eben nicht übersehen werden, dass diese »Zerstörung« nur im Gegenzug zum Herausbilden und Ausdifferenzieren einer Identität als Süchtiger gelingen kann, also einer »fragilen Monoidentität«, in der stets auch um diese gerungen werden muss. Und das Ringen ist in der Welt eines abhängigen oder süchtigen Menschen streckenweise extrem brutal und lebensgefährlich. Der Einsatz ist ja enorm hoch und die Mühen, die ein Mensch auf sich genommen hat, um mir z. B. in seinem 50. Lebensjahr mit der Lebensgeschichte einer jahrzehntelangen Politoxikomanie zu begegnen, ist so enorm hoch, dass es mir immer wieder den allergrößten Respekt abfordert.

5. Zyklisierung der Zeit in der Sucht

Bereits deutlich geworden ist ja dieser zyklische Charakter in der Sucht, dass es gewissermaßen immer wieder und immer wieder aufs Neue um die gleichen Handlungen geht. Wie Burroughs sagte: das Stundenglas der psychotropen Technik. Allerdings stellt sich die Frage, ob dieses Erleben des Zyklischen identisch ist mit dem, was wir mit Maurice Bloch als die zyklische Zeit der Riten – also die »sakrale Zeit« – verstanden hatten. Es ergibt sich auch die Frage, wie wir ganz individuell das Ablaufen der Zeit ausblenden und stillstellen können, wie wir selbst die lineare Zeit in einer Achterbahnkurve so zu biegen vermögen, dass es immer wieder von vorne loszugehen scheint – sei es im Erzählen oder anderswie. In der zyklischen Zeit geht es nicht um Routine, hier geht es immer wieder ums »erste Mal«. Es geht auch in der soundsovielten Wiederholung einer Erzählung immer wieder aufs Neue um die Deckungsgleichheit von Erzähler und erzähltem »Wer«. In Zeitbegriffen gesprochen: Die zyklische Zeit ist so verstanden der linearen Zeit übergeordnet, da die lineare Zeit nämlich durch die steten Zyklen je erneuert und ermöglicht werden muss. Sicherlich sind solche zyklischen Zeitkonzepte in anderen Kulturen stärker ausgeprägt als bei uns. Maurice Bloch hat seine Überlegungen zur »sakralen« und »vulgären« Zeit auch nicht an europäischen Kulturen der Moderne entwickelt. Aber dennoch gibt es dies bei uns natürlich auch (s. Weihnachtsbeispiel).

Hier gibt es ebenfalls eine Zyklisierung der Zeit in der wiederkehrenden Erzählung. Dennoch ist seit der Aufklärung ein zyklisches Zeitkonzept in unserer Kultur als das übergreifende Konzept nicht mehr hinreichend sinnausweisend. Die Probleme für uns sind naheliegend: Zwar ist das ritualisierte Erzählen von Geschichten eine Weise der Zyklisierung der Zeit, um ihr einen Sinn zu geben von lebbarer Zukunft und Vergangenheit, dennoch kann die eigene Lebensgeschichte nicht als endlose Wiederholung desselben ausreichend sinnausweisend sein. Für die einzelne Lebensgeschichte ist die Offenheit der Zukunft konstitutiv, wenn sie nicht die simple Anhäufung erzählbarer Episoden bleiben soll.

Es stellt sich aber die Frage, ob nicht in dieser Stundenglas-Geschichte des süchtigen Menschen eine solche Zyklisierung der Zeit erfolgt und zwar in dem Sinne, dass es tatsächlich immer wieder um ein »Erstes Mal« geht, welches die Linearität und Zukunftsoffenheit der sonstigen Lebensgeschichte überhaupt erst ermöglicht. Erfolgt in diesen wiederkehrenden Rhythmisierungen eine sinnausweisende und übergreifende Zyklisierung des Lebens, die zugleich auch die Zukunftsoffenheit der eigenen Lebensgeschichte ermöglicht und in deren Gemeinsamkeit dann das eigene Leben als sinnvoll erfahren werden kann? Ein längeres Zitat aus Jack Londons teilweise autobiographischem Roman »König Alkohol« mag dies verdeutlichen:

»Das Programm meines Landlebens war folgendermaßen: Jeden Morgen um halb neun ging ich in die Arbeit, nachdem ich schon seit vier oder fünf Uhr im Bett Bücher oder Korrektur gelesen hatte. Kleinigkeiten, wie Korrespondenz und Notizen, beschäftigten mich bis neun, und unveränderlich Punkt neun saß ich am Schreibtisch. Um elf, zuweilen einige Minuten früher oder später, waren meine hundert Zeilen fertig. Eine halbe Stunde nahm das Aufräumen meines Schreibtisches in Anspruch, und dann war mein Tagewerk vollbracht, so dass ich mich um halb zwölf mit der Post und den Morgenzeitungen in eine Hängematte unter die Bäume legte. Um halb eines aß ich zu Mittag, und nachmittags schwamm oder ritt ich. Eines Morgens nahm ich schon um halb zwölf, ehe ich mich in die Hängematte legte, einen Cocktail; und von nun an wiederholte ich das jeden Morgen; außerdem trank ich noch einen Cocktail eben vor dem Mittagessen. Bald verspürte ich mitten in den hundert Zeilen bereits Sehnsucht nach dem Halbzwölfuhr-Whisky.

Ja, ich spürte ein Verlangen nach Alkohol. Aber was schadete das? Ich fürchtete ihn nicht; zu lange war ich sein Genosse gewesen. Ich hatte die Weisheit des Trinkens erfasst. Ich war vorsichtig. Alles, was ich wünschte und was ich tun wollte, war, mich zu erwärmen und anzuregen, damit das Lachen in meine Kehle kam und die Würmer der Einbildungskraft in meinem Hirn zu kriechen begannen. Oh, ich war noch Herr über mich und über König Alkohol!

Nun nahm das Verhängnis seinen Lauf. Nach und nach merkte ich, dass ein einzelner Cocktail nicht mehr genügte, mich in Stimmung zu bringen. Er schenkte weder Glut noch Lachen. Um die Wirkung hervorzurufen, die ursprünglich ein Cocktail getan hatte, bedurfte es jetzt zweier oder dreier. Und ich brauchte diese Wirkung. Ich trank meinen ersten Cocktail um halb zwölf, wenn ich mich mit der Morgenpost in die Hängematte legte, und meinen zweiten eine Stunde später, unmittelbar vor dem Essen. Ich gewöhnte mir an, zehn Minuten früher aus der Hängematte zu klettern, um mit mehr Anstand statt des einen zwei Cocktails vor dem Essen zu trinken, Das wurde die Regel – drei Cocktails in der Stunde zwischen der Arbeit und dem Mittagessen. Und das sind zwei der gefährlichsten Gewohnheiten, die ein Trinker annehmen kann: regelmäßig und allein trinken.

Besuchte mich jemand, so war ich stets bereit, ein Glas mit ihm zu trinken. Kam keiner, so trank ich allein. Dann ging ich noch einen Schritt weiter. Besuchte mich jemand, der wenig trank, so trank ich zwei Glas für jedes, das er nahm – eines mit ihm, das andere ohne ihn, und ohne dass er etwas davon merkte. Ich stahl mir das eine Glas, und, schlimmer als das, ich gewöhnte mir an, heimlich zu trinken, wenn ich einen Gast, einen Mann, einen Kameraden hatte, mit dem ich hätte trinken können. Aber König Alkohol ersann sich eine Entschuldigung für mich: es ginge nicht an, einen Gast zu übertriebenem Mittrinken anzuregen; vornehme Rücksichtnahme gebot dem Gastgeber, jedes zweite Glas im geheimen zu trinken. So entwickelte ich mich zum Trinker, ich – der ich weder ein Dummkopf noch ein Schwächling bin, vielmehr, nach dem Urteil der Welt, ein erfolgreicher Mann, und ein Mann, der den Erfolg nicht zum wenigsten seiner Willenskraft und seinem kräftigen Körper verdankt, der durchhielt, so Schwächere wie die Fliegen starben. Und doch ging es mir und meinem Körper so – wie ich berichten werden.

Groß ist die Macht König Alkohols, dieses wilden Tieres, dem wir gestatten, frei umherzuschweifen, und dem wir tödlichen Tribut entrichten vom Besten, was wir haben: Jugend, Kraft und Edelmut.

Nach einem prachtvollen Nachmittag im Schwimmbassin, gefolgt von einem herrlichen Ritt über die Berge und durch das Mondtal, war mir so wohl zumute, dass mich die Lust anwandelte, mein Wohlbefinden noch zu steigern. Ich wusste, wie. Ein Cocktail vor dem Abendbrot hatte keinen Zweck, ich brauchte wenigstens zwei oder drei. Und ich trank sie. Warum nicht? Das hieß leben! Ich hatte immer das Leben geliebt. So wurde mir auch das zur Regel. Von jetzt an fand ich für Extra-Cocktails immer Entschuldigungen. Es hab ja so viele: vergnügte Gesellschaft; oder ein Wutanfall; oder der Tod meines Lieblingspferdes, das im Stacheldrahtverhau hängengeblieben war; oder gute Nachrichten von Verlegern und Redakteuren – ganz einerlei, den Vorwand fand ich, wenn der Wunsch erst in mir erwacht war. Nach all den Jahren, in denen ich mit ihm gespielt, war ich jetzt vom Alkohol abhängig. Und meine Stärke war meine Schwäche geworden. Ich brauchte zwei, drei oder vier Glas, um eine Wirkung zu erzielen, die die meisten bei einem einzigen erreichten. Eine Regel beobachtete ich allerdings mit Strenge: Ich trank nie, ehe mein Tagewerk von hundert Zeilen getan war. Und wenn es getan war, errichteten die Cocktails gewissermaßen eine Mauer in meinem Hirn zwischen der getanen Arbeit und dem kommenden Vergnügen. Die Arbeit verschwand aus meinem Bewusstsein. Nicht ein Gedanke daran verblieb in meinem Hirn bis zum nächsten Morgen um neun, wenn ich wieder an meinem Schreibtisch saß und meine hundert Zeilen begann. Welch ein angenehmer Zustand! Ich sparte mit Hilfe des Alkohols meine Energie auf. König Alkohol war doch nicht so schwarz, wie er gemalt wurde. Er leistete seinen Anhängern manchen Dienst, und dies war nicht der kleinste. Und dennoch ist die Frage noch ungelöst, die ich mir selbst tausendmal stellte: Warum trank ich eigentlich? Was zwang mich denn dazu? Ich war glücklich. War ich denn zu glücklich? Ich war stark. War ich zu stark? Besaß ich zu viel Lebenskraft? Ich weiß nicht, warum ich trank. Ich kann nicht antworten, wenn ich auch einen Verdacht aussprechen kann, der immer stärker in mir wurde: Ich hatte jahrelang in zu enger Verbindung mit König Alkohol gestanden. Ein Linkshänder kann durch lange Gewohnheit zum Rechtshänder werden. War ich, der Antialkoholiker, durch lange Gewohnheit zum Alkoholiker geworden? Ich war so glücklich. Durch meine lange Krankheit hatte ich die mich ganz erfüllende Liebe eines Weibes errungen. Ich verdiente immer mehr Geld mit immer geringerer Mühe. Ich strotzte vor Gesundheit. Ich schlief wie ein Kind. Ich schrieb immer neue erfolgreiche Bücher, und in soziologischen Fragen sah ich, wie meine Gegner durch die Entwicklung besiegt wurden, die meinen Standpunkt täglich mehr festigte. Ein Tag nach dem anderen verging ohne Sorgen, ohne Störungen, ohne Verdruß. Ich war immer glücklich. Das Leben war ein unendliches Lied. Ich war eifersüchtig auf die Stunden, die ich verschlief, weil sie mir so viel von der Freude des Wachseins raubten. Und doch trank ich. Und ohne dass ich es ahnte, pflanzte König Alkohol den Keim zu einer Krankheit, die ich nur ihm verdanke. Je mehr ich trank, desto mehr musste ich trinken, um eine entsprechende Wirkung zu erzielen. Wenn ich das Mondtal verließ, in die Stadt fuhr und dort zu Mittag aß, war der eine Cocktail, der bei Tisch serviert wurde, ganz zwecklos. Er versetzte mich nicht in die richtige Stimmung. Wenn ich daher zum Essen ging, war ich, um mich in Stimmung zu bringen, gezwungen, zwei, drei und, wenn ich Bekannte traf, vier, fünf oder sechs Cocktails zu nehmen; auf ein paar mehr oder weniger kam es nicht an. Einmal hatte ich große Eile. Ich hatte keine Zeit, vorsichtig einen Cocktail nach dem anderen zu trinken. Da hatte ich einen großartigen Einfall. Ich ließ mir von dem Barkeeper einen doppelten Cocktail mischen. Dadurch sparte ich Zeit. Eine Folge dieses regelmäßigen starken Trinkens war, dass ich abstumpfte. Mein Kopf gewöhnte sich daran, nur unter dem Einfluß künstlicher Mittel zu arbeiten. Der Alkohol wurde mir immer unentbehrlicher, ich konnte seinen Anreiz, seine Ermunterung, seine Glut, seinen Stachel, sein Lächeln nicht mehr missen. – Eine andere Folge war, dass König Alkohol begann, mir Fallen zu stellen. Er erzeugte einen neuen Anfall meiner langen Krankheit, verleitete mich wieder, die Wahrheit zu verfolgen und ihr den Schleier abzureißen, verlockte mich, der Wirklichkeit gerade ins Angesicht zu sehen. Aber das kam ganz allmählich. Meine Gedanken wurden wieder bitter, wenn es auch langsam geschah. Hin und wieder kreuzte ein warnender Gedanke meinen Sinn. Wo führte dies beständige Trinken hin? Aber versucht es, König Alkohol solche Fragen zu stellen! »Komm, trink eins, und ich erzähle dir alles«, sagt er. Und er behält recht.« (London 1992, S. 126 ff.)

Hier wird deutlich: Es geht gar nicht mehr ums »Erste Mal«, sondern letztlich geht es um Normalität. Es ist also gar nicht so, dass eine ganz strenge Zyklisierung der Zeit im Sinne der ritualisierten Zeiten stattfindet, wie wir sie bei Bloch kennengelernt haben. Allerdings ist es aber durchaus eine Zyklisierung in dem Sinne, als die Handlungen wiederkehren und so dem Tag einen ganz spezifischen Rhythmus geben. Eine gewisse »Kälte« zieht hier in den Alltag ein, eine gewisse Gleichgültigkeit und strenge Gegenwartsorientierung. Dies aber ist das genaue Gegenteil zu dem, was in der ritualisierten zyklischen Zeit – der »sakralen Zeit« – geschieht. Denn nur in der rituellen Zyklisierung ist die Vergangenheit zugleich mit der Gegenwart aktuell voll präsent, wohingegen in der linearen Version eine strengere Gegenwarts- und Zukunftsorientierung gegeben ist (Bloch 1989, S. 14 f.).

Wie können wir dies nun verstehen? Handelt es sich hier nun um eine zyklische Zeitlichkeit in der Sucht, in dem Sinne, dass sich alles immer wieder aufs erste Mal wiederholt, oder handelt es sich bei dieser zyklischen Zeitlichkeit nur um die gewissermaßen unerreichbare und unveränderliche Basis, um eine lineare Zeitlichkeit und damit eine Zukunftsoffenheit überhaupt erleben zu können? Ganz offenbar ist beides der Fall. Die zyklische Zeitlichkeit ist die ungefragte Basis für eine mögliche Linearität von Zeit, welche aber infolge der permanenten Rückbiegung des Geschehens in dieselben Rituale dennoch gar nicht wirklich stattfinden kann. Zu denken ist hier auch an die sweet-short-life-Ideologie vieler süchtiger Menschen, die dem Motto folgt: Wenn ich abtrete, will ich gelebt haben – und ich sage dir, ich habe gelebt. Und dies, obwohl sie sich oftmals mehr maschinenhaft durchs Leben haben bewegen müssen, sich zu diesem oder jenem gezwungen erleben: hourglass of junk.

Es scheint fast so, als wenn die zeitliche Rhythmik der leiblichen Basis des Lebens in der Sucht gewissermaßen nur zugespitzt wäre und die permanenten Handlungszyklen prominenter hervorträten. Und zugleich wird bei entsprechender Intoxikation bzw. Vollziehen dieser Handlungen, sprich dieser psychotropen Technik, die lineare Zeit mitgewonnen, so dass die Zyklik des Lebens wieder in den Hintergrund treten kann. So gesehen ringt der süchtige Mensch also um die B-Reihe der Zeit, ringt um Linearität und Zukunft und dann darüber hinaus um sinnausweisende Zyklen abseits des Stundenglases seiner Sucht – welches ihn aber eben unmissverständlich einholt und in die erneuten Zyklen des Stundenglases einbindet – gewissermaßen eine Umkehrung dessen, was sonst im Erzählen geschieht. Zugleich zeigt sich aber auch stets die Gefahr einer Auslieferung des eigenen Lebens an das reine Fortschreiten der Zeit (B-Reihe) verbunden mit einer extremen Gegenwartsorientierung, wenn dies nicht anderweitig in sinnausweisende Lebensvollzüge transformiert wird. Die Gefahr, nur noch die eigene Sucht aufrechterhalten und bewältigen zu können und darüber hinaus keine sinnausweisenden Lebensvollzüge zu erfahren, keine anderen Zyklisierungen der fortschreitenden Zeit zu leisten, ist groß.

Der süchtige Mensch ringt also in besonderer Weise um die Deckungsgleichheit der sich im Leben vollziehenden Person und dem reflexiven Bezug zu sich. Nicht umsonst entsteht ja zuweilen der Eindruck von »Überheblichkeit« im Umgang mit süchtigen Menschen, auch wenn sich dies bei genauerem Hinsehen als eine gewisse Gleichgültigkeit entpuppt, die durch Intoxikation, durch das Ausüben der psychotropen Technik gewonnen wurde. Erst die zyklische Zeitlichkeit eröffnet so überhaupt ein Fortschreiten von Zeit in eine Zukunft hinein, in welcher diese Deckungsgleichheit gewonnen werden kann. Sie kann beispielsweise im Erzählen gewonnen werden, in der um die Deckungsgleichheit des aktuellen Erzählers und des erzählten »Wer« seiner Erzählung gerungen wird. Vielleicht ist dieses alltägliche Ringen, welches in der Sucht auf basaler Ebene so deutlich ist, der Hintergrund dafür, dass so viele süchtige Menschen literarisch und künstlerisch produktiv waren und sind.

Literatur

T. Baer, Verschwende deine Zeit. Memoiren eine Junkies. Frankfurt/Main: Cornelia Goethe Literaturverlag 2006

M. Bloch, The past and the present in the present. Ritual, History and Power: Selected Papers in Anthropology, London School of Economics, Monographs on Social Anthroplogy No 58. London 1989, 1–18

W. S. Burroughs, Naked Lunch. Frankfurt/Main: Zweitausendeins 1978

K. Gloy, Zeit. Eine Morphologie. Freiburg/Breisgau: Karl Alber 2006

J. London, König Alkohol (John Barleycorn). München: Deutscher Taschenbuch Verlag 1992

C. Lévi-Strauss, Strukturale Anthropologie. Frankfurt/Main: Suhrkamp 1960

B. Liebsch, Revisionen der Trauer. Weilerswist: Velbrück Wissenschaft 2006

J. M. E. McTaggart, The Unreality of Time. In: Mind 17 (1908) 457–474

P. Ricœur, Zeit und Erzählung. Die erzählte Zeit, Bd. III (1985). Übers. A. Knop. München: Wilhelm Fink 1991
J. Schlimme, Sucht. Zur Anthropologie eines »misslingenden Selbst. Würzburg: Königshausen u. Neumann 2000
J. Schlimme, Towards a psychiatric anthropology of addiction. In: T. Schramme u. J. Thome (Hg.), Philosophy and Psychiatry. Berlin New York: De Gruyter 2004, 270–282
J. Schlimme, Zur philosophischen Anthropologie der Sucht. In: Nervenarzt 78 (2007) 74–80
U. Sinclair, Alkohol (The Wet Parade). Hamburg: Rowohlt 1993

Anmerkungen

1 Überarbeitete Fassung eines Vortrags, gehalten am 21. 06. 2007 in der Ringvorlesung »Geist, Psyche und Gehirn« an der Leibniz-Universität Hannover.

Jann E. Schlimme

Wahn, Wirklichkeit und der »psychiatrische Blick«[1]

Abstract

The »psychiatric gaze« developed around 1800 in different European countries corresponding to the paradigmatic change in medicine. Its prominent aspect is the exploration of the person at hand through to his inner reality. This paranoid atmosphere, this active and passive process of seeing through, structures the actual »psychiatric gaze« also. Nevertheless psychiatric knowledge allows the differentiation of a delusional and a non-delusional reality. The delusional reality is understood as a reality structured via incorrigible meanings and interpretations and the rejection of alternative explanations. This transformation of something non-understandable into comprehensiveness shows that the delusional certainties have the epistemological status of beliefs. This also holds true for the psychiatric knowledge of the differentiation of delusional and non-delusional realities. People working in psychiatry are aware of the problem that the psychiatric knowledge is not absolute, even if it seems to claim this absoluteness in day-to-day work. In order to prevent a delusional quality of one's own day-to-day understanding of patients with delusional realities it appears necessary to preserve a corrigibility of one's own beliefs.

Schlüsselwörter:

Wahn, Wissen, Glauben, Unkorrigierbarkeit, Jaspers

1. Einleitung

»Wähnen wir nur zu wissen, was Wahn ist?»
Christian Scharfetter

»Ach, Sie sind Psychiater!« Der Schrecken im Auge des Gegenübers verrät mir, dass dem Anderen tief verborgene Geheimnisse seiner selbst schlagartig ins Bewusstsein kommen. Geheimnisse, die er mir auf keinen Fall preisgeben will. Geheimnisse, die ihm nicht in sein Bild von sich selbst Anderen gegenüber passen. Er wird nun misstrauisch und vorsichtig sein. Allerdings, ich bin Psychiater. Und als solcher erlebe ich, dass der Andere unabsichtlich und für ihn unbemerkt das eine oder andere Geheimnis preisgibt, wenn auch nicht konkret inhaltlich, so doch übertragen und im symbolischen Sinne. Es geschieht hier etwas Erstaunliches. Denn es geschieht genau das, was der Andere fürchtet: Er fühlt sich durchschaut. Und doch: Kann ich mir des Gesehenen sicher sein? Bin ich privat, schalte ich den Psychiater in mir aus. Dann betrifft mich das Misstrauen anderer, da sie mir nicht zuzutrauen scheinen, dass ich Beruf und privaten Alltag zu trennen vermag. Bin ich im Beruf, muss ich nun intensiv um das Begegnen, um das Miteinander und das Menschliche ringen. Wie aber steht es mit meinen eigenen Geheimnissen? Was ich im Privaten preisgebe, bleibt im Beruflichen normalerweise verborgen. Und so bin ich im Privaten Mensch und muss im Beruflichen stets intensiv um das Menschliche ringen. Dass letzteres nicht von vornherein erfolglos ist, muss wohl nicht gesondert betont werden.

Der Mensch im »psychiatrischen Blick« aber wird normalerweise misstrauisch, fürchtet das Offenbarwerden seines Verborgenen und verbirgt aktiv Aspekte seiner selbst. Fürchterlicherweise offenbart der »psychiatrische Blick« tatsächlich genau dieses Verbergen und zerrt so das darin Vor-sich-selbst-Verborgene an die Oberfläche. Das Gefühl des Durchschautwerdens und Durchschauens, die Stimmung des Misstrauens scheint tief im »psychiatrischen Blick« verwurzelt. Offenbar herrscht hier eine paranoide Stimmung. Hier wird nicht die These vertreten, dass sich das psychiatrische Erblickt-Werden und das psychiatrische Blicken in der Stimmung des Paranoiden erschöpfen. Bekanntlich sind auch andere Stimmungen wie Vertrauen im psychiatrischen Miteinander möglich. Es soll allerdings die These untersucht werden, ob die paranoide Stimmung nicht ein konstitutives Moment im »psychiatrischen Blick« ist. Ihr kann dann nicht durch Verweigerung, sondern nur durch Anerkennung des paranoiden Moments entsprochen werden. Wie auch im Leben, so gilt für die Psychiatrie: Das Erleben ist die Gabe, die nicht verweigert werden kann. Dieser henrysche Lehrsatz seiner »radikalen Lebensphänomenologie« verpflichtet die psychiatrisch Tätigen, nach der Struktur der Gegebenheit des konkret Gegebenen zu fragen (Henry 1992,

S. 201). Damit ist hier gemeint: Wie ist es, psychiatrisch zu blicken und psychiatrisch erblickt zu werden?

Der Stimmung des Paranoiden im »psychiatrischen Blick« und der Frage »Wie ist es …?« soll im Folgenden auf zwei Wegen nachgegangen werden. Die zwei Wege ergeben sich aus folgender Überlegung: Ist es nicht erstaunlich, dass es ein psychiatrisches Wissen vom Wahn gibt, welches trotz dieser ursprünglich paranoiden Stimmung des »psychiatrischen Blickens« tagtäglich mit großer Sicherheit wahnhaftes von nicht-wahnhaftem Erleben zu unterscheiden vermag? In dieses Erstaunen kommen wir zwanglos, wenn wir uns psychiatrische Lehrbuchdefinitionen des Wahns vor Augen führen, denn in ihnen findet sich ein scheinbar feststehendes Wissen davon, dass sich der Wahn durch seine Unkorrigierbarkeit auszeichnet – was seinerseits »auf den ersten Blick« unkorrigierbar anmutet (s. u.) (Möller 2003). Weiß das psychiatrische Wissen um seine zur Disposition stehende eigene Wahnhaftigkeit? Und wenn nicht: Hat dies mit dem »psychiatrischen Blick« zu tun? Denn dieser gilt dem Wissen als vorgelagert – er fördert gewissermaßen das zutage, was im Wissen dann geordnet wird. Die These ist also folgende: Im Geschehen des »psychiatrischen Blickens« wird die ihm eingelagerte paranoide Stimmung ausgeblendet, was wiederum dem Psychiater abseits des »psychiatrischen Blickens« durchaus präsent sein kann – und als Ringen um das Menschliche im Psychiatrischen Ausdruck finden kann. Um die dann dem »psychiatrischen Blick« verborgene paranoide Stimmung zutage zu fördern, ist es sinnvoll, einerseits den historischen Ursprung des »psychiatrischen Blicks« zu befragen. Der andere Weg wendet sich dem Status des psychiatrischen Wissens vom Wahn zu, wie es sich berufsalltäglich im »psychiatrischen Blick« manifestiert.

2. Das psychiatrische Wissen vom Wahn

Die Unterscheidung von »Wahn und Wirklichkeit« ist die ursprüngliche psychiatrische Unterscheidung, an welcher entlang sich die Psychiatrie ausgebildet hat. Wesentlich für das psychiatrische Wissen um das Wahnerleben ist vor allem die Unkorrigierbarkeit der für andere Menschen unwahrscheinlichen Überzeugungen. Dieses psychiatrische Wissen vom Wahn wird in der Psychiatrie nicht als Modell oder Wissenskonstruktion verstanden, welches prinzipiell ungewiss oder fallibel ist. Vielmehr dient es im psychiatrischen Diskurs und Alltag als unverrückbare Definition dessen, was als Wahn zu klassifizieren, zu diagnostizieren und zu erkennen ist.

Diese im Alltag unüberprüfte Gewissheit im psychiatrischen Wissen vom Wahn geht insbesondere auch auf Karl Jaspers (1883–1969) zurück, der in seiner »Allgemeinen Psychopathologie« 1913 eben genau dieses Kriterium der Unkorrigierbarkeit als zentral für den Wahn benannte. Dabei entwickelte er aus dem Wissen um die Unkorrigierbarkeit der Überzeugung des Wahnkranken von seinem Wahnerleben die Vorstellung, dass es im Wesentlichen zwei zentrale Verwandlungen des Menschen brauche, um wahnhaft erleben zu können. Das erste Moment sei das »primäre Wahnerlebnis«, das zweite Moment die »Veränderung der Persönlichkeit« (Jaspers 1913, S. 46 ff. u. 49 f.). Während sich im primären Wahnerlebnis das Erleben völlig neu zu ordnen scheine – in dem Sinne des erstaunenden »etwas ist anders – aber was?« –, erfordere die parallele Veränderung der Persönlichkeit gerade das Abweisen dieser Veränderung als eigene. Diese Bewegung, durch welche die »Einbildung« so in die Welt des Betreffenden gelangt, dass sie ihm als Wirklichkeit begegnen kann, ist der zentrale Punkt des psychiatrischen Wissens vom Wahn (»Projektion«). In dieser Bewegung verliert sie zugleich ihren Status von »Einbildung« für den Betreffenden, da dieser das »Projizierte« unmittelbar im Äußeren beobachten und in den Blick nehmen kann, und schützt so vor der Wahrnehmung der innerlichen und zutiefst destabilisierenden Veränderung der eigenen Person (Jaspers 1913, S. 45 f.). Das im Innern Unverfügbare und Unsichtbare wird ins Äußere verlagert. Wahnwirklichkeiten sind so verstanden jene »eingebildeten Wirklichkeiten«, die das Merkmal der Unkorrigierbarkeit aufweisen.

Diesem psychiatrisch-psychodynamischen Wissen vom Wahn liegt hingegen der »psychiatrische Blick« voraus, in welchem der Wahnerlebende eben gerade als Wahnerlebender erblickt wird. Fragen wir uns also nach dem »psychiatrischen Blick«. Legt er nicht, ganz wie im Wahn, den Menschen von innen heraus schutzlos für das Erblickt-Werden durch den Anderen offen?

3. Die Geburt des »psychiatrischen Blicks«

Eine ausführliche Darstellung der »Geburt des ›psychiatrischen Blicks‹« kann in diesem kurzen Rahmen nicht geboten werden, sie erfolgte an anderer Stelle (Schlimme 2005). Jedoch soll beispielhaft der »psychiatrische Blick« bei zwei Vertretern der frühen »Psychiatrie« betrachtet werden, welche bekanntlich um 1800 ihren Anfang nahm. Dabei bieten sich zum einen der eher theoretisch beschlagene Johann Christian Reil (1759–1813) und zum anderen der eher handlungspraktisch orientierte Johann Heinrich Ferdinand von Autenrieth (1772–1835) als »Gewährsmänner« an. Beide standen trotz aller Unterschiedlichkeit des medizinischen Denkens seit 1804 nachweislich in einem intensiven und lebhaften brieflichen Gedankenaustausch (Fichtner 1980, S. 38).

Reil verstand den »Geisteszerrütteten« als wahrhaft im Geiste zerrüttet, welches verhindere, dass er ein synthetisches Bewusstsein von sich selbst hervorbringe. Er verliere im wahrsten Sinne des Wortes seinen Verstand – sein autonomes Ego –, da sein Nervensystem in sich selbst eine heillose Verwirrung hervorbringe, anstatt das Ganze auf einen Punkt hin zu konzentrieren, zu beziehen und so zu vereinigen. Da der »Geisteszerrüttete« nicht mehr im Ganzen um sich wisse, könne er auch selbst zu seiner Genesung nichts beitragen, müsse – noch stärker als ein Kind – zum Verstandesgebrauch wieder zurückgezwungen werden. Reil verstand den Wahnsinnigen folglich als einen Menschen, dem es nicht um sich selbst geht. Der Wahnsinnige zeigte sich als das Opfer seiner ihn verrückenden Krankheit, kann die ihn beherrschenden Einbildungen, »Ideenreihen« und »thierischen Seelenvermögen« (Triebe, Leidenschaften etc.) nicht mehr ego-zentrifugal, d.h. insbesondere willentlich, kontrollieren und mit Vernunft durchleuchten (Reil 1803/1968).

Ähnlich, wenn auch stärker am humoralpathologischen Verständnis orientiert, verstand auch Autenrieth den Wahnsinnigen als »widersinniges Kind«, welches den Sinn seines Handelns und Denkens nicht verstehe. Ihm fehle gerade das, was durchaus den Menschen ausmache: der Verstand. Ohne dieses reflektorische, selbstbewusste Vermögen aber glich – im damaligen Verständnis – der Mensch nur noch einem Tier, sei es nun im Sinne eines Besetztwerdens durch fixe Ideen oder durch ein Absinken in den maschinenhaft-organischen Körper. Insofern versteht sich der Vergleich des »Maniacus« mit einem »wilden Tier«, welches es zu »bändigen« und zu

»zähmen« gelte (Däubler 1981, S. 138). Dies entspricht in tiefster Analogie dem gängigen zeitgenössischen Verständnis des Irren zu Beginn des 19. Jahrhunderts in Deutschland und Europa (Hesselberg 1981, Kaufmann 1995, Roelcke 1999). Grundlegend war der Verlust des autonomen Egos, der Zentrierungsfunktion des Nervensystems – sei diese fehlende Selbstbeobachtung und Selbstdurchleuchtung mit Vernunft nun strenger aufklärerisch verstanden oder nicht. Der behandelnde Arzt, so die damalige These, sehe gleichsam »ungeschönt« die Innenerfahrung des tierischen Nervensystems.

Der ursprüngliche »psychiatrische Blick« hatte folglich eine eigenartige Struktur, in welcher das Erleben eines Menschen im Sinne einer »geistlosen« Maschine, eines »vernunftlosen Automaten«, eines ungezähmten »wilden Tiers« betrachtet wurde. Der »psychiatrische Blick« verstand sich als der vernünftige Blick des ärztlichen Verstandes auf die ungefilterte »innere Natur« des Kranken. Dieses Durchblicken geschah angeblich in ausgezeichneter Weise beim Geistesverwirrten. Diese »innere Natur« als vom Kranken Verbliebenes, in Behandlung Kommendes, sieht und durchdringt das Ego des Arztes vernünftig mit seinem »psychiatrischen Blick« und kann so als Übergangs-Ego diese »innere Natur« erziehen, bis schließlich wieder ein Ego beim Kranken aus seinem eigenen Nervensystem synthetisiert wird, welches nun das Ego des Arztes nicht mehr braucht – aber eben auch bereits wieder vernünftig ist. Der Wahnsinnige wird so im ursprünglichen »psychiatrischen Blick« tatsächlich als von innen heraus erblickt verstanden. Denn der »psychiatrische Blick« folgte dem Weg des Bewusstwerdens der Einbildungen beim »Wahnsinnigen«. In diesem Sinne ist dem »psychiatrischen Blick« die Stimmung des Paranoiden in seine historische Wiege gelegt. Der »psychiatrische Blick« und das psychiatrische Wissen vom Wahn sind in genau der Hinsicht verkoppelt, insofern sich in ihnen die Unvernunft des Wahnsinnigen als fehlende Verstandeskritik und -korrektur der eigenen Einbildungen offenbart. Was also im Verständnis des »Wahnsinnigen« um 1800 ganz allgemein zu gelten schien, würde im heutigen psychiatrischen Wissen als exklusives Merkmal des Wahns gelten: die fehlende Korrigierbarkeit der Einbildungen, die eine umfassende Wirklichkeit projektieren und dabei dem Ganzen einen hintergründigen Sinn unterlegen.

4. Wahnsinn und Wirklichkeit

Der Wahn ist eine besondere Form von Wirklichkeit. Näherungsweise versteht sich die wahnhafte Wirklichkeit als eine umfassende und fundierende Wirklichkeit, die durch unkorrigierbare Einbildungen projektiert wird (»frozen reality«) (Musalek 2003). Damit sind also nicht Einbildungen gemeint, die ausschnitthaft Wirklichkeiten ergänzen – wie z. B. Halluzinationen, die ebenfalls unkorrigierbar für den Betroffenen sind (ansonsten gewinnen sie als Pseudo-Halluzinationen einen anderen psychiatrischen Status) – oder verfälschen – wie z. B. Illusionen, die ebenfalls unkorrigierbar für den Betroffenen sind (Sass 2003). Gerade an Illusionen wird deutlich, dass Wahnwahrnehmungen den wahrgenommenen Gegenstand nicht verkennen, sondern »umdeuten« und mit einer unkorrigierbaren Bedeutung »hinterlegen«.

Der »psychiatrische Blick« ist in diesem Sinne auf die Widersprüchlichkeit von Einbildungen und sonstiger Wirklichkeit angelegt. Was aber soll nun hier mit »sonstiger Wirklichkeit« gemeint sein? Ist es die kulturell akzeptierte, gemeinhin gemeinsam geteilte und erlebte Wirklichkeit? Akzeptieren wir dieses Verständnis, zeichnen sich wahnhafte Wirklichkeiten insbesondere durch die Privation und Vereinzelung des wahnhaft Erlebenden aus, die sich z. B. in einem »aktiven Misstrauen« in Beziehungen reproduzieren müsste. Dieses »aktive Misstrauen« als unabsichtlich sich vollziehendes Verbergen – auch vor sich selbst – einer tiefsten und fundierenden Innerlichkeit kann tatsächlich bei Menschen gefunden werden, die in über Jahre hinweg stabilen Wahnwirklichkeiten ohne Zeichen einer schizophrenen Paradoxalisierung leben (Schinkel 2002). Christian Scharfetter schlägt deshalb vor, Wahnwirklichkeiten entlang dieser Privation zu verstehen (Scharfetter 2003). Damit wird Wahn v. a. dann behandlungswürdig, wenn diese Vereinzelung qualvoll wird, nur noch leidend ertragen werden kann. Es stellt sich aber durchaus die Frage, ob wir mit einem solchen Verständnis nicht einen Charakter des Wahnhaften übersehen, der ihn von anderen Wirklichkeiten unterscheidet – seien diese nun mehr oder minder Ausdruck von individuellen oder gemeinsamen Einbildungen. Auch die Schwierigkeiten des ursprünglichen »psychiatrischen Blicks« ordnen sich genau um dieses Thema. Denn in diesem »psychiatrischen Blick« um 1800 galt, dass das Nervensystem für sich genommen »eingebildete Wirklichkeiten« produziere, die erst vom vernünftigen und autonomen Ego auf ihren

Wirklichkeitsgehalt überprüft werden müssten. Aber wie könnte dann eine Unterscheidung von »Einbildung« und »realer Wirklichkeit« noch sicher gelingen? Hat doch im heutigen Verständnis das Ego keine Zugänge zur Realität abseits des Nervensystems. Hilft hier auch der Synthesis-Gedanke der Aufklärung – im Sinne einer Kohärenzbildung unterschiedlichster Wahrnehmungen – nicht weiter. Zeichnen sich doch gerade wahnhafte Wirklichkeiten oftmals durch ihre innere Kohärenz und Schlüssigkeit aus.

Kehren wir nochmals zu Jaspers zurück. Jaspers verstand ganz definitiv mit seiner vierten Auflage der »Allgemeinen Psychopathologie« (1942) den »psychiatrischen Blick« nicht primär als einen Fotoapparat, der Innerlichkeiten nüchtern-sachlich abbildet bzw. in welchem der Psychiater dem Wahnsinnigen von innen her – an der Stelle des verlorenen Egos – auf dessen Innerlichkeit blickt (Jaspers 1973). Auch wenn dieses Verständnis sich im Gefolge Jaspers als Anspruch in der Psychiatrie eingebrannt hat, in der anthropologischen Psychiatrie des »Wengener Kreises« besonders prägnant-menschlichen Ausdruck fand, durch die Psychiatrie-Enquête der 70er Jahre des letzten Jahrhunderts auch zunehmend institutionellen Eingang fand (Emrich 2003, Passie 1995), bedeutet dies nicht, dass die Stimmung des Paranoiden im heutigen »psychiatrischen Blick« fehlen würde. Im Gegenteil zeigt sie erst jetzt ihre aktuelle Virulenz. Denn versteht sich der »psychiatrische Blick« vom Blickenden her nicht mehr (ausschließlich) als Fotoapparat und er selbst nicht mehr als Filmleinwand der projektierten Innerlichkeit des Erblickten, werden erst die Wechselspiele der Blick-Strukturen im Psychiatrischen interessant, auch wenn weiterhin das Schema des »Fotoapparats« und der »Filmleinwand« heuristisch nutzbar bleibt. Auch Jaspers betont mehrfach, dass es besonders dem Psychopathologen notwendig sei, »das Bewußtsein des Umgreifenden des Menschseins«, die Unerkennbarkeit des »Ganzen des Menschen« zu bewahren (Jaspers 1973, S. 24 ff.). Sonst drohe nicht nur die Gefahr der Übermacht des jeweiligen psychopathologischen Verstehens, sondern insbesondere in dieser Verabsolutierung eine Blindheit für das Seelische (Jaspers 1973, S. 29 f.). Wie aber nun unterscheidet Jaspers in diesem korrigierten »psychiatrischen Blick« wahnhafte von nicht-wahnhaften Wirklichkeiten?

Jaspers nimmt für das psychiatrische Wissen vom Wahn an, dass im Wahn an die Stelle des Wissens der Glaube gesetzt wird. Für Jaspers ist die Wahngewissheit des wahnhaften Menschen durch zwei

Aspekte zu kennzeichnen: Zwar kann er sie nicht mit seinem intellektuellen Zweifel korrigieren, jedoch findet sie sich auf der Ebene des expliziten Bewusstseins, in welchem Wissen methodenabhängig entsteht und geordnet ist. Im Wissen finde sich eine Spaltung in das Subjektive, das wissende Bewusstsein und das Objektive, den bewussten bzw. gewussten Gegenstand. Der Glaube hingegen gehe über die Gewissheit schon insofern hinaus, als er sich aus dem gelebten Leben des Glaubenden bezeuge, überschreite die im Bewusstsein bestehende Subjekt-Objekt-Spaltung. Dieses Überschreiten geschehe aus dem Glaubensgehalt, welcher Umgreifendes und Erstaunendes ist und nicht sinnvoll verobjektiviert werden kann. Würden wir dies tun, würde er seinen Charakter des Umgreifenden, des Erstaunenden verlieren. Darin erhellt sich für Jaspers, dass Gewissheiten ohne den Wissenden bestehen, wohingegen Geglaubtes persönlich, d.h. existenziell ist. Jaspers eigener »philosophischer Glaube« ist insofern unruhig, stets sich selbst dialektisch unterfangend und ungewiss: »Er bleibt das Wagnis radikaler Offenheit.« (Jaspers 1974, S. 16) Oder im Rückgriff auf das vorher Gesagte: das Bewahren des Erstaunlichen. Der Wahn aber drängt sich dem Menschen in seiner unkorrigierbaren Wahngewissheit auf, bietet Halt. Er bietet sich an, wenn nicht mehr geglaubt werden kann. Glaubensgehalte »bleiben in der Schwebe des Nichtgewußtseins. […] Sie werden zu schnell wie ein Wissen behandelt und haben dann ihren Sinn verloren.« (Jaspers 1974, S. 33) Im Wahn hingegen bleibt nichts in der »Schwebe«, sondern die »Schwebe«, das Erstaunende, das »primäre Wahnerlebnis« wird konkretisiert und vereinheitlicht. Im Wahn wird die »Schwebe« in eine unverrückbare Subjekt-Objekt-Spaltung getrieben, die gerade deswegen »verrückt« erscheint. Im Psychiatrischen versteht sich der Wahn als eine durchreichende Interpretation von Wirklichkeit, die daran leidet, sich ihrer Interpretation nicht zuweilen entledigen zu können, um das Ganze nochmals anders zu sehen.

5. Diskussion

Mit Jaspers bewahrt der Mensch die Korrigierbarkeit seiner Überzeugungen also nicht dadurch, dass sein Verstand im synthetischen Sinne alles einer umfangreichen Kohärenzprüfung unterzieht, sondern er kann mithilfe seines Verstandes alles einer korrigierenden Vernunftprüfung unterziehen, da er das Umgreifende in der »Schwebe«

bewahren und aushalten kann. Diese innerste Ungewissheit, die Jaspers gerne mit Begriffen wie »Un-…-heit« oder »Un-…-barkeit« belegt und »un-fass-bar« zu »fassen« bzw. »fass-bar« zu »verpassen« bemüht ist, zielt auf eine Art »schöpferischen Grund« des (eigenen) Lebens, der die Frage beantwortet: Warum ist überhaupt etwas, und nicht vielmehr nichts? Aber zielt er hiermit nicht auf das Leben selbst? Ist der Mensch in diesem innersten und ursprünglichen Sinne sich selbst offenbar, geschieht ihm »mehr« als nur die Korrigierbarkeit seines Wissens (Gamm 1986, Rombach 1993). Nun ist allerdings diese Offenheit nicht der »Normalfall« und es ist zudem fraglich, ob der Mensch sich in der Offenbarung des Lebens anders festsetzen kann, als indem er erlebt. Da er dieses Erleben willkürlich nur im Suizid abreißen lassen und durchtrennen kann, welches jedoch bis zum Tod lebendig bleibt, fragt sich: Was haben wir im Hinblick auf wahnhafte Wirklichkeiten mit dieser Einsicht gewonnen?

Für uns psychiatrisch Tätige wirkt für den psychiatrischen Alltag – in unserem »psychiatrischen Blick« also – die Aussage, dass wahnhafte Wirklichkeiten eigentümlich starr und »un-lebendig« sind, da in ihnen die Fülle des wirklich Möglichen reduziert wird, wenig konkret. Da sich das Leben als sich selbst übersteigend hervorbringt, und zwar in dem Sinne, dass es sich selbst als sich-verständlich-übersteigend verständlich hervorbringt, liegt aber genau hier die besondere Qualität des Wahnhaften. Wahn ist eine Rück-bindung des Unverständlichen ins Verständliche – infolge konkret inhaltlicher bzw. wirklicher Festsetzung –, ohne wahrhaft verständlich zu werden, da das Sich-verständlich-Übersteigen unverständlich wird. So verstanden wird ein solches Verständnis wahnhafter Wirklichkeit im kulturellen Sinne virulent, denn nun können auch gemeinsame Wirklichkeiten gleichbedeutend als wahnhafte Wirklichkeiten verstanden werden. Der »psychiatrische Blick« wird damit als derjenige Blick verständlich, der innerhalb einer gemeinsamen Wirklichkeit – wie wahnhaft diese auch sein mag – sowohl diese gemeinsame Wirklichkeit gegen singuläre Vielfalten seiner Multiplikation schützt – da er sie als wahnhaft erkennt – als auch – und dies ist gewissermaßen die jaspersche Korrektur – singuläre Vielfalten gegen eine gemeinsame wahnhafte Reduktion schützt – da er sie als Wirklichkeiten erkennt. Im letzteren Sinne wären dann tatsächlich nur diejenigen Wahnerlebenden behandlungswürdig, die einen Leidensdruck erleben – auch wenn sie als Wahnerlebende psychiatrisch gewusst werden.

In dieser Argumentation aber wird zugleich deutlich, dass der

»psychiatrische Blick« grundlegend durch eine paranoide Stimmung gekennzeichnet ist und dies nicht primär infolge seiner gemeinschaftlichen Schutzfunktion, die überall Wahnhaftes wähnt und aufzuspüren bemüht ist, sondern weil er in seiner festlegenden Unterscheidung selbst sein Sich-verständliches-Übersteigen unverständlich werden lassen muss, um verständlich wahnhafte von nicht-wahnhaften Wirklichkeiten unterscheiden zu können. Damit sind wir an den Anfang zurückgekehrt. Wir könnten die Argumentation von vorne beginnen, ohne an ein Ende zu gelangen. Was bleibt?

Der Mensch bewahrt die Korrigierbarkeit seiner Überzeugungen, da er sein Innerstes als unbestimmbar erleben und im Ungewissen wissen kann. So wie sich das Leben im Denken Zugang zu sich gewährt, wird es sich zugleich als sich selbst übersteigend offenbar, bringt sich selbst als sich-verständlich-übersteigend verständlich hervor. Hierin liegt die besondere Qualität des Wahnhaften. Wahn ist eine Rück-Bindung des Unverständlichen ins Verständliche – infolge konkret inhaltlicher bzw. wirklicher Festsetzung –, ohne wahrhaft verständlich zu werden, da das Sich-verständlich-Übersteigen unverständlich wird. Der grundlegend paranoid gestimmte »psychiatrische Blick« ist keine Brille, die innerhalb des psychiatrischen Feldes willkürlich auf- oder abgesetzt werden kann. In vollkommen anderen Situationen kann sich der psychiatrisch Tätige jedoch als Mensch erweisen und dadurch auch seinen »psychiatrischen Blick« immer wieder in dem Sinne offenhalten, da er weiß, den »Wahnsinn« und den »Wahnsinnigen« niemals vollständig verstehen zu können.

Literatur

J. C. Däubler, De naturae maniae. Diss med Tübingen 1807. z. n. Hesselberg 1981.

H. M. Emrich u. J. E. Schlimme, Heidegger in Psychiatrie, Psychoanalyse und Psychotherapie. Wider das »Gestell« des Psychologischen. In: D. Thomä (Hg.), Heidegger-Handbuch. Leben, Werk, Wirkung. Stuttgart: Metzler 2003, 486–492

G. Fichtner, Die Psychiatrie zur Zeit Hölderlins. Ausstellungskataloge der Universität Tübingen Nr. 13. Tübingen 1980

G. Gamm, Flucht aus der Kategorie. Die Positivierung des Unbestimmten als Ausgang aus der Moderne. Frankfurt/Main: Suhrkamp 1986

M. Henry, Radikale Lebensphänomenologie. Freiburg/Breisgau: Alber 1992

A. K. Hesselberg, Die Psychiatrie J. H. F. Autenrieths (1772–1835). Diss. med. Tübingen 1981

K. Jaspers, Allgemeine Psychopathologie. 1. Aufl. Berlin: Springer 1913

K. Jaspers, Allgemeine Psychopathologie. 9. unver. Aufl. Berlin: Springer 1973

K. Jaspers, Der philosophische Glaube. Piper: München 1974

D. Kaufmann, Aufklärung, bürgerliche Selbsterfahrung und die »Erfindung« der Psychiatrie in Deutschland, 1770–1850. Göttingen: Vandenhoeck u. Ruprecht 1995

H.-J. Möller u. A. Deister, Schizophrenie. In: H.-J. Möller, G. Laux u. H.-P. Kapfhammer (Hg.), Psychiatrie und Psychotherapie, 2. Aufl. Berlin u. Heidelberg u. New York: Springer 2003, 1051–1122

M. Musalek, Meaning and causes of delusions. In: B. (K. W. M.) Fulford, K. J. Morris, J. Sadler u. G. Stanghellini (Hg.), Natur and Narrative. An introduction to the new philosophy of psychiatry. Oxford: Oxford University Press 2003, 155–170

T. Passie, Phänomenologisch-anthropologische Psychiatrie und Psychologie. Hürtgenwald: Guido Pressler 1995

J. C. Reil, Rhapsodieen über die Anwendung der psychischen Curmethode auf Geisteszerrüttungen (1803). Amsterdam 1968

V. Roelcke, Krankheit und Kulturkritik. Psychiatrische Gesellschaftsdeutungen im bürgerlichen Zeitalter (1790–1914). Frankfurt/Main: Campus 1999

H. Rombach, Strukturanthropologie. »Der menschliche Mensch«. 2. Aufl. Freiburg/ Beisgau: Alber 1993

H. Sass u. P. Hoff, Deskriptiv-psychopathologische Befunderhebung. In: H.-J. Möller, G. Laux u. H.-P. Kapfhammer (Hg.), Psychiatrie und Psychotherapie, 2. Aufl. Berlin Heidelberg New York: Springer 2003, 382–399

C. Scharfetter, Wissen – Meinen – Irren – Wähnen. Das Spektrum der Selbst- und Weltkonstrukte. Fundamenta Psychiatrica 17 (2003) 64–76

A. Schinkel u. J. E. Schlimme, Aktives Vertrauen, aktives Misstrauen und Paranoia. Thesen zu Personalität und Sozialität. Handlung Kultur Interpretation 11 (2002) 134–153

J. E. Schlimme, »Wahnsinnig psychiatrisch«. Reflexionen über Wahn und Wirklichkeit im »psychiatrischen Blick«. In: K.-J. Pazzini, M. Schuller u. M. Wimmer (Hg.), Wahn – Wissen – Institution. Undisziplinierbare Näherungen. Bielefeld: Transcript Verlag 2005, 259–292

Anmerkungen

[1] Wiederabdruck des Textes mit freundlicher Genehmigung des Verlags, Erstveröffentlichung unter dem gleichen Titel: Handlung Kultur Interpretation 2007, 344–354.

Birgit Hase / Jann E. Schlimme[1]

Wahnsinns-Erzählungen

Weltanschauung und lange anhaltende Psychoseerfahrung[2]

Abstract

In our paper we discuss the challenge of living with long lasting psychotic experiences. We describe the task of comparing both realities building one's life-world with each other and the necessity to dose one's participation in many social situations in order to make this task manageable. We furthermore describe how it is possible to cover oneself with socially accepted roles and how to transfer one's convictions from the exclusive (psychotic) reality into the socially accepted reality by reframing them as a *Weltanschauung* (world-view) in an open-minded dialogue (i.e. in a therapeutic relationship). Accepting and coping with these tasks allows for a high rate of authenticity in daily life while still experiencing an exclusive, psychotic reality.

Schlüsselwörter:

Doppelte Realitäten, soziale Tarnung, Umdeuten/Reframen, Psychosenpsychotherapie, Partizipation

Wenn die Psychoseerfahrung neben der sozial geteilten Realität als doppelte, allen anderen verborgene Realität besteht, dann muss der Betreffende die psychotische Realität immer wieder mit der sozial geteilten Wirklichkeit abgleichen. Er weist, in der Sprache der Psychopathologie, eine »doppelte Orientierung zur Realität« auf (Jaspers 1913, S. 101; Wiggins u. Schwartz 1992; Sass 1994). Mit diesem Begriff der »doppelten Orientierung zur Realität« sind zwei Aspekte gut gefasst: zum einen der Aspekt, dass aus der Sicht des Betreffenden letztlich ein einheitliches Gesamt seiner Lebenswelt besteht; zum anderen der Aspekt, dass eine spezifische Verdoppelung innerhalb dieser Lebenswelt aus der Sicht des Betreffenden eingetreten ist. Obwohl der Begriff also einige Aspekte treffend benennt, haben wir uns gegen diesen Begriff entschieden. Aus unserer Sicht erfasst er die Verschiedenheit der beiden Realitäten nicht ausreichend, sondern hält am Primat einer Realität fest. Dies ist aus der Sicht der sozial geteilten Realität verständlich und sinnvoll. Und freilich gilt dies auch für die Person mit lange anhaltender Psychoseerfahrung, da sie schließlich mitten unter uns lebt. Auch sie muss üblicherweise in vielen Alltagssituationen die sozial geteilte Realität teilen, obwohl sie diese Anforderung durch den Rückzug aus dem sozialen Raum dosieren kann.

Gleichzeitig lebt die betreffende Person jedoch noch in einer ›anderen‹ (= psychotischen, J.S.) Realität, die eigenständig ist. Ein genereller Vorrang einer Realität macht dann freilich die Verständigung schwierig, wenn nicht gar unmöglich. Auch wenn demnach Verständigung immer nur vorübergehend und in spezifischen Sozialräumen möglich ist, da hierfür der Vorrang der sozial geteilten Realität (spielerisch) außer Kraft gesetzt werden muss, kann auf Verständigung nicht verzichtet werden, wenn andererseits doch gemeinsam in einer sozial geteilten Realität gelebt werden muss. Trotz dieses unlösbar scheinenden Dilemmas, welches im Hintergrund der Verständigung zwischen ›anderer‹ (= psychotischer, J.S.) und sozial geteilter Realität steht, lebt die Person mit lange anhaltender Psychoseerfahrung typischerweise äußerst verantwortlich mitten unter uns. Dieser vielleicht zunächst erstaunliche Umstand findet zunehmend Eingang in den psychiatrischen Diskurs, obwohl Personen mit lange anhaltender Psychoseerfahrung nur ungern mit dem psychiatrischen Hilfesystem in Kontakt treten (vgl. Bock 1990; Schlimme 2009, 2013 und 2015a).

Was sich aus der Sicht des Psychoseerfahrenen als eine sowohl distinkte und parallele als auch überschiebende Realität zeigt, versteht sich aus der Sicht der Sozialprofis und dem Normalitätsanspruch der Gesellschaft folgend als anhaltende Psychoseerfahrung. Die Verständigung über diese unterschiedliche Sicht der Realitäten ist nicht einfach und stellt besondere Herausforderungen, wie eine kleine Gesprächsmitschrift zwischen uns verdeutlichen mag. In dieser Sequenz geht es um meinen Vater (B.H.), der mir als Geist häufig präsent ist, und über den wir zuweilen auch kritisch sprechen:

B.H.: Das ist ein Problem, denn der hört ja zu.
J.S.: Wie gehen wir damit um?
B.H.: Es baut eine Mauer auf, wenn wir da jetzt drüber sprechen.
J.S.: Das baut eine Mauer zwischen Ihnen und Ihrem Vater auf. Das ist eine echte Schwierigkeit.

Die Sequenz verweist auf Herausforderungen, die aus Sicht der sozial geteilten Realität gar nicht zu bestehen scheinen, aber für Menschen mit anhaltender Psychoseerfahrung relevant sind: die Einflüsse von Ereignissen sowie eigenen *und* fremden Handlungen innerhalb der sozial geteilten Realität auf die psychotische Realität. Dies ist in der Tat eine echte Schwierigkeit, da diese Einflüsse nur vom Psychoseerfahrenen erlebt und beurteilt werden können, andererseits aber eine Verständigung über diese exklusive Realität hilfreich und sinnvoll ist, wie auch der weitere Fortgang des Gesprächs zeigt.

B.H.: Das ist ein Problem, denn der hört ja zu.
J.S.: Wie gehen wir damit um?
B.H.: Es baut eine Mauer auf, wenn wir da jetzt drüber sprechen.
J.S.: Das baut eine Mauer zwischen Ihnen und Ihrem Vater auf. Das ist eine echte Schwierigkeit.
B.H.: Neulich habe ich ihm echt meine Meinung gesagt. Da war ich da [vor gut 50 Jahren], als er uns geschlagen hat, und hab es ihm ins Gesicht (Pause) na ja, gebrüllt.
Es geht zwischenzeitlich um andere Dinge, v. a. um die wichtige Frage, ob Geister lernfähig sind. Denn schließlich bräuchte man es ja nicht mitteilen, wenn es nichts ändern könnte. Ich (J.S.) kann mich dazu nicht äußern, ich (B.H.) nehme an, dass sie es sind. Ich (J.S.) gehe dann nochmal auf ihr Meinung-Sagen ein:
J.S.: Ja, das war gut, dass sie es gesagt haben!
B.H.: Das ändert meine Ohnmacht ein Stück.

Das Heraustreten aus der passiv-sprachlosen Verfassung (»Ohnmacht«) auch gegenüber den seit über 30 Jahren gegebenen exklusiven Erfahrungen (= psychotische Realität, J.S.) ist alltägliche Aufgabe, denn diese ›andere‹ Realität ist immer da und ständig im Hintergrund präsent: »Das ist wie ein Gegrummel im Hintergrund – wenn ich mit meinem Enkel beschäftigt bin, ist das weg, manchmal. Aber das ist nur eine Ablenkung, das ist ja immer da.« In dieser ›anderen‹ Realität (der anhaltenden Psychoseerfahrung, J.S.) begegne ich (B.H.) den Geistern verstorbener bekannter und unbekannter Menschen, die ich aufgrund ihres luziden bis transparenten Körpers sofort als Geister erkenne und zuordne. Aber ich begegne auch hilfreichen Engeln, von denen einer häufig wie hinter mir steht (= leibhaftige Bewusstheit, J.S.). Diese andere Realität überlappt eigentlich ständig mit der sozial geteilten Realität, obwohl sie in Phasen der Ablenkung tatsächlich von mir (B.H.) nicht erfahren wird.

1. Anhaltende Psychoseerfahrung

Das Leben in zwei parallelen Realitäten kann lange anhalten und Normalität werden, auch wenn es eine wenig heimelige und furchtbar anstrengende Normalität ist. »Ein Jahr in der Hölle kann jeder aushalten«, so der Lieblingsspruch meiner (B.H.) Mutter. Obwohl ich (B. H.) mir da nicht so sicher bin, ob das stimmt. Denn: »Es ist ja kein Kinofilm, aus dem man wieder rausgeht.« Deshalb gilt auch: »Manchmal wird mir klar, dass das nie aufhört, dass ich das alles umsonst ausgehalten habe – dann bin ich wirklich frustriert. [...] Das sind doch Vortäuschungen falscher Tatsachen. Man verspricht ihnen, dass das dann erfolgreich beendet ist. Ja, das haben die mir versprochen, das zieht sich schon lange hin! Das ist unfair, ich kann Ihnen das nicht genauer sagen, aber das ist ihre Basis. Sie haben nicht so den freien Willen. Das ist ein Fakt, die ganze Linie, dass sie das nicht mehr wollen, wird ihnen aus dem Kopf radiert, und: Zack! geht das wieder von vorne los.«

In den Momenten, in denen mir (B.H.) klar wird, dass ich die Psychoseerfahrungen nie loswerde, kommt Resignation auf. Aber: »Wenn ich mal meinen Löffel abgegeben habe, dann werde ich mich beschweren, werde das alles auf meine innere Rechnung schreiben.« Dieser letzte Anker, der in diesen Momenten noch Hoffnung auf Anerkennung meiner Leiden verspricht, entspricht meiner (B.H.) Weltanschauung. Denn, wie ich (B.H.) zuweilen ja im Gespräch zwischen uns (B.H., J.S.) mitteile: »Das hat ja auch schöne Seiten.« Diese ›andere‹ Realität bietet tiefgreifende Einsichten, die sich bei mir (B.H.) über die Jahre zu einer Weltanschauung verdichtet haben: »Man merkt, es ist noch viel mehr dahinter im Spiel des Lebens. Man merkt, wir sind nicht nur auf unsere Körper beschränkt – man sitzt trotzdem in diesem Spiel und muss es aushalten.« Für mich ist der Geist des Menschen unsterblich, so dass nach dem irdischen Tod ein Nachspiel auch für die Geister kommen wird, die mir hier das Leben zur Hölle gemacht haben: »Ich kann das nicht beweisen. Aber wenn ich meinen Löffel abgegeben habe, dann werden wir das Korrektur lesen.«

Dieser letzte Anker drückt aber eben auch den Umstand aus, dass ich (B.H.) das Leben in zwei parallelen Realitäten, dieses Leben mit anhaltender Psychoseerfahrung (J.S.), zunächst ganz allein und ohne Unterstützung durch andere Menschen bewältigen musste: »Wenn ich Michael nicht hätte, der mir sagt: Du hast die Tür zugeschlossen, dann wäre ich schon nicht mehr. Er ist der Einzige, auf den ich mich verlassen kann. Der hat mir schon so oft geholfen.« Michael, der Erzengel, wird von mir typischerweise als hinter mir stehend gespürt, was psychopathologisch als leibhaftige Bewusstheit (vgl. Jaspers 1913) bezeichnet und von mir als Unterstützung erfahren wird. Michael ist, auch im Unterschied zu Menschen aus dem Hier und Jetzt, berechenbarer und damit erträglicher: »Den einzigen, den ich noch mit Geduld ertrage, ist Michael.«

2. Leben in doppelten Realitäten, oder: Sprechen mit geschlossenem Mund

Meine (B.H.) Erfahrungen waren und sind im Wortsinne exklusiv: besonders und ausgrenzend. Jegliche Verständigung mit anderen Menschen hierzu war über viele Jahre unmöglich: »Man hat ne Horrorstory hinter sich – aber wem soll man das sagen? […] Das ist sehr hart, das macht einen kaputt.« Trotzdem ragt diese andere Welt eben nicht nur in meine (B.H.) Lebenswelt hinein, sondern schiebt sich damit auch unnachgiebig und ständig in meine Sozialräume hinein. So muss ich diese ›andere‹ Welt mit der sozial geteilten Welt »In-Einklang-Bringen«. Dies ist eine anstrengende, nie versiegende Aufgabe: »Es ist verrückt, aber wie ordne ich das?«

Der erste Schritt und Wendepunkt auf dem Weg dahin war, aus dem elterlichen Anspruch und Gebot auf absolute Ehrlichkeit und Offenheit gegenüber den Autoritäten – und damit auch gegenüber den allwissenden Geistern – auszusteigen. Auf diese Weise kam ich (B.H.) in den 80er Jahren aus der Psychiatrie heraus, in die ich gekommen war, da ich meinen Eltern – wie gewohnt – gehorcht hatte, die mit mir, meinen ungewöhnlichen Erfahrungen und Selbstgesprächen nicht mehr klarkamen: »Ich war ja einmal im Krankenhaus, ganz am Anfang. Weil ich es nicht sortiert gekriegt habe, weil es halt eben auffiel.« In der Psychiatrie bekam ich (B.H.) hohe Dosen Neuroleptika und litt an motorischen (extrapyramidalen) Nebenwirkungen mit dramatischen Folgen: »Die Gedanken rasen weiter, aber der Körper kann nichts tun – und die Gedanken: Wie soll das gehen, wenn ich auf Toilette muss. Und dann werden Sie gefragt: Hören Sie noch die Stimmen? Und wenn Sie denen ›Ja‹ sagen, dann kriegen Sie die Tropfen in den Hals gekippt. Bis mir der Schutzengel gesagt hat: Du musst ›Nein‹ sagen, sonst kommst du hier nie raus. Das ist gar nicht so einfach, nicht die Wahrheit zu sagen.« Ich (B.H.) log den Doktor an, und stellte erstaunt fest, dass – anders als es meine Erziehung hätte erwarten lassen – keine Strafe auf dem Fuß folgte: »Man muss gegen sich selbst, gegen sein Inneres handeln, was nicht zu einem passt und stellt fest, es passiert gar nichts.« Im Gegenteil, ich kam frei.

Und so beschloss ich (B.H.), nur noch still mit den Wesen aus der ›anderen Welt‹ zu reden: »Wir üben das Sprechen mit geschlossenem Mund. Das war das Erste, so ziemlich am Anfang, das ich lernen musste. Das ist nicht, das ist nicht (…) es ist nicht einfach. Aus dem (…) normalen lauten Reden in ein leises Reden zu gehen. Das ist nicht einfach. Das musste ich erstmal üben.« Der Abbruch der Verständigung mit denjenigen, die durch die offene Mitteilung meiner Psychoseerfahrungen überfordert waren, zwang mich (B.H.) dazu, diese Erfahrungen zunächst ganz allein zu bewältigen. Dies war, wie bereits deutlich geworden sein sollte, eine »Horrorstory«. »Das ist schon schwierig mit dem Umfeld unter einen Hut zu kriegen. Das ist schon eine Katastrophe. Der ganze normale Lebensalltag ist auf einmal weg, man merkt, dass es mehr gibt.«

Im nächsten Schritt galt es zu lernen, wer alles Geister waren, und wer nicht: »Diese Wesenheiten, diese Engel, meine Familie, ich kenne die ja alle. Es ist einfach, die zu erkennen. Schwer war es mit denen, die ich nicht kannte.« Doch letztlich lernte ich (B.H.) schnell. Beim Hören von Stimmen war dies einfach: »Ich habe das sofort gewusst, weil ich das ja in meinem Inneren hörte – und nicht von Außen. Dann kann ich mir sofort vorstellen, dass es andere nicht hören können (…) Aber darüber denkt man ja nicht nach, wenn man damit beschäftigt ist.« Beim Sehen von Geistern war dies schwieriger, aber keinesfalls unmöglich, denn: »Im Normalfall ist das nicht zu sehen, was man dann sieht.« So konnte ich (B.H.) von Anfang an die Geister an ihrer eher nebelhaft-durchscheinenden Körperhaftigkeit, welche nicht an materielle Gesetze gebunden ist, sofort erkennen.

Und dann galt es herauszufinden, welche Geister es verlässlich gut mit mir (B.H.) meinten. Dies war viel schwieriger: »Schwer ist es zu unterscheiden. Weil auch die, die mir eigentlich schaden wollen, können freundlich sein. Und das machte das Ganze anfangs extrem schwer. Ich habe erstmal immer alles geglaubt, und das hat mir Probleme bereitet. [...] Und weil ich immer alles ernst genommen habe, war ich natürlich auch schnell in Schwierigkeiten, dass ich Dinge geplant habe, vorbereitet habe, was hinterher gar nicht wahr war. (...) Und das war schon hart.« Ich (B.H.) musste erst lernen, mit den Geistern nicht höflich, sondern kritisch zu sein – wobei es, wie gesagt, die Ausnahmeerscheinung Michael gibt, der ich bislang immer vertrauen konnte. Dennoch, heute nehme ich (B.H.) für mich einen eigenen Prüfraum in Anspruch: »Ich glaube erstmal gar nichts, und prüfe das dann.«

Und nicht zuletzt galt es, Techniken zu entwickeln, die mir (B.H.) halfen, um durch den Tag zu kommen und zu funktionieren. Denn im Gefolge der Erfahrung der ›anderen‹ Realität war und bin ich tatsächlich schneller gestresst und assoziiere reichhaltiger, v.a. bei bestimmten Gerüchen: »Aber ich assoziiere mit manchen Dinge einfach, es ist nicht direkt auf dem Schirm, aber es ist da. Und das ist für mich ... (Pause). Im Extremfall wäre das Gefahr. [...] Ich bin sehr empfindlich, was Gerüche anbetrifft, da – das geht mir oft auf die Psyche.« Am einfachsten ist es, wenn ich (B.H.) bestimmte Situationen meiden kann, beispielsweise soziale Situationen mit vielen Menschen. Aber manchmal geht das nicht oder reicht nicht aus. Dann hilft sofortiger Rückzug aus der Situation, und sei es die Warteschlange an der Supermarktkasse: »Ich hab auch schon mal alles im Laden einfach stehen lassen. Ging einfach nicht. Wenn die sich da vorne anfangen zu streiten wegen irgendwas, dann denke ich: Komm Mädchen, geh! Dann geh ich, dann geh ich raus.« In den letzten Jahre nutze ich (B.H.) oftmals Hörbücher, um Distanz aufzubauen: »Ich hab auch jetzt mein Hörbuch dabei, um ein bisschen Normalität zu kriegen, um es mal so zu sagen. Einfach aus irgendwas raus, ich weiß, da ist jetzt das Hörbuch da, dann ist es einfacher.«

Aber manchmal reichen diese Strategien nicht aus. Dann bleibt nur noch eine (psychotische, J.S.) Notfallstrategie, die ich (B.H.) aber nicht verlässlich steuern kann, die mir manchmal passiert und manchmal aktiv gelingt, und die mich initial auch sehr geängstigt hat: »Wenn mir was ganz zu viel wird. Ich habe Sachen machen müssen, wo mir wirklich innerlich die Haare zu Berge stehen. Ich wollte das nicht. Dann musste ich mich von mir trennen, dann musste ich mir sagen: Wir machen das jetzt für sie! Dann war ich, dann war ich ... Ich weiß auch nicht, wie ich das erklären soll? Ich bin ja Seele in einem Körper. Und dann musste ich praktisch als Seele meinem Körper befehligen. Irgendwie anders, nicht so, wie man das so macht. So gucke ich aus meinen Augen und tue die Dinge, die gemacht werden, und merke mich da nicht, in dem Sinne, wie ich da so erzähle. Aber da musste ich sehr Seele werden, dass ich praktisch auf meinen Körper gucke, dass ich oberhalb bin. (J.S.: Von außen, meinen Sie?) B.H.: Ja, von außen. Dass ich mich von oben beobachte, dass ich irgendwie um mich herum bin, dass ich sage: Komm, wir machen das jetzt zusammen! Und wenn ich das dann so sehe, das ist so ganz merkwürdig. Das ist wunderschön, aber irgendwo auch tieftraurig. Weil es mir dann irgendwie so leid tut, dass dieses verrückte abgenervte Huhn da etwas tun soll, was es gar nicht tun kann und will und dann doch muss. Dieses ewige Gezwungen etwas tun zu müssen, was einen gänzlich überfordert, das kann man dann leisten.« Wenn diese Out-of-Body-Erfahrungen gelingen, sind sie einerseits ein Garant, um unter den widrigsten Bedingungen zu funktionieren, und andererseits ein Schutz vor einem Verlust des Kontakts mit der sozial geteilten Realität: »Ich bin noch drin, aber ich bin auch draußen.«

3. Abgleich der doppelten Realitäten

Personen mit anhaltender Psychoseerfahrung müssen immer in zwei Realitäten zugleich handeln: In der ›anderen‹ / psychotischen Realität und in der sozial geteilten Realität, sodass sie beide Realitäten eigentlich ständig in einen gewissen Abgleich bringen muss. Schließlich betrifft ihr Handeln immer auch andere Menschen, denen die ›andere‹ Realität verborgen ist. Wie aber gelingt der betreffenden Person dieser Abgleich, dieses »In-Einklang-Bringen« der Realitäten?

Typischerweise erfolgt der Abgleich aus der Sicht der psychoseerfahrenen Person insbesondere im Sinne einer vertiefenden Einsicht in das ›Spiel des Lebens‹ (sog. ›weltanschauliche Differenz‹; Blankenburg 1958). So geht es auch mir (B.H.), da ich aufgrund dieser ›anderen‹ Realität tiefere Einsichten gewonnen habe, ohne dass ich deshalb aus diesem ›Spiel‹ aussteigen könnte: »Es ist alles Energie, aber für meine Augen sieht es immer noch echt aus.« Die ›andere‹ Realität unterfängt also im ontologischen Sinne die ›normale‹, sozial geteilte Realität. Es handelt sich, so gesehen, um die fundierende Schicht der Wirklichkeit. Diese Einsichten fordern also eine weltanschauliche Neuorientierung heraus, insbesondere wenn sie ständiger Begleiter der Alltagserfahrung sind. Sie bieten und erzwingen eine stets aktuelle Einstellung zur sozial geteilten Realität, die zugleich anerkennt, dass die anderen Menschen von dieser fundierenden Schicht der Wirklichkeit nichts hören wollen (»Sprechen mit geschlossenem Mund«) und es verrückt finden, wenn davon gesprochen wird.

Die Notwendigkeit, aktiv eine distanzierte Einstellung zur sozial geteilten Realität einzunehmen, erfordert Reflexion. Auch wenn sich diese Einstellung nach und nach lernt und einübt, erfordert dies insbesondere initial, aber je nach Ereignissen in der ›anderen‹ Welt, auch vielfach im Verlauf eine vermehrte reflexive Arbeit. Die betroffene Person ist folglich gedanklich oft mit weiterreichenden, hintergründigen Gedanken zur »immer noch normal aussehenden« sozial geteilten Realität beschäftigt. Diese übermäßig notwendige und sich ereignende Reflexion ist einerseits hinderlich. Sie verweist darauf, dass die betreffende Person nicht immer automatisch in die richtige Einstellung zur sozial geteilten Realität hineinrutscht. Zugleich aber gleitet sie auch nicht immer automatisch in diejenige Einstellung und damit den entsprechend sich präsentierenden Handlungsraum hinein, welche für das gewählte Projekt adäquat wäre. Ihr gewähltes Projekt gibt nicht bereits automatisch den Handlungsraum mit den adäquaten Handlungsoptionen vor, welche wir sonst (entsprechend des anstehenden Projekts bzw. Handlungsvorhabens) eben schon immer passiv und unbedacht selektiert haben (Schlimme 2012–2015a-b; Schlimme u. Voss 2016). Dies entspricht dem Verlust an Automatik und Selbstverständlichkeit der passiven präreflexiven Synthesen des Bewusstseins, welche aus phänomenologischer Perspektive als ein »weakening of the synthetic power of mental life in schizophrenia [...] at both the automatic and active level of experience [...] in the ways that normal mental life automatically and reliably does« beschrieben werden kann (Wiggins u. Schwartz 2011, S. 342). Es fehlen mithin immer wieder Selbstverständlichkeiten im Handlungsraum, was zwingend zum Nachdenken über die aktuelle Situation führt.

Personen mit Psychoseerfahrung beschreiben sehr genau, wie insbesondere neue und ungewohnte, kognitiv vor allem Übersicht und exekutive Funktionen herausfordernde Aufgaben die Selektion der wahrgenommenen Eigenschaften von Objekten beziehungsweise die unbedachte Wertung (»Wertnehmung«) der Eigenschaften von Objekten – insbesondere bezüglich der Handlungsoptionen hinsichtlich der Aufgabe beziehungsweise deren Bewertung – verändern. Dies zeigt sich beispielsweise in der Erfahrung, im Alltag oftmals durch die Fülle der Eindrücke überwältigt zu sein: »Komischerweise registriere ich sehr viel, aber komischerweise brauche ich sehr viel Zeit – diese Pausen brauche ich jetzt. Ich muss ordnen, sortieren, ziehe mich zurück, muss mich sortieren, nachdenken.« Schwierig wird es, wenn in solchen Momenten der Rückzugsraum fehlt, um zu ordnen und zu sortieren: »Wenn ich sehr viel Stress habe, kriege ich Sachen nicht mehr auf die Reihe. Dann muss ich alles sehr langsam machen, mir alles aufschreiben, bin ich in meiner Höhle – das passiert öfter. Ich will was machen, aber dann habe ich den Faden verloren …« Hinzu kommen bei mir (B.H.) auch Erfahrungen der Beeinflussung des Handelns: »Warum mache ich das gerade so und nicht anders? Na ja, das sind halt diese Einflüsse von der anderen Welt.« Dies kann auch meine Gedanken betreffen: »Dass ich fremde Gedanken habe und für nicht-meine halte, das gibt es natürlich. Das ist nicht nett, wann man Sachen von draußen hört. Ich höre sie, ich nehme sie wahr, aber von wo das jetzt kommt, weiß ich nicht.« Die Grenzen des reflexiv Leistbaren sind dementsprechend bereits bei kleineren ungewohnten Aufgaben schnell erreicht: »Früher war ich multi-tasking, heute macht mich das nervös.«[3]

Andererseits macht aber diese ständige Reflexion den Abgleich der doppelten Realitäten überhaupt erst möglich. Denn nur aufgrund des Umstands, dass die betreffende Person das Gesamt ihrer Lebenswelt aktiv ordnet, kann sie die beiden so verschiedenen Realitäten sowohl auseinanderhalten als auch so zueinander beziehen, sodass sie gleichzeitig in beiden Realitäten einigermaßen zurechtkommt. Konsequenterweise erlebt sich die betreffende Person als in einem ständigen Sich-Beobachten begriffen, erlebt sich in einer eigentümlichen Distanz zu ihren zwei Realitäten: »Ich bin halb da. Das ist schwierig zu definieren. Der halbe Verstand oder Geist – ich habe das Gefühl, ich bin nicht ganz da. Das verunsichert mich manchmal … ich kann das nicht – das ist halb beobachtend, halb daseiend. Man will dadurch (macht Brustschwimmbewegungen mit den Armen) – es ist nicht so wie früher, als ich voll da war, in der Kindheit. Manchmal hat man das Gefühl, man kommt nicht mit, bleibt auf der Stelle … Eine geistige Luftblase, wie eine Blase, in der man steckt, aus der man ganz raus möchte, aber man kriegt es nicht hin. Es hemmt und verunsichert … darum bin ich gerne zu Hause, oder bei XX (Name der Tochter) mit den Kindern, das lenkt ab. Die eigenen vier Wände, das Revier kennt man – legt man sich auf das Sofa, das ist okay. Früher dachte ich, man muss da raus.«

Die Notwendigkeit – und damit verbundene Gegebenheit –, sich ständig zu beobachten, erlaubt auch mir (B.H.), in der gegebenen Situation beide Realitäten abgleichen zu können. Dies geht bis zum Heraustreten aus dem Körper, der in der sozial geteilten Realität verbleibt und »von außen« befehligt wird (s. o.). Die Fähigkeit des Abgleichs ist also weder eine Selbstverständlichkeit noch eine passiv sich ereignende Automatik des Bewusstseins, sondern tatsächlich eine ständige reflexive Leistung. Und dies, obwohl zugleich meine (B.H.) reflexive Leistungsfähigkeit im Verlauf der Jahre offenbar abgenommen hat. Um die doppelten Realitäten in Einklang zu bringen, ist es wichtig, die Teilnahme in mit anderen Menschen geteilten Sozialräumen sorgfältig zu dosieren. Es ist notwendig, sich immer mal wieder zurückzuziehen und sich Zeit zu nehmen, um zu ordnen. Denn die fehlende Automatik betrifft natürlich auch die soziale Rolle, in der wir uns gerade bewegen oder genauer gesagt: In der ich mich (B.H.) oftmals eben nicht automatisch und ohne alles Nachdenken bewege, sondern welche ich aktiv und reflexiv aufnehmen und aufsuchen muss. Dies gelingt nicht immer. Insbesondere die Anwesenheit anderer Menschen ist herausfordernd: »Soziale Kontakte – bin ich bei der Familie, da bin ich entspannter, aber: Wenn der Laden zu voll ist, geht man halt nicht rein.« Diese reflexive Arbeit des aktiven Aufnehmens der zur Situation und zum eigenen (Handlungs-)Vorhaben passenden Einstellung ist anstrengend und nur in Maßen verfügbar. Konsequenterweise muss ich (B.H.) die anstrengenden Situationen vorsichtig dosieren: Ich (B.H.) bin »gerne zu Hause«, in den »eigenen vier Wände(n), das Revier kennt man – legt man sich auf das Sofa, das ist okay.«

4. Soziale Tarnung gewinnen, Originalität bewahren

Der Abgleich zwischen der ›anderen‹ und der sozial geteilten Realität ist nur dann gelungen, wenn die anderen Menschen durch das Verhalten der psychoseerfahrenen Person nicht über das kulturtypisch tolerierbare Maß hinaus irritiert werden. Letzteres erfordert also, dass die Werte der Agentenschaft durch den Psychoseerfahrenen insoweit respektiert werden, dass sein Verhalten den hierdurch betroffenen Personen unverändert erlaubt, die Situation für sich selbst zu bewerten, zu beurteilen und nach ihrer Maßgabe zu handeln. Eigensinnige Lösungen, welche angesichts der Exklusivität der Psychoseerfahrung oftmals wahrscheinlich sind, müssen also gegebenenfalls entsprechend getarnt werden. Freilich ist dies daran gebunden, dass die psychoseerfahrene Person selbst – sei es ganz automatisch (präreflexiv) oder reflexiv – ihr Verhalten als »ungewöhnlich aus gewöhnlicher Sicht« wertet (wertnimmt) und sich deshalb überhaupt um eine soziale Tarnung bemüht.

Es ist gerade diese soziale Tarnung, die die psychoseerfahrene Person auch im Interesse der minimierten Irritation ihrer Mitmenschen und hiermit verringerter beschämender Bloßstellung vornimmt, die es ihr erlaubt, weitgehend unauffällig und akzeptiert im Alltag zurechtzukommen (vgl. zur Bedeutung der sozialen Tarnung, Schlimme u. Schwartz 2013; Schlimme 2015a). Eine geradezu klassische Tarnung ist für mich (B.H.) das Headset meines Mobiltelefons: »Manchmal merke ich das gar nicht, dass ich laut spreche. Ich bin einfach so beschäftigt, mit den Stimmen, und spreche – und dann weiß ich nicht: War das jetzt laut, habe ich jetzt laut gesprochen oder nicht? Das ist dann peinlich ... Eigentlich ist es ja egal, ich habe ja andere Probleme. ... Ich stecke mir die Dinger ins Ohr, dann fällt das nicht so auf. Ist nicht so peinlich. Ich weiß ja nicht immer, ob ich laut rede oder nicht. Manchmal bricht das so aus mir raus.«

Diese Fähigkeit zur sozialen Tarnung ist in akuten Psychosen typischerweise nicht mehr gegeben. Schließlich erfordert die absichtliche soziale Tarnung, dass der Psychoseerfahrene um die Exklusivität seiner Psychoseerfahrung weiß und die sozial geteilten Bedeutungen und Verhaltensregeln zureichend gültig stempeln kann (vgl. Wulff 1995; vgl. a. Schlimme u. Schwartz 2013; Schlimme u. Brückner 2014; Schlimme, Brückner u. Emrich 2016). Letztlich ist es diese Absicht, eine öffentliche Beschämung und soziale Ausgrenzung angesichts eines eigenen ungewöhnlichen, abseits der Normalität stehenden und somit auffallenden Verhaltens abzuwenden, die eine soziale Tarnung (»Headset«) bzw. eine Abwandlung des Verhaltens (»Sprechen mit geschlossenem Mund«) erlaubt und erzwingt. Zugespitzt könnten wir sagen: Das Bedürfnis, letztlich doch dazuzugehören, verleitet die psychoseerfahrende Person dazu, sich und ihr Verhalten an beiden Realitäten auszurichten und ihre das Normalitätsmaß übersteigenden Besonderheiten zu tarnen. Dies muss keine Unauffälligkeit um jeden Preis bedeuten. Exzentrik und Auffälligkeit kann zur Tarnung durchaus dazugehören, beispielsweise wenn die psychoseerfahrene Person bestimmte An- und Einsichten den anderen Menschen vermitteln will.

Auch wenn soziale Tarnung hilfreich ist und ein Dazugehören

erlaubt, bedeutet sie zugleich den Abbruch der Verständigung mit denjenigen, die durch die offene Mitteilung oder das offene Verhalten entsprechend der Psychoseerfahrung überfordert sind. In meinem Fall (B.H.) waren das eigentlich alle. So ermöglichte dieses Täuschen, Tricksen und Tarnen zwar ein Funktionieren in der normalen Gesellschaft (inklusive Tätigkeit und Alleinerziehen von zwei Kindern), es führte mich (B.H.) aber hinsichtlich meiner Psychoseerfahrung auch über Jahre in eine unfreiwillige und kaum erträgliche Einsamkeit. Gerade in dieser Hinsicht können Sozialprofis Hilfe und Unterstützung anbieten, wenn sie künstliche Sozialräume für das Verständigen über diese besonderen (psychotischen) Erfahrungen (mit-)gestalten. Dies erfordert von dem betreffenden Sozialprofi aber nicht nur eine Offenheit für diese ungewöhnlichen Erfahrungen, sondern zugleich auch eine Offenheit für die damit oftmals verbundene andere Sicht der Dinge. Es gilt also, für die Psychoseerfahrung offene Sozialräume zu schaffen. Schließlich machen die Erfahrungen in der ›anderen‹ (psychotischen, J.S.) Realität, und hieraus sich speisende An- und Einsichten, die betreffende Person auf eine sehr spezifische Art auch einmalig in der sozial geteilten Realität. Diese Einmaligkeit ist anzuerkennen. Ihr ist im gemeinsamen Sozialraum Rechnung zu tragen, auch wenn man die Ansichten der betreffenden Person nicht teilen mag.

Diese scheinbare Selbstverständlichkeit ist herausfordernd, zumal die An- und Einsichten, die durch die Psychoseerfahrung gewonnen werden, typischerweise Einsichten in den (metaphysischen) Aufbau der Wirklichkeit darstellen. Auch mir (B.H.) scheint die ›andere‹ Realität die fundierende Schicht der sozial geteilten Realität darzustellen: »Es ist alles Energie, aber für meine Augen sieht es immer noch echt aus.« Es ist dieser Umstand, solche Erfahrungen machen zu dürfen und solche Einsichten gewinnen zu können, die für die anhaltende Psychoseerfahrung gewissermaßen entschädigt: »Ich bin hier Hans Wurst in diesem Leben – was ich sonst bin, da habe ich hier nichts von.« Im vergleichbaren Sinne, wenn auch in psychopathologischer Begrifflichkeit, schrieb Wolfgang Blankenburg: »In diesem Originalitätsbewußtsein haben sich offenbar sein numinos-erlebtes ›Wahn-Selbst‹ und das bescheidene Alltags-Ich zu einer Kompromisseinheit zusammengefunden.« (Blankenburg 1958, S. 42) Wie aber kann die eigene Originalität, die sich aus der Teilhabe an der ›anderen‹ Realität speist, unter den Bedingungen der Normalitätsansprüche der sozial geteilten Realität bewahrt werden?

Abgesehen von fundamentalen Einsichten ist diese ›andere‹ Realität nur in Grenzen hilfreich, wobei die entscheidende Hilfe der Kontakt mit dem ›Erzengel Michael‹ ist: »Ich bin den ganzen Tag in Verbindung mit ihm.« Die tägliche Begegnung mit ›Michael‹ setzt sich fort in Überzeugungen, die auch in vielen religiösen Kreisen Zustimmung finden könnten: »Ich denke, wir haben alle Engel, schützen uns, manche Sachen können sie verhindern und manche Sachen nicht.« Letztlich entscheidend und tröstlich ist aber der Gedanke, dass nach ihrem Ausscheiden aus diesem Leben abgerechnet wird. Der Glaube an ein Weiterleben der Seele nach dem Tod in der sozial geteilten Realität ist bei mir (B.H.) zudem römisch-katholisch beheimatet und entspricht somit zugleich meiner Erziehung: »Wenn ich mal meinen Löffel abgegeben habe, dann werde ich mich beschweren, werde das alles auf meine innere Rechnung schreiben – da soll man so viele Schutzengel haben, so viele Behüter – ne, das kann ich nicht nachvollziehen. Und da kann es ausufern – dann muss ich mir ganz schnell ein Hörbuch schnappen, und mich rausnehmen – das ist wichtig, das ich was habe, wo ich hinhören kann … Ich muss das ja kennen, aber ich gehe doch recht regelmäßig und hole mir neue Hörbücher, eine Möglichkeit, um sich breitgefächert ablenken zu können. … Manchmal wird mir klar, dass das nie aufhört, dass ich das alles umsonst ausgehalten habe – dann bin ich wirklich frustriert.« So habe ich (B.H.) meine Weltanschauung an meine Erfahrungen angepasst, wie letztlich jeder Mensch. Dies beinhaltet bei mir eben auch Erfahrungen aus der ›anderen‹ Realität (= Psychoseerfahrungen, J.S.). Dies wahrt sowohl eine Adäquatheit meiner (B.H.) Sicht der Dinge als auch die Originalität meiner Weltanschauung und meiner Person, welche durch die Teilhabe an dieser ›anderen‹ Realität gegeben ist.

5. Eine Weltanschauung unter vielen?

Die Verwendung des Begriffs *Weltanschauung* im Zusammenhang mit wahnhaften Überzeugungen mag zunächst verwundern, da eine Weltanschauung spätestens seit der Aufklärung letztlich als Glaubensfrage verhandelt wird, wohingegen wahnhafte Überzeugungen ›gewusst‹ werden und mit dem Anspruch eines ›wahren Wissens‹ (*justified belief*) auftreten, obwohl sie weder beweisbar noch falsifizierbar sind. Jedoch scheint die Verwendung des Begriffs *Weltanschauung* dann gerechtfertigt, wenn man seine Sicht der Dinge insoweit relativieren kann, dass man anderen Menschen andere Sichtweisen sowohl zugesteht als auch deren Sichtweisen als berechtige Sichtweisen in der sozial geteilten Realität akzeptiert und a-missionarisch bleibt: »Ich kann das nicht beweisen. Aber wenn ich meinen Löffel abgegeben habe, dann werden wir das Korrektur lesen.«

Die feinkörnige (phänomenologische) Analyse der Struktur der alltäglichen Erfahrung bei Menschen mit anhaltender Psychoseerfahrung (Schizophrenie-Diagnose; doppelte Realität) erlaubt es uns, die möglichen Grenzen der verantwortlich gelebten Selbstbestimmung in deren Alltag zu beschreiben. Dabei zeigt sich, dass vieles zunächst von der Art und Weise des Abgleichs der beiden Realitäten und damit auch von der Einstellung zu den »Barrieren« abhängt, welche die lange anhaltende Psychoseerfahrung und die Beschwerden (u.a. Aufmerksamkeits- und Konzentrationsstörungen) hinsichtlich der eigenen reichweitenstärksten, das heißt authentischen Interessen in der sozial geteilten Realität darstellen. Hinsichtlich des Abgleichs pendeln sich Personen mit lange anhaltender Psychoseerfahrung in einem Kontinuum zwischen einer existentiellen Neuorientierung und einem verzweifelten Nicht-los-werden-Können zwischen der ›anderen‹ und der sozial geteilten Realität ein.

Ich (B.H.) habe im sozialen Sinne seit diesem Wendepunkt, dieser dramatischen Klinikerfahrung, immer funktioniert. Bei mir bedeutete dies auch jahrzehntelang Tätigkeit, Ausbildung zur Krankenpflegerin und das Alleinerziehen von zwei Kindern. Und ich funktioniere immer noch, unterstütze meine Kinder und Enkel. Auf diesem Weg gab es sowohl dramatisch-schreckliche als auch hilfreiche Erfahrungen: Ein Buch und eine Begegnung mit einer medial begabten Frau, die mir beide vermittelten, dass auch andere ähnliche Erfahrungen machen und ihren Erfahrungen als ihren Erfahrungen Glauben schenken: »Und das tut der Seele gut. Und ich muss nicht Beweise suchen. Das kann man nicht beweisen. Aber das geht nicht. Aber man muss, man möchte gerne Verständnis haben. Man hat keins. Weil man kann es nicht aussprechen.« Seitdem ich (B.H.) einen Sozialraum zur Verständigung über diese ›andere‹ Realität gefunden habe – seit meinem (B.H.) Umzug nach Berlin dann sowohl in Einzelgesprächen zwischen uns als auch in einer am Offenen Dialog orientierten, polyphonen Peer-Gruppe unter Beteiligung von Therapeuten (J.S.; sog. ›Gruppe 15‹) –, kann ich diese existentielle Neuorientierung noch besser in die Richtung einer Weltanschauung entwickeln: »Mittlerweile habe ich mir diese Distanz aufgebaut. […] Was mir geholfen hat – ich muss mich ja irgendwo wiederfinden. Was erzählen die (in der Gruppe)? Das kenne ich doch! [...] Mir tut es gut, wenn ich das höre und dem fällt nicht die Kinnlade runter. Dass ich da so locker drüber reden kann. Ich war viele, viele Jahre allein – das war schrecklich, hat mich bis in meine Träume verfolgt.« Wobei dieses Berichten und Verständigen durchaus herausfordernd ist, da es eine Einstellung zu entwickeln gilt, in der ich über meine Psychoseerfahrungen bzw. meine damit verbundenen Einsichten überhaupt berichten kann.

Denn, wie bereits Jaspers formulierte, zu einer Weltanschauung gehören immer mindestens zwei. Weltanschauungen gibt es nicht alleine, da sie sonst keine Anschauung *der* ›Welt‹, sondern eben die Wahrheit *über die* ›Welt‹ wären. Sie sind dann entweder »prophetische Weltanschauungen« oder aber »Gehäuse«, in denen die eine Wahrheit über das Ganze fixiert und definiert (absolut gesetzt) sind (vgl. Jaspers 1919, S. 9 u. 43 u. 269 ff.). Die eigene Sicht der Dinge *als* eine Weltanschauung zu formulieren, bedeutet, eine Einstellung gegenüber der eigenen Sicht der Dinge zu gewinnen, die erlaubt, über sie *als* eigene Weltanschauung zu sprechen. Es findet sich also eine ›weltanschauliche Differenz‹. Damit wird zugleich gesagt, dass die eigene Sicht der Dinge für die eigenen Erfahrungen adäquat sein mag, inwiefern auch außergewöhnliche (= exklusive) Erfahrungen einen Rest an Plausibilität beanspruchen können, aber nicht zwingend für alle Menschen wahr ist. Das Darüber-Sprechen im offenen Gespräch setzt einen Rahmen um diesen steten (reflexiven) Abgleich der doppelten Realitäten und macht das Abgleichen als eine Einstellung kenntlich. Vermittels dieses Reframing werden aus wahnhaften Überzeugungen, die den Anspruch des wahren Wissens transportieren, existentielle Überzeugungen, die man glauben kann oder eben nicht. Wie gesagt: »Ich kann das nicht beweisen. Aber wenn ich meinen Löffel abgegeben habe, dann werden wir das Korrektur lesen.« Dieser Sozialraum der Verständigung fordert also nicht nur entsprechend offene Zuhörer, sondern auch vom Sprecher eine spezifische Einstellung, welche Zuhörer und Sprecher als offen für alternative Erfahrungen und hieraus sich speisende Ansichten zeigt. Genau diese Polyphonie und Atmosphäre des Gefahrlosen-ausprobieren-Könnens wird im Trialog und Offenen Dialog angezielt (vgl. Bock, Klapheck u. Ruppelt 2014, S. 141 ff.; von Peter et al. 2014) und prägt beispielsweise auch das Stimmenhörer-Netzwerk (Hansen 2015).

Die damit verbundene Verständigung mag manchmal nicht mit Worten möglich sein, da das Mitzuteilende gewissermaßen ›unterhalb‹ der Weltanschauung bzw. der im Formulieren sich ergebenden Differenzierungen liegt. Oftmals betrifft es einfach nur den Punkt, dass wir als Menschen im Angesicht der Transzendenz unser Leben führen müssen und dass wir dies auf die unterschiedlichste Art und Weise tun können. Die Verständigung über diese Gemeinsamkeit als Existenz kann man mit Jaspers als »existentielle Kommunikation« bezeichnen. In ihr erkennt und bewährt man sich für den anderen als »Schicksalsgefährte«. Eine solche Verständigung liegt noch vor aller Sprache und Mitteilung von bzw. Austausch über die jeweils eigene Weltanschauung (Luft u. Schlimme 2013).

6. Verantwortlich leben in doppelten Realitäten: soziale Teilhabe dosieren

Verantwortlich leben in doppelten Realitäten betrifft vor allem die Frage des Abgleichs, den die betreffende Person in ihrem Leben in doppelten Realitäten leistet. Dies gelingt leichter, wenn eine positive Einstellung zur Notwendigkeit des Abgleichens gewonnen wird und ein Rekontextualisieren (Reframing) im Gespräch bzw. ein Neuerzählen *als* Weltanschauung in zumindest einem der geteilten Sozialräume möglich ist. Dies gilt umso mehr, da die psychoseerfahrene Person ja letztlich keine Verantwortung für ihre (anhaltende) Psychoseerfahrung in dem Sinne übernehmen kann, wie sie es für absichtliche Handlungen tun kann (Schlimme 2013 u. 2015a). Schließlich kann sie nicht anders, als dies zu erfahren. Verantwortung drückt sich also in ihrer Fähigkeit aus, mögliches Handeln daraufhin zu prüfen und zu beurteilen, ob es in der sozial geteilten Realität langfristig ihren authentischen Interessen dient und ob es die Werte der Agentenschaft der von ihrem Handeln betroffenen Menschen respektiert.

Wie jeder andere Mensch leiste auch ich (B.H.) hier tagtäglich wiederkehrende Arbeit, um meine reichweitenstärksten Interessen in der sozial geteilten Realität (soziale Kontakte zu Kindern und Enkeln halten) zu verfolgen. Interessanterweise sind es Interessen, die das Miteinander und Dazugehören betreffen. Sie beziehen also die Sicht und das Wohl der Anderen von vornherein mit ein. Um diesen Interessen auf lange Sicht am besten zu dienen, kann es in bestimmten Lebensphasen – insbesondere in kritischen Momenten – erforderlich sein, dass ich (B.H.) mich aus diesen sozialen Kontakten zurückziehe. Allein schon die Anwesenheit anderer Menschen ist in manchen Situationen schlicht zu anstrengend, da deren Anwesenheit ein intensiveres reflexives Ordnen und Kontrollieren der eigenen Erfahrung und des daraus fließenden Verhaltens erfordert, als es mir in dem Moment möglich ist. Wenn also soziale Tarnung gelingen soll, muss ich (B.H.), unter Einsatz meiner bereits erwähnten Notfallstrategien, die Situation so gut wie möglich bewältigen und mich so rasch als möglich zurückziehen: »Komischerweise registriere ich sehr viel, aber komischerweise brauche ich sehr viel Zeit – diese Pausen brauche ich jetzt. Ich muss ordnen, sortieren, ziehe mich zurück, muss mich sortieren, nachdenken.« Genauer gesagt gilt es also, soziale Teilhabe zu dosieren: »Alle Dinge sind Gift, und nichts ist ohne Gift; allein die Dosis machts, daß ein Ding kein Gift sei.« (Paracelsus, Septem defensiones) In diesem Sinn kann Paracelsus' berühmtes Zitat tatsächlich als Metapher für das authentische Verfolgen der eigenen wichtigsten Interessen herangezogen werden: Es gilt, soziale Teilhabe zu dosieren. Auch hier macht es allein die Dosis, dass sie kein Gift ist.

Die Person mit anhaltender Psychoseerfahrung kann also in mehrerlei Weise Verantwortung für die Art und Weise übernehmen, wie ihr die Lebenswelt als doppelte Realität begegnet: a) in der sorgsamen Dosierung des Dabei-Seins und Dazugehörens zu den verschiedenen alltagsnotwendigen interpersonalen Situationen und Sozialräumen; b) mit der Einstellung zur Notwendigkeit des Abgleichs zwischen der ›anderen‹ exklusiven und der sozial geteilten Realität als unterschiedliche Realitäten und der damit verbundenen Anerkennung einer gewissen sozialen Tarnung; c) mit der Einstellung zur ›anderen‹ exklusiven Realität als derjenigen Realität, welche die weltanschaulich fundierenden Erfahrungen bereitstellt; sowie d) mit dem erzählenden Verständigen über die eigene Weltanschauung *als* eine mögliche Sicht der Dinge unter vielen möglichen Weltanschauungen (›weltanschauliche Differenz‹), wobei das Erzählen auch ausschließlich in einem vom Primat der sozial geteilten Sicht der Dinge (sog. ›Normalität‹) artifiziell freigestellten (und somit zugleich gegenüber dieser Normalität getarnten) Sozialraum erfolgen kann.

Die ersten drei Punkte sind mir (B.H.) über die Jahre leidlich gut gelungen. Schließlich bin ich über die Runden gekommen, habe durchgängig bis zur Frührente gearbeitet, zwei Kinder groß gezogen, die ihrerseits mittlerweile Familie haben, immer selbständig gelebt und den Kontakt in meine Großfamilie halten können. Sicherlich habe ich (B.H.) die sozialen Kontakte dosieren müssen, damit es nicht zu viel wird. Aber ich (B.H.) habe die Realitäten auseinander gehalten, soziale Tarnung aufgenommen und mir dennoch die exklusiven Erfahrungen in der ›anderen‹ Realität bewahrt. So bin ich (B.H.) abseits des psychiatrischen Hilfesystems in weitgehender Unauffälligkeit durchs Leben gekommen, wobei es einige wenige Erfahrungen mit anderen Menschen gab, die meine Genesung unterstützt haben. Sie taten dies insbesondere dadurch, dass sie an mich und meinen Weg geglaubt haben. Als ich (B.H.) vor einigen Jahren wegen meiner Kinder und Enkel nach reiflicher Überlegung – ich hatte dies mit verschiedenen eng vertrauten Personen besprochen – nach Berlin gezogen bin, hat mich diese Veränderung zunächst dermaßen aus der gewohnten Bahn (d.h. aus meiner mühsam eingelebten Habitualität, J.S.) geworfen, dass ich dem psychiatrischen Hilfesystem nochmal eine Chance geben musste. Diesmal ist es gut gegangen. Ich (B.H.) habe tatsächlich einen Raum zur Verständigung gefunden.

Schon der ganz normale Alltag ist für eine Person mit anhaltender Psychoseerfahrung ein echtes Abenteuer. Das fängt beispielsweise mit den möglichen Überraschungen des Treffens von unbekannten und unerwarteten ›Geistern‹ an, greift über auf die Notwendigkeit der Dosierung der eigenen Kräfte hinsichtlich der sozialen Teilhabe und führt bis in die reflexive Arbeit des Abgleichs der doppelten Realitäten. Dennoch gilt auch für diese Person das Kriterium der Authentizität, welches – unter Einschluss des Kriteriums der Anerkennung der Werte der Agentenschaft für die potentiell vom eigenen authentischen Handeln betroffenen Personen – eine Differenzierung hinsichtlich des Zusammenhangs von verantwortlicher Lebensführung und dominierender Psychoseerfahrung erlaubt (vgl. a. Schlimme 2009). Bereits das Reframing des aus der Psychoseerfahrung erwachsenden »metaphysischen Wissens« als Weltanschauung, die u.E. die zentrale Aufgabe eines therapeutischen Miteinanders ist, erlaubt eine größere Distanz zu den Erfahrungen der ›anderen‹ Realität. So kann die Verständigung zwischen uns zugleich den in mir (B.H.) notwendigen Abgleich zwischen den doppelten Realitäten unterstützen, feinkörniger und vielschichtiger machen, wodurch wiederum die Verständigung leichter wird. Die Spannung von exklusiven Erfahrungen und dem Wunsch, dazuzugehören, verlangt nach Gestaltung auch im Erzählen, dem Erzählen der eigenen Geschichte und Erfahrungen. Dies baut eine eigentümliche Distanz zu beiden Realitäten auf. Vielleicht fasst die folgende Szene mein (B.H.) Lebensgefühl treffend zusammen: »Gestern Abend gieß ich mir einen Kaffee ein. Dann steht da so'n Bengel und spuckt mir in die Tasse!

Das nehme ich nicht mehr für voll und denke mir: Mach doch! Auch wenn ich weiß, dass es nicht so ist, aber trotzdem, das verdirbt einem den Appetit.«

Literatur

W. Blankenburg, Daseinsanalytische Studie über einen Fall von paranoider Schizophrenie. In: Schweizer Archiv Neurologie und Psychiatrie 81 (1958) 9–105

T. Bock, Lichtjahre. Psychosen ohne Psychiatrie. Bonn: Psychiatrie Verlag 1997

T. Bock, K. Klapheck u. F. Ruppelt, Sinnsuche und Genesung. Erfahrungen und Forschungen zum subjektiven Sinn von Psychosen. Bonn: Psychiatrie Verlag 2014

H. Hansen (Hg.), Höllenqual oder Himmelsgabe? Erfahrungen von Stimmen hörenden Menschen. Neumünster: Paranus-Verlag 2015

K. Jaspers, Allgemeine Psychopathologie. 1 Aufl. Heidelberg: Springer 1913

K. Jaspers, Psychologie der Weltanschauungen. Heidelberg: Springer 1919

S. von Peter, H.-J. Schwedler, M. Amering u. I. Munk, »Diese Offenheit muss weitergehen« Wie erleben Psychiatrieerfahrene, Angehörige und Professionelle den Trialog? In: Psychiatrische Praxis (2014) DOI. 10.1055/s-0034–1370212

L. Sass, The Paradoxes of Delusions. London: Routledge 1995

J. E. Schlimme, Paranoid atmospheres: psychiatric knowledge and delusional realities. In: Philosophy, Ethics, and Humanities in Medicine 4 (2009) 14

J. E. Schlimme, Lived Autonomy and Chronic Mental Illness: A Phenomenological Approach. In: Theoretical Medicine and Bioethics 33 (2012) 387–404

J. E. Schlimme, Is Acting on Delusions autonomous? In: Philosophy, Ethics, and Humanities in Medicine 8 (2013) 14

J. E. Schlimme, Das Abenteuer der Psychose. Verantwortlich leben mit anhaltendem Wahn, In: Psycho-logik 11 (2015a) 170–192

J. E. Schlimme, Zu Binswangers Terminus der Verschrobenheit: Handlungsraum und gelebte Autonomie in der ›Schizophrenie‹. In: T. Breyer u. T. Fuchs (Hg.), Ludwig Binswanger und Erwin Straus. Beiträge zur psychiatrischen Phänomenologie. Freiburg: Alber 2015b, 94–118

J. E. Schlimme u. M. A. Schwartz, In Recovery from Schizophrenia: Regaining Social Cover – A Phenomenological Investigation. In: Psychopathology 46 (2013) 102–110

J. E. Schlimme u. B. Brückner, Kommentare zu: Erich Wulff. Natürliche Selbstverständlichkeit oder Gemeinsinn? In: Psycho-logik 9 (2014) 194–199

J. E. Schlimme u. Brückner, Entaktualisierung und Orthostrophe. Zur phänomenologischen Psychopathologie des abklingenden Wahns. In: Der Nervenarzt 86 (2015) 872–883

J. E. Schlimme, M. Voss (2016) Accustomed behaviour, Valuing and Autonomy. In: A. L. Mishara, P. Corlett, P. Fletcher, M. A. Schwartz (Hg.) Phenomenological Neuropsychiatry: Bridging Clinic with Clinical Neuroscience. New York, in press.

J. E. Schlimme, B. Brückner u. H. M. Emrich (2016) Einleitung zu Phänomenologische Psychopathologie und historischer Materialismus von Erich Wulff (1995). unveröff. Manuskript

M. A. Schwartz u. O. P. Wiggins, The Phenomenology of Schizophrenic Delusions.

In: M. Spitzer, F. A. Uehlein, M. A. Schwartz u. C. Mundt (Hg.), Phenomenology, Language, and Schizophrenia. Heidelberg and New York: Springer 1992, 305–319
O. P. Wiggins u. M. A. Schwartz, The Delirious Illusion of Being in the World: Toward a Phenomenology of Schizophrenia. In: D. Lohmar u. L. Brudzinska (Hg.), Founding Psychoanalysis Phenomenologically. Dordrecht: Springer 2011, 337–353
E. Wulff, Phänomenologische Psychopathologie und historischer Materialismus. In: Das Argument 37 (1995) 555–566

Anmerkungen

1 Birgit Hase ist ein Pseudonym. Alle Narrative (in Anführungsstrichen gesetzt) sind Transkripte von Interviews oder Gesprächen sowie zwei Interviews aus einer Studie (›Studie zum Handlungsraum‹, SzH I und II), welche Birgit Hase mit Jann E. Schlimme geführt hat. Jann E. Schlimme hat hieraus auf Auftrag von Birgit Hase eine erste Rohfassung des hier vorliegenden Textes verfasst, der gemeinsam besprochen, korrigiert und ergänzt wurde. Beide Autoren erklären, dass der gemeinsame Text einen u. E. gelungenen Versuch der Verständigung zwischen ihnen darstellt.

2 Überarbeiteter Vortrag, gehalten am 30. 06. 2015 auf der Ringvorlesung INTERFERENZEN an der Charité Universitätsmedizin Berlin. Wiederabdruck des gleichnamigen Textes, Erstveröffentlichung in Discipline Filosofiche 2017; XXVII, S. 201–222, mit freundlicher Genehmigung des Verlags.

3 In der erwähnten Studie erfolgte die Provokation einer ungewohnten Aufgabe durch die Anwendung des Turms von Hanoi (4 Scheiben), wobei ich (B.H.) zwar deutlich mehr Züge benötigte, als formal eigentlich erforderlich, aber trotzdem es für mich herausfordernd war, nicht aufgab und eine Lösung fand.

Jann E. Schlimme

Authentisch leben mit einer psychischen Störung

Abstract

Living authentically means to pursuit one's interests at the heart which one would support with the heart. Therefore authenticity is always facing a dilemma of recognizing these interests and of pursuing them in one's life-world, implying that we live our life always ›more or less‹ authentically. In this paper I discuss this dilemma with respect to persons experienced in psychosis. For many persons experienced in psychosis being with others is their major interest at the heart. Unfortunately their ability to pursuit this interest is typically limited due to them being easily irritated and challenged beyond their limits in many social situations. In such situations oftentimes feelings of inauthenticity are arising (so called disorders of pre-reflective self-awareness or self-disorders). Logically, they tend to participate in specially designed social situations (i.e. laid-back situations, laid-back others), resulting in dosing other social situations and leading to an inability to pursuit their interest satisfyingly. Since these experiences of inauthenticity are most disturbing, they furthermore challenge the task to decipher the meaning of these experiences being like a message in a bottle. I report a psychotherapeutic process in which a person experienced in psychosis succeeds to decipher, reframe and re-experience the major message of her feelings of inauthenticity. This allowed her to recognize and accept a further authentic interest and to develop socially accepted manners of pursuing both interests jointly in her daily life. Herewith she achieved an even more authentic manner of living.

Schlüsselwörter:

Selbstvertrautheit, Umdeuten/Reframen, Psychosenpsychotherapie, Miteinander-sein, Dosierung sozialer Teilhabe

1. Einleitung

In meiner täglichen Praxis und Forschung begleitet mich seit vielen Jahren das Thema der Authentizität. Schließlich wollen wir alle unser Leben authentisch führen, wobei wir unter einem authentischen Leben natürlich alle etwas anderes verstehen. Und wir suchen dabei nach anderen bzw. Sozialräumen, oder wünschen uns zumindest welche, die uns in diesem Bestreben unterstützen. Was aber meine ich, wenn ich von authentisch spreche? Ich meine nicht primär etwas Gefühlhaftes, denn dass uns unsere Gefühle täuschen können, das wissen wir alle nur zu genau. Obwohl natürlich das Gefühl, dass man selbst ist, die Basis eines authentischen Lebens sein sollte. Aber dies kann ja tatsächlich auch phasenhaft fehlen. Jedenfalls bin ich der Ansicht, dass diese basale Selbstvertrautheit nicht ständig vorhanden sein muss, um authentisch zu leben. Überhaupt bin ich überzeugt, dass ein authentisches Leben immer in einem »mehr oder weniger authentisch« gefangen bleibt. Schließlich sind wir uns selbst niemals vollkommen durchsichtig, erkennen uns selbst oftmals sogar schlechter als den anderen. In der Tat gibt es Authentizität nur als Weg, zumal wir immer erst im Rückblick wissen können, ob sich ein Schritt, ein Verhalten oder eine Entscheidung als richtig und wegweisend erwiesen hat. Insofern gibt es »die Authentizität« gar nicht, allenfalls ein in diesem Moment mehr oder weniger authentisches Leben. Wenn wir diese ersten Überlegungen ernst nehmen, erweist sich die Langfristigkeit von verfolgten Interessen im Lebenslauf als das entscheidende Maß, um von authentisch geführtem Leben zu sprechen. Deshalb gilt für diesen Aufsatz die These: Authentisches Leben ist ein Leben im Einklang mit den tiefsten und fundierendsten eigenen Interessen, denen der Betreffende zustimmen würde.

Einfacher formuliert handelt es sich um Interessen, die uns am Herzen liegen. Denn sie haben in unserem Leben die größte, zuweilen sogar lebenslange Reichweite. Wir würden für sie vieles opfern, für manche Interessen sogar alles, auch unser eigenes Leben. Diese Definition eines authentischen Lebens ist nicht zwingend ungewöhnlich. Ungewöhnlich ist vielleicht allenfalls, dass hiermit von vornherein eine graduelle oder dimensionale Qualität von Authentizität angenommen wird. Außerdem können sich Interessen, die einem am Herzen liegen, im Verlauf des Lebens ändern. Insofern kann sich auch der Grad an Authentizität einer Lebensführung im Lebensverlauf immer wieder anders bemessen, sogar rückblickend auf eine zunächst sehr authentisch empfundene Lebensphase. Die These sagt also, dass man sich des Ausmaßes eigener Authentizität niemals vollends sicher sein kann. Ein weiterer ungewöhnlicher Punkt ist aus meiner Sicht, dass das Maß der Authentizität des eigenen Lebens erheblich von den sozialen Umständen abhängt, in denen derjenige seine Interessen zu erkennen und zu verfolgen sich anschickt. Authentizität gewinnt damit nicht nur eine soziale Dimension, die für uns als soziale Wesen sofort einleuchtet. Sondern es gewinnt eine situative Qualität, die sich als behindernd oder auch als unterstützend erweisen kann. Ungewöhnlich ist vermutlich ebenfalls, dass in der hier gewählten Definition eine basale Selbstvertrautheit nicht als zwingende Voraussetzung eingefordert wird. Die Frage ist berechtigt, ob die hier gewählte Definition damit nicht der Grundidee der Authentizität im Sinne des »Ganz-ich-selbst-seins« geradezu widerspricht. Ich bin der Ansicht, dass dies nicht so ist. Es handelt sich nicht um einen Widerspruch, den es aufzulösen, sondern vielmehr um ein Dilemma, mit dem es umzugehen gilt. Dies werde ich anhand eines Fallberichts argumentieren, in dem dieses Dilemma offenkundig ist. Es handelt sich um den Bericht eines Genesungsprozesses nach einer Psychose.[1] Der Bericht wird zeigen, dass das Verfolgen der langfristig wichtigsten Interessen auch unter widrigen äußeren und inneren Verfassungen das Prädikat »authentisch« verdient. Dies ist auch deshalb keineswegs selbstverständlich, da insbesondere widrige innere Verfassungen (z.B. psychische Störungen) das Erkennen und Verfolgen solcher Interessen erschweren oder sogar unmöglich machen können (vgl. a. Schlimme 2017). In der abschließenden Diskussion schlage ich vor, das skizzierte Dilemma der gelebten Authentizität als lebendigen Ausdruck von Authentizität anzuerkennen.

2. Einschränkungen des Erkennens und Verfolgens authentischer Interessen

Psychische Störungen können das Erkennen und Verfolgen bestimmter eigener Interessen erschweren oder sogar unmöglich machen. Sie können auch neue Interessen entstehen lassen, wozu natürlich oftmals zunächst das Interesse gehört, sich wieder wohl zu befinden bzw. gesund zu werden. Dabei sind solche Einschränkungen oder Veränderungen manchmal nur temporär gegeben, und können dann im Rückblick als Krise oder Krankheitsphase bezeichnet werden. Manche Einschränkungen oder Veränderungen bleiben bestehen (z. B. traumatische Erfahrungen), können bestehen bleiben (z. B. Stimmen hören oder anhaltend verlaufende Psychoseerfahrungen) oder bestehen sogar frühzeitig (z. B. bestimmte Formen des Autismus). Sie stellen dann lange anhaltende oder sogar lebenslange Änderungen dar, werden von den Betroffenen im besten Fall als persönliche Eigenart (z. B. Empfindsamkeit/Stressanfälligkeit) oder gegebene Beschädigung (z. B. Trauma) akzeptiert und integriert. Sie werden im sozialrechtlichen Feld als »Behinderung« bezeichnet.

Ebenso bedeutsam sind aber auch Einschränkungen des Erkennens und Verfolgens authentischer Interessen, die sich aus Behinderungen aufgrund äußerer Umstände ergeben. Sie haben mit eigenen »Behinderungen« nicht zwingend etwas zu tun. Sie treffen aber Personen mit psychischen Störungen häufiger. Schließlich richten Personen mit psychischen Störungen aufgrund ihrer psychischen Störungen oftmals andere Anforderungen an Sozialräume als ihre Mitmenschen, damit diese Sozialräume für sie angemessen sind. Augenfällig wird dies, wenn Personen das soziale Miteinander in besonderem Ausmaß dosieren oder gestalten müssen. So erleichtert beispielsweise ein drogenfreier häuslicher Bezirk eine anhaltende Abstinenz bei einer Abhängigkeitsstörung von dieser Droge. Dies kann befreundete Nutzer der Droge vom Kontakt mit dieser Person abhalten, wenn diejenigen den Verzicht nicht ihrerseits mitgehen. Dies kann der Betreffende sowohl positiv (geringeres Rückfallrisiko) als auch negativ (Abbruch langjähriger Freundschaften/Beziehungen) bewerten. Insbesondere Personen mit Psychoseerfahrung stellen hochindividuelle Anforderungen an bestimmte soziale Situation, die von den anderen weder geahnt noch aufgrund allgemeiner Regeln verlässlich gewährleistet werden können. So berichtet Amelie Palmer: »Wenn ich irgendwo reinkomme, gucke ich auch immer, ob es was zum Sitzen gibt, damit ich mich im Notfall mal hinsetzen kann.« Im absoluten Notfall tut es zuweilen aber auch die Wand: »Ich lehne mich auch beim Stehen gerne an, an die Wand – tut gut. Da spürt man seinen Rücken.« Sie benötigt dieses Setzen oder Anlehnen als Bewältigungsstrategie, um ein ängstigendes »leibliches Abheben« (i. S. einer Levitationserfahrung, s. u.) zu verhindern: »Hinsetzen ist dann auch sehr gut – das ist eigentlich das Beste, das hilft.« Allerdings kann ein Sitzplatz nicht in jeder öffentlichen oder privaten Sozialsituation garantiert werden – und ein Rollator als Notfallsitzplatz würde bei der jungen Frau, der man ihre psychische Störung keineswegs ansieht, erst recht schräg wirken.

Im genannten Sinne trifft der Leitspruch »Ich bin nicht behindert, sondern ich werde behindert« zu. Für Amelie Palmer galt dies zumindest während der vielen Jahre ihrer mühsamen Genesungszeit. Überhaupt kann man den Gedanken übertragen, dass Menschen während der Genesung nach psychischen Störungen oder auch mit länger bzw. lange anhaltenden psychischen Störungen eher durch inadäquate Sozialräume behindert werden, als dass sie selbst »behindert« sind. Dieser Gedanke rekontextualisiert die »Behinderung« und verschiebt sie somit weg von der betroffenen Person in den sozialen Raum, in dem die Behinderung für den Betroffenen spürbar wird (vgl. zu dieser Umdeutung auch die UN-Behindertenrechtskonvention). Dies korrigiert die Einseitigkeit eines Behinderungsbegriffs, der von einem zu starren und rigiden Normierungsanspruch an den einzelnen Menschen ausgeht. Und es erhebt zugleich die Forderung nach Anerkennung und Wertschätzung von eigensinnigen Lebensentwürfen (vgl. Schlimme 2012 u. 2013; Schlimme u. Schwartz 2013; Schlimme u. Brückner 2015 u. 2017).

Fassen wir die Überlegungen zusammen, so können wir vier verschiedene Bereiche unterscheiden, in denen sich je unterschiedliche Formen der Einschränkungen des Erkennens und Verfolgens der einem am Herzen liegenden Interessen ergeben können (vgl. Abb. 1). In allen vier Bereichen können psychische Störungen einen Hintergrund für Einschränkungen darstellen. Aber nur in zwei Bereichen sind sie tatsächlich der Person als »innere Gründe« zuweisbar, wohingegen sie in den anderen beiden Bereichen eindeutig als »äußere Gründe« durch die Gemeinschaft oder Gesellschaft vermittelt an die betreffende Person herantreten. Durch die Umdefinition eines »behindert seins« in ein »behindert werden« erfolgt also ein Verschieben von den »inneren« in die »äußeren Gründe«. Dies zeigt nicht nur die Kultur- und Sozialabhängigkeit vieler »Behinderungen«, sondern auch die Künstlichkeit der hier vorgestellten Unterscheidung. Sie ist nämlich niemals perfekt und vollständig durchzuführen. Wie das Beispiel des Sitzplatzes von Amelie Palmer zeigt, ist es immer die Mischung aus »inneren« und »äußeren Gründen«, die zum mismatch zwischen persönlichem Anforderungsprofil an die Situation und dem kulturtypischen Angebotsprofil einer Situation an ihre (potentiellen) Teilnehmer beiträgt.

Einschränkungen des …	Innere Gründe	Äußere Gründe
Erkennen und Anerkennen reichweitenstarker Interessen	**»Selbsttäuschung«** (z. B. situatives In-Anspruch-genommen-sein durch kurzfristige Interessen oder situatives Entwerten bestimmter Interessen → preference reversal)	**Missachtung/Entmutigung/Rollendruck** (z. B. Normalitätsanforderungen und/oder Stigmatisierung von »Ungewöhnlichem« im sozialen Nahfeld, wie bei Geschlechter- oder »unvertrauten« Kulturrollen)
Verfolgen reichweitenstarker Interessen	**»Behinderung«** (z. B. Vermeiden von ängstigenden Situationen oder Auftreten von Beschwerden/Symptomen in relevanten Situationen) Körperliche Behinderungen	**Barrieren** (z. B. zu hohes Anforderungsprofil für eigenständiges Wohnen, Tätigsein, Arbeiten, Projektmitarbeit oder andere Formen der kulturellen und gesellschaftlichen Partizipation) erschöpfte Gesellschaft (»Illusion des Alles ist möglich«)

Abb. 1. Die vier Felder der Einschränkungen authentischen Lebens (vgl. Schlimme 2017)

So ist es tatsächlich befreiend, dass Amelie Palmer mit sehr weit fortgeschrittener Genesung diesen verfügbaren Sitzplatz nicht mehr benötigt. Sie hat vor dem Hintergrund ihrer Genesung andere, »angepasstere« Techniken erarbeiten und einüben können, die nunmehr zur Bewältigung tatsächlich ausreichen (u. a. Atemtechnik, Toilettengang). Hierdurch wird (und ist) sie weniger behindert – einerseits da sie weniger Anforderungen an die sozialen Situationen stellt, andererseits da soziale Situationen sie seltener in deren Benutzung behindern. Es erscheint auf den ersten Blick nachvollziehbar, dass dies einen Zusammenhang mit dem Ausmaß der Authentizität des eigenen Lebens aufweisen kann. Ich möchte dies im Folgenden nochmal genauer betrachten. Schließlich geht es bei Personen mit Psychoseerfahrung eben nicht nur um eine körperorientierte Nutzbarkeit von Sozialräumen i.S. von Rampen, Sitzgelegenheiten oder Akustiksignalen.

3. »Es ist anstrengend, aber ich will das.« (Amelie Palmer)

Diese geradezu paradigmatische Aussage von Amelie Palmer bringt einen Umstand auf den Punkt, der sie viele Jahre fundamental beschäftigte und immer noch beschäftigt, wenn auch in einem geringeren Ausmaß (vgl. Schlimme u. Brückner 2017, S. 116–131). Sie formulierte dies im Rückblick auf ihre gelegentlichen Treffen mit Freundinnen. Üblicherweise traf sie sich zu der Zeit nur mit einer Freundin auf einmal, gerne an etwas ruhigeren Orten, einem abgelegenen Platz in einem Café zum Beispiel. Der Satz benannte eben nicht nur, dass es ihr wichtig war (und ist), sich mit Freundinnen zu treffen. Vielmehr benannte er zugleich auch den Umstand, dass es für sie über viele Jahre kaum etwas Anstrengenderes gab, als andere Menschen zu treffen. Sie formulierte dies damals so: »Auch wenn ich mich mit meinen Freundinnen verabrede, ist das anstrengend. Ich komme mir so … ich denke da ganz viel nach … mache da viel mit dem Kopf … dieses ständige Kontrollieren, Interpretieren, ich kann gar nicht normal Reden, sondern bin dann immer am Fragen: War das jetzt okay? Was habe ich gesagt?«

Nach den Treffen war sie immer »völlig erledigt«. Und dennoch traf sie sich immer mal wieder mit ihren Freundinnen. Sich mit anderen Menschen treffen und austauschen gehörte für sie auch damals und trotz der Anstrengung, die es sie kostete, einfach zu ihr dazu. Es lag (und liegt) ihr am Herzen, war (und ist) ein wesentlicher Bestandteil ihrer selbst. Aber sie musste lernen, diese Treffen sorgfältig zu dosieren. Ihre Kräfte für solche Treffen waren (und sind) begrenzt. Vor einigen Jahren waren diese Kräfte noch viel begrenzter als mittlerweile. Schließlich musste sie damals in diesen Situationen ganz viel auf dem Umweg des Überlegens und aktiven Gestaltens tun, was anderen automatisch gelingt. Sie sagte einmal: »Man macht so viel mit dem Kopf. Dieses Selbstverständliche, was andere so ausstrahlen, das erstaunt mich immer wieder. Die wissen, wie man reagieren soll, wo ich gar nicht weiß, wie ich reagieren soll.« Ein anderes Mal formulierte sie es so: »Immer nachdenken: Was sagen die anderen, mache ich das richtig?« Es sei ein »steter sozialer Abgleich«, den sie leisten müsse. Dies war zudem oft durch ein Unwohlsein begleitet, welches sie im Sinne einer verringerten Präsenz im Hier und Jetzt formulierte. Mit Blick auf die Einleitung dieses Textes könnte man von einem Mangel an basaler Selbstvertrautheit sprechen.

Dies wird noch deutlicher in ihren genaueren Beschreibungen der ängstigenden Levitationserfahrung, wie sie sich in sozialen Situationen vor, während und direkt nach der Hochphase der Psychose einstellte und die sich zunächst meistens mit Hinsetzen, manchmal sogar auch mit Anlehnen, bewältigen ließ. Es handelte sich um ein tatsächliches Aus-sich-Herausrutschen (Levitation, Schwebezustände) aus ihrem Körper wie aus einer Hülse, die von Angst und Handlungsunfähigkeit begleitet sei. »Ich fühle dann, wie ich mich kurz aus meinem Körper raus mich bewege, also … (Frage des Interviewers: Also Sie rutschen aus dem Körper so ein Stück raus?) Ja. – Es ist wirklich wie wenn ein Deckel aufgeht und ich mich kurz mit meinem Kopf außerhalb des Körpers befinde. (Frage des Interviewers: Ok, also Sie spüren auch nicht mehr den Körper dort, wo er von anderen gesehen wird?) Nein.« Diese räumliche Trennung von Leib-sein und Körperhaben irritierte sie und war ihr geradezu »unheimlich« (vgl. Schlimme u. Brückner 2017, S. 123 ff.).[2] In den ersten Genesungsschritten war für sie die Erkenntnis wichtig, dass ihr Körper für die anderen an seiner Stelle verblieb und es nur ihr eigenes inneres Spüren ihres Körpers war (Leibgefühl), dass seine Position im Raum veränderte. Die Einsicht in die Exklusivität ihrer Erfahrung (Exklusivitätseinsicht) war eben während der Hochphasen der Psychose nicht gegeben und trug erheblich zur Ängstigung bei. Mit dieser Einsicht verbesserten sich zudem die Möglichkeiten, Techniken einzusetzen und zu entwickeln, die sie wieder »erdeten« oder dieses Abheben von vornherein verhinderten.

Amelie Palmer hat an diesen verschiedenen Punkten in den letzten Jahren hart gearbeitet. Insbesondere die Herausforderungen des Miteinanders waren das zentrale Thema der psychotherapeutischen Psychosebegleitung. Es ging um die Notwendigkeit, das Treffen mit anderen noch besser zu gestalten und sorgsamer zu dosieren. Dabei galt es, das Gespür des verringerten Präsent-seins bei solchen Treffen als einen Hinweis auf ein eigenes Pausenbedürfnis zu deuten, welches es zunächst aber überhaupt als berechtigt zu akzeptieren galt. Die Anerkennung, sich diese Pausen erlauben zu dürfen, ermöglichte wiederum ein frühzeitigeres Wahrnehmen der eigenen Pausenbedürfnisse. So konnte sie mehr und mehr Techniken entwickeln, um einfach mal Luft zu holen. Eine Technik bestand darin, sich für einige Minuten auf die Toilette zurückzuziehen. Später setzte sie auch vermehrt Atemübungen ein, die sie beim Yoga wiederentdeckt hatte und seither mehr und mehr wertschätzte und übte. Andere Möglichkeiten waren, die Treffen von vornherein schlichtweg kürzer zu planen oder einen Pausenpuffer im Vorfeld oder Nachgang des Treffens einzuplanen. Schrittweise übte sie einen neuen »Modus« des Treffens mit Freundinnen ein, der die sonst vorhandene eigentümliche Notwendigkeit des vielen Nachdenkens seltener werden ließ. Die Ratlosigkeit, die zuweilen durch die überfordernde Fülle und Dauer des Nachzudenkenden entstand, wurde seltener. Sie hatte diese verringerten Präsenzgefühle erfolgreich in wichtige Botschaften ihres Unbewussten umgedeutet (reframed) und erlebte sie nun tatsächlich seltener (vgl. Schlimme u. Brückner 2017, S. 125 f.).

Mit Blick auf unsere Thesen zur Authentizität könnte dies auch wie folgt formuliert werden: Die Gefühle von fehlender Selbstvertrautheit sind ein Moment fehlender basaler Authentizität im Sinne des: Ich bin gar nicht richtig hier, drohe körperlich abzuheben. Sie waren aber im umgedeuteten Sinne der Anzeige eines Pausenbedürfnisses im Hinblick auf ihr authentisches Interesse, andere Menschen zu treffen, besonders wichtig. Denn erst die Beachtung dieses Bedürfnisses als berechtigtes und damit seinerseits zu ihr gehörendes (= authentisches) Bedürfnis erlaubte eine Lösung. Sie erkannte diese Botschaft ihres Unbewussten an, stempelte sie gültig. Dies war, gerade in Stresssituationen, keineswegs einfach: »Ich habe das noch so drin, das auspowern, Energie vergeuden – dann versuche ich, gegenzusteuern. Da muss ich mir immer sagen: jetzt mal kurz durchatmen.« Dieses »130-Prozent-Problem« aufgrund eines gemutmaßten »Nie-genügens« kennen viele Menschen mit Psychoseerfahrung (vgl. Schlimme u. Brückner 2017, S. 174 u. 206 ff.). Sich von diesem eigenen Anspruch seit frühesten Kindertagen zu lösen, es als nicht-hilfreich für ein eigenes authentisches Leben anzuerkennen, erforderte für Amelie Palmer eine längere Phase des absichtlichen Widerstands gegen diesen Drang, sich auszupowern. Diesen Widerstand konnte sie wiederum leisten, da es ihr noch mehr am Herzen lag, sich mit anderen Menschen zu treffen, als alte (elterliche) Ansprüche an die eigene Leistung zu erfüllen. Die bewusste Orientierung am authentischeren (= tiefer liegenden) Interesse half, die Phase des Erlebens fehlender Authentizität immer wieder zu überbrücken und dieses Gefühl bewusst als eine authentische Botschaft (berechtigtes Pausenbedürfnis) zu erkennen. Zwar war dies nur ein Aspekt auf dem Weg der Genesung nach mehreren Psychosen, der zu einem authentischeren, wenn auch weiterhin anstrengenden Leben führte. Aber es war ein wichtiger Schritt, da er die Struktur der einzelnen Genesungsschritte erkennbar machte, die jeder für sich viele Monate des sorgsamen Erkundens, Ausprobierens und Übens erforderten.

4. Authentizität als Frage der Sozialräume

Das berichtete Beispiel zeigt, dass das Maß an Authentizität entscheidend vom Sozialraum abhängt. Dies gilt nicht nur für die bereits benannte Sitzgelegenheit, sondern insbesondere für das soziale Ereignis »Treffen mit Freundinnen«. Dies ist nicht nur seinerseits ein soziales Ereignis, sondern ist (und war) in Abhängigkeit von seiner Gestaltung und Dauer unterschiedlich gut aushaltbar. Dabei ging es in diesem »Aushalten« auch um die Dimension der Authentizität, da eben ein Treffen ohne Abheben als wesentlich authentischer erfahren wurde und in Erinnerung blieb. Dies verlangte viel Offenheit und Flexibilität von ihren Freundinnen, die sie zunächst nach der Hochphase der Psychose nur einzeln und für kürzere Zeit in sehr genau definierten Situationen traf. Dieses Gestalten des Sozialraums setzte auf deren Anerkennung einer gewissen Genesungsnotwendigkeit, wobei Amelie Palmer sowohl das Schizophrenie-Wort als auch den Begriff der Psychose vermied. Im Gegenteil nahmen (und nehmen) ihre Freundinnen an, dass sie an Ängsten und einer Art stressbedingtem Burn-Out leidet. Dies ist für sich genommen zwar zutreffend, aber wäre streng genommen zur Beschreibung ihrer Erfahrungen und der Zähigkeit ihrer Genesung nicht ausreichend. Es ist letztlich aber eine gute Tarnung. Amelie Palmer fürchtete (und fürchtet) schlichtweg das Stigma der Diagnose »schizophrene Störung«. Es wäre natürlich entlastend und weniger anstrengend, wenn die anderen mit ihr gemeinsam die gegenseitige Anerkennung leisten könnten und diese »Tarnung« in der Rolle der Freundin auch im Wissen der Psychoseerfahrung mit ihr gemeinsam vornehmen würden (Schlimme u. Schwartz 2013; Schlimme u. Brückner 2017, S. 84 ff., 113 ff. u. 186–194). Denn es hätte bedeutet, dass sie sich während der Genesungszeit weniger hätte verstellen müssen, um mit ihren Freundinnen zusammen zu sein und dazu zu gehören. Die Treffen wären schlichtweg weniger anstrengend gewesen. Auf unsere These der Authentizität gewendet, wären die Treffen authentischer gewesen. Vielleicht hätten sogar psychotische Erfahrungen berichtet werden können und hierdurch eine soziale (Mit-)Teilbarkeit im Miteinander mit ihren Freundinnen erlangt. Jedenfalls wäre sie weniger durch die Art und Weise des Miteinanders behindert worden.

All dies sind vorsichtige Formulierungen im Konjunktiv, da die Freundinnen ja eine absolut positive, die Genesung unterstützende Rolle gespielt haben. Aber vor dem Hintergrund einer noch offeneren Gesellschaft hätten die Freundinnen die Genesung vielleicht noch besser unterstützen können. Obwohl andererseits auch der Einwand berechtigt wäre, dass diese Offenheit zudem Grenzen in den Möglichkeiten des Betreffenden hat. Schließlich bestand (und besteht) bei Amelie Palmer eine soziale Dünnhäutigkeit und die Notwendigkeit, sonst automatisch sich ergebende Verhaltensweisen bzw. die Rolle der Freundin im Miteinander reflexiv zu gestalten. Nicht zuletzt gilt es anzuerkennen, dass andere Menschen wie die Freundinnen ihrerseits Grenzen der Belastbarkeit und Wünsche an das Miteinander haben. Und bei machen psychischen Störungen fänden wir es sicherlich übertrieben, alle Sozialräume anzupassen. Beispielsweise bei einer einfachen Angststörung mit Ängsten in engen Räumen. Die dafür passende Umgestaltung unserer Sozialräume wäre gar nicht möglich, also beispielsweise der Umbau aller geschlossenen öffentlichen Räume (u.a. U- und S-Bahnen, Busse, Kinos, Einkaufsläden), auch wenn die Betreffenden aufgrund der Angst bzw. ihres Vermeidungsverhaltens auf viele Aktivitäten verzichten müssen. Es wirkt aber auch deshalb übertrieben, weil eben die Möglichkeit besteht, dass die Betreffenden sehr verlässlich durch entsprechende Behandlung und Assistenz genesen können und wieder Selbstvertrauen in die eigene Wirksamkeit gewinnen, die Angst verlieren sowie vorhandene hintergründige, gewissermaßen verschobene Probleme aufdecken und bearbeiten. Die entscheidenden Sozialräume für Menschen mit einer Angststörung im beschriebenen Sinne wären also Therapieräume, die ihnen die therapeutisch notwendige, angemessen dosierte Konfrontation mit ihren Ängsten ermöglichen und so letztlich die Teilhabe in der Gesellschaft sowie das Verfolgen ihrer reichweitenstärksten Interessen wieder eröffnen können.

Dies gilt letztlich sogar für Amelie Palmer. Denn die bereits angemahnte Offenheit und Klarheit im Miteinander war ihr sowohl mit ihrem Partner als eben auch im Kontakt mit ihren Sozialprofis (Psychotherapeut sowie Psychiaterin) möglich. Es verweist auf die wichtige Funktion von Sozialprofis, den begegnenden Anderen in seinem Erkennen und Verfolgen der ihm am Herzen liegenden Interessen zu unterstützen. Dies beinhaltet auch anstrengende Momente und Phasen, in denen sich die betroffene Person schmerzhaften und anstrengenden Themen, Erinnerungen und Eigenarten stellen muss. Aber dies sollte eben sehr genau dosiert erfolgen und die Grenzen der Belastbarkeit des Anderen beachten. Bei psychoseerfahrenen Personen hat es sich als relevant erwiesen, zu warten und geduldig zu sein, bis sich die betreffende Person diesen Themen von sich her stellt (Fromm-Reichmann 1958/78, S. 149 f.). Dies ist gar nicht einfach, da kontroverse Sichtweisen und außergewöhnliche Erfahrungen eine Positionierung des Sozialprofis verlangen. Dabei sollte diese Positionierung von einer Haltung getragen sein, die neugierig und gelassen bleibt sowie vom Wissen eigener (basalster) Unsicherheiten durchzogen ist (vgl. Schlimme u. Brückner 2017, S. 17 f., 66 f. u. 199 ff.; Lempa et al. 2017, S. 80 ff.). Dies ermöglicht jedoch nicht nur die Neuordnung und Rekontextualisierung gemachter Erfahrungen, wie beispielsweise das Umdeuten (Reframen) der Levitationserfahrung als unnachgiebigen Pausenhinweis (s. o., vgl. Schlimme u. Brückner 2017, S. 123 ff., 169 ff. u. 178 ff.). Sondern es ermöglicht auch das Teilen der Psychoseerfahrung mit anderen, wenn auch eben »nur« auf dem Wege der Mitteilung, welches aber sowieso die einzige Art und Weise ist, in welcher derart exklusive Erfahrungen (Psychosen, Phantasien, Tagträume) geteilt werden können.

Nun hat sich freilich Amelie Palmers »soziale Dünnhäutigkeit« mit fortschreitender bzw. mittlerweile erfolgter Genesung verändert, da Amelie Palmer einen passenden Modus entwickelt und eingeübt hat, den sie schließlich oftmals automatisch im Miteinander mit ihren Freundinnen abruft. So ist sie nun im Miteinander mit ihren Freundinnen kaum noch behindert, da sie selbst weniger Anforderungen an dieses Miteinander stellen muss. Jedoch galt es auf dem Weg dahin, und dies gilt immer noch, bestimmte eigene Veränderungen als gegeben zu akzeptieren. Es gilt solche Veränderungen als eigene Beschädigungen, »Schwächen« oder Eigenarten zu betrachten und auf einen passenden Umgang mit der eigenen Beschädigung, »Schwäche« oder Eigenart abzuzielen. Genau dies ist eine wesentliche Voraussetzung für mehr Authentizität: Die eigenen »Schwächen« so zu kennen, dass man die eigenen Interessen trotz dieser Schwächen eben in angemessener Weise dosiert verfolgen kann. Dieser Gedanke ist m. E. insbesondere im Falle länger anhaltender Beschwerden fruchtbar

(Schlimme 2012 u. 2013). Dabei gilt das Motto von Birgit Hase: »Jeder hat seine Stärken und Schwächen. Der eine hat Diabetes, der andere einen Unfall.« (Schlimme 2014; Hase u. Schlimme 2017) Bei psychoseerfahrenen Personen wie Amelie Palmer ist diese »Schwäche« typischerweise eine soziale Dünnhäutigkeit. Sie geht einher mit der Notwendigkeit, die Rolle im Miteinander aktiv und reflexiv zu gestalten. Vor dem Hintergrund dieser verringerten sozialen Belastbarkeit gilt es angesichts des bestehenden Wunsches nach menschlichem Miteinander, der ebenfalls typisch für psychoseerfahrene Personen ist, Wege zu finden, wie man dieses am Herzen liegende Ziel dennoch verfolgen kann. Dieses Dilemma des Miteinanders, lässt sich als »Widerspruch (»mismatch«) [formulieren], dass die Personen persönliche Beziehungen nicht in dem Ausmaß ertragen können, wie sie das Bedürfnis haben, mit anderen verbunden zu sein.« (Schlimme u. Brückner 2017, S. 141). Insbesondere Frieda Fromm-Reichmann hat auf die »Spannung zwischen dem Abhängigkeitsbedürfnis und der Sehnsucht nach Freiheit« (Fromm-Reichmann 1958/1978, S. 232) hingewiesen. Sie betonte, dass die Schwelle des Erträglichen im Miteinander zu schnell erreicht sei und in panische Angst umschlage, deren Abwehr sich dann in psychotischen Symptomen ausdrücke (S. 193 u. 228 f.). »Fromm-Reichmann beschrieb also erstmalig jenes Dilemma, das verständlich macht, warum besondere Anforderungen an das Miteinander mit psychoseerfahren(d)en Personen gestellt werden. Obwohl die Grundspannung ja allen Beziehungen innewohnt, nimmt sie bei Psychoseerfahrenen aufgrund ihres quantitativen Ausmaßes ›eine völlig andere Qualität‹ an (S. 234).« (Schlimme u. Brückner 2017, S. 141) Eine Beschreibung, die Donald Burnham später aufnahm und als »Need-Fear-Dilemma« präzisierte (Burnham 1969). Angesichts dieses Dilemmas gilt es also für die psychoseerfahrene Person Sozialräume zu finden, in denen sie so akzeptiert wird, wie sie nun mal ist.

Dies ist ein schlichter und einfacher, zunächst vielleicht etwas therapie-resignativ wirkender Gedanke. Ich halte diesen Gedanken aber für therapeutisch befreiend, da er bei tiefgreifenden, insbesondere lange anhaltenden Störungen und Beschwerden den Weg für den Genesungsmarathon öffnet, den der Betreffende und damit auch wir als Sozialprofi sowie die Angehörigen vor der Brust haben. Dies ist insbesondere bei der Genesung nach Psychosen zutreffend (vgl. Schlimme u. Brückner 2017). Es gilt, soziale Teilhabe in Art und Umfang so zu dosieren, dass man in den Momenten des Miteinander tatsächlich so authentisch wie möglich sein kann. Dies ist ein Argument für den zur Genesung erforderlichen langen Atem. Und zwar nicht nur auf Seiten der betroffenen Person, sondern insbesondere auch auf Seiten der begleitenden Sozialprofis und der umgebenden Angehörigen und Gemeinschaft.

All dies zeigt: Weder Genesung noch authentisches Leben sind gefühlige Momentnummern, sondern ein sich fortsetzender Weg. Insbesondere auf längere Sicht geht es jeweils darum, das Beste aus den eigenen Möglichkeiten zu machen. Und das heißt aber eben auch: eigene Schwächen zu akzeptieren und sich auf seinem Weg dennoch nicht davon aufhalten zu lassen. In diesem Sinne gilt es für viele Menschen während der kritischen Krankheitsphasen und der Genesung, soziale Teilhabe zu dosieren, um so authentisch wie möglich in den Momenten des Miteinanders zu sein. Oder, wie es Amelie Palmer in Anerkennung ihrer zwischenmenschlichen Empfindsamkeit sagt: »Das ist anstrengend, aber ich will das.«

5. Diskussion

Wir waren in diesem Text von der These ausgegangen, dass ein authentisches Leben ein Leben im Einklang mit den tiefsten und fundierendsten eigenen Interessen ist, denen der Betreffende zustimmen würde. Dabei hatte ich eingangs argumentiert, dass sich bei einer derart verstandenen Authentizität im Leben stets ein Dilemma findet. Dieses Dilemma positioniert sich um das Problem, wie sehr derjenige mit den Interessen und der Art und Weise, wie er ihnen unter den gegebenen Bedingungen folgt, bei sich bzw. er selbst ist.

Am Beispiel von Amelie Palmer hatten wir gesehen, dass ein authentisches Leben auch dann möglich ist, wenn immer wieder erhebliche Durststrecken im Alltag durchgehalten werden müssen. Dabei wurde zum einen deutlich, dass Amelie Palmer ihre Interessen des Miteinander-seins nur sehr dosiert bzw. in speziellen Sozialräumen verfolgen konnte. Diese erheblichen Einschränkungen ergaben sich aus der fehlenden Passung zwischen ihren Anforderungen an die Gestalt und der real gegebenen Gestalt des Miteinanders. Hier waren Umgestaltungen der »inneren« und »äußeren Gründe« der Behinderung notwendig. Allerdings fand die Gestaltung eines Miteinanders da seine Grenze, wo es um die Entscheidung zwischen Miteinander- und Allein-sein ging. Insofern war immer auch eine zeitliche

Dosierung des Miteinanders erforderlich, die wiederum das Verfolgen des Interesses begrenzte und auf ein Maß reduzierte, welches ihren Ansprüchen oftmals nicht entsprach. Dieses Dilemma ließ sich nicht auflösen, sondern galt es anzuerkennen, auszuhalten und zu gestalten, wobei mit fortschreitender Genesung die Kräfte wuchsen und die Ansprüche zugleich heruntergeschraubt werden konnten.

Des Weiteren hatten wir gesehen, dass Amelie Palmer immer wieder in einen Selbstvertrautheitsverlust geriet. Dies bedeutete, dass sie sich gar nicht als sie selbst in einem selbstverständlichen Sinne erfuhr, sondern eine Entfremdung von sich erlitt (Levitationserfahrung). Diese kurzen, aber hoch intensiven und irritierenden Phasen konnte sie im Verlauf rückblickend umdeuten und schließlich deren Aufkommen im Vorfeld frühzeitiger spüren. Auf diese Weise gelang es ihr, diese Erfahrungen schneller abzuwenden oder gar nicht mehr aufkommen zu lassen. Die Lösung lag gerade im sozialen Rückzug, was in dem Moment zwar ihrem Interesse des Miteinander-seins widersprach, aber mittel- und langfristig gerade zu einem Aufwachsen der Kräfte für dieses Miteinander führte. Auch hier galt es, das Dilemma zunächst anzuerkennen, auszuhalten und als Hinweis auf eine langfristig interessendienliche Lösung aufzunehmen.

Offenkundig ist es für ein authentisches Leben gar nicht nötig, zu allen Zeiten und gewissermaßen ständig diese Authentizität zu spüren oder den wichtigsten Interessen zu folgen. Vielmehr ist es notwendig, die ständig sich einstellende Spannung zwischen diesen Interessen und deren möglichem Verfolgen in der gegebenen Situation anzuerkennen, auszuhalten und auf eine Weise miteinander zu vermitteln, mit der derjenige wiederum einverstanden sein kann. Freilich stellt sich gerade an diesem Punkt das Dilemma erneut ein. Denn auch die Art und Weise dieses Ausgleichs steht unter derselben Spannung, welche folglich niemals einer endgültigen Lösung zugeführt werden kann. Erneut gilt es, dieses Dilemma anzuerkennen, auszuhalten und damit umzugehen.

Authentizität findet sich also stets im Dilemma wieder. Dabei entsteht das Dilemma aufgrund der situativen Möglichkeiten, der eigenen Fähigkeitsgrenzen und den damit verbundenen Anforderungen an die Situation sowie einer fehlenden Passung zwischen Anforderungen an die Situation durch die Person und Forderungen der Situation an die teilhabende Person. Das Verfolgen der Interessen, die einem am Herzen liegen und denen man aus vollem Herzen zustimmt, ist folglich nicht nur anstrengend, sondern tatsächlich oftmals nicht möglich. Es gibt Durststrecken fehlender Authentizität. Diese Durststrecken können soweit gehen, dass derjenige in ihnen das Gefühl eigenen Selbst-seins vorübergehend verliert. Dies gilt insbesondere für Personen, die in schweren Krisen stecken oder davon genesen, wie beispielsweise Personen mit Psychoseerfahrung. Die ganze Krise erscheint manchmal als eine solche Durstrecke, obwohl dies nicht so sein muss. Und meistens kann die betreffende Person rückblickend in ihrer Krise auch eine authentische Botschaft an sich selbst entschlüsseln. So auch Amelie Palmer, die die Aufforderung, auch mal »Fünfe gerade sein zu lassen« als zentrale Botschaft ihrer Psychosen formulierte (Schlimme u. Brückner 2017, S. 206). Um diese Botschaft zu erkennen und für die eigene Genesung zu nutzen, bedurfte es des Eingeständnisses, eine frühzeitigere Belastungsgrenze im Bereich des sozialen Miteinanders zu haben als gemeinhin üblich und als von sich persönlich erwünscht. Es bedurfte aber ebenfalls der wiederkehrenden Erfahrungen, diese Belastungsgrenzen frühzeitig erkennen (durch entsprechende Umdeutung der Andeutungen gefühlter Inauthentizität) und dann mit ihnen gut umgehen zu können, so dass diese Gefühle (des Abhebens, der Inauthentizität) erst gar nicht mehr in nennenswerter Intensität aufkamen. Bezogen auf ihre Psychose-Botschaft hieß und heißt das, dass sie betreffend ihres Anspruchs, mit anderen zusammen zu sein, auch mal Fünfe gerade sein lassen kann (d. h. Abstriche an diesem Anspruch macht).

Das Ausmaß der Authentizität im eigenen Leben steigerte sich also, indem zwei Interessen miteinander versöhnt wurden: das authentische Interesse »Auch mal fünfe gerade sein zu lassen«, das Amelie Palmer als Botschaft ihrer Gefühle der Inauthentizität und der Psychoseerfahrungen im umdeutenden Rückblick durch mühsame (psychotherapeutische) Kleinarbeit entschlüsselte und das authentische Interesse des Miteinander-seins, welches sie gegen alle Widerstände der für sie oftmals unpassenden Situationen in voller Absicht Zeit ihres Lebens verfolgte. Diese Versöhnung war notwendig, da das authentische Interesse nach sozialem Miteinander mit einem Anspruch auftrat, der Amelie Palmer oftmals überforderte und Dinge von ihr verlangte, die sie kaum und zuweilen gar nicht zu leisten vermochte. Dies konnte sie Zeit ihres Lebens mit anderen nicht offen besprechen, so dass alle Vermittlung der widerstreitenden Interessen zunächst misslang und schließlich psychotische Krisen notwendig wurden. Die Versöhnung dieser Interessen erforderte also auch, eine reduziertere Dosis dieses Interesses des Miteinander-seins als erfüllend zu erleben. Insofern antwortete diese Versöhnung zugleich auf das oben formulierte Dilemma des Miteinanders, welches aber ebenfalls ein Dilemma der Authentizität war. Die Anerkennung dieses Dilemmas war auch hier ein wichtiger Schritt, um auf mittelfristige Sicht (noch) authentischer leben zu können. Dabei war dies kein einmaliger Akt, sondern ein wiederholt erforderlicher Schritt. Er beinhaltete das Überbrücken der hochintensiven Durststrecken geringer Authentizität und das Umdeuten der aufgehobenen Authentizitätserfahrung sowie das Erarbeiten und Einüben angepassterer Weisen des Miteinanders (v.a. mit dem Partner, den Freundinnen und der Primärfamilie) und gesellschaftlich akzeptierterer Weisen des »Fünfe gerade sein lassens« (v.a. im Tanz, im Yoga). Auf diese Weise fand sie letztlich einen (noch) authentischeren Umgang mit sich selbst und einen ganz eigenen Umgang mit diesem Dilemma der Authentizität.

Literatur

D. L. Burnham, Schizophrenia and the Need-Fear Dilemma. New York: International Universities Press 1969

F. Fromm-Reichmann, Psychoanalyse und Psychotherapie. Eine Auswahl aus ihren Schriften (1958). Stuttgart: Klett-Cotta 1978

B. Hase u. J. E. Schlimme, Wahnsinns-Erzählungen. Weltanschauung und lange anhaltende Psychoseerfahrung. In: Discipline Filosofiche 27 (2017) 201–222

J. Parnas, The core gestalt of schizophrenia. In: World Psychiatry 11 (2012) 67–69

J. E. Schlimme, Lived autonomy and chronic mental illness: a phenomenological approach. In: Theoretical Medicine and Bioethics 33 (2012) 387–404

J. E. Schlimme, Is acting on delusions autonomous? In: Philosophy, Ethics, and Humanities in Medicine 8 (2013)14, doi: 10.1186/1747–5341–8–14.

J. E. Schlimme, Chronische Depression und gelebte Autonomie. Vom leidenden zum befähigten Subjekt. In: T. Fuchs, T. Breyer, S. Micali u. B. Wandruszka (Hg.), Das leidende Subjekt. Phänomenologie als Wissenschaft der Psyche. Freiburg: Alber 2014, 204–224

J. E. Schlimme, Impairments of personal freedom in mental disorders. In: T. Schramme u. S. Edwards (Hg.), Handbook of the Philosophy of Medicine. Cham u. Heidelberg u. New York: Springer 2017, 577–595

J. E. Schlimme u. B. Brückner, Entaktualisierung und Orthostrophe. Zur phänomenologischen Psychopathologie des abklingenden Wahns. In: Der Nervenarzt 86 (2015) 872–883

J. E. Schlimme u. B. Brückner, Die abklingende Psychose. Verständigung finden – Genesung begleiten. Unter Mitarbeit von Birgit Hase, Levent Önal, Amelie Palmer und John Peach. Köln: Psychiatrie Verlag 2017

J. E. Schlimme u. M. A. Schwartz, In Recovery from Schizophrenia: Regaining Social Cover. A Phenomenological Investigation. In: Psychopathology 46 (2013) 102–110

Anmerkungen

[1] Dieser Bericht der eigenen Genesung ist gemeinsam mit der Betreffenden unter dem Pseudonym Amelie Palmer begleitend zur Genesung erarbeitet worden und Bestandteil eines qualitativ-partizipativen Forschungsprojekts (vgl. ausführlich zur Genesung von Psychosen, dem Forschungsprojekt und der Genesung von Amelie Palmer: Schlimme u. Brückner 2017).

[2] Psychopathologisch könnte man dies nach dem EASE als eine Störung der Präsenzgefühle Subtyp 2 mit Hyperreflexivität i. S. einer gestörten Ipseität beschreiben (vgl. Parnas 2012).

Rezensionen

Annette Hilt

Benjamin Kaiser: Zeit und Leid. Eine phänomenologische Analyse des »Es war« von Nietzsche bis Kundera. Nordhausen: Verlag Traugott Bautz GmbH, 2017. ISBN 978–395–9–48251–6, 127 Seiten

»Dann lernt es [das Kind] das Wort ›es war‹ zu verstehen, jenes Losungswort, mit dem Kampf, Leiden und Ueberdruss an den Menschen herankommen, ihn zu erinnern, was sein Dasein im Grunde ist – ein nie zu vollendendes Imperfectum.« (F. Nietzsche, Zweite Unzeitgemäße Betrachtung: Vom Nutzen und Nachteil der Historie, KSA 4, S. 249): Zeitlichkeit und Endlichkeit, diesen beiden Grundthemen der existenziellen Dimension der Philosophie denkt Benjamin Kaiser in seiner kleinen Studie in einer phänomenologischen Lektüre nach. Dass es weniger eine »Analyse« wie im Titel versprochen ist, ist produktiv und zeigt sich schrittweise in seinem Vorgehen.

Programmatisch entwirft er dies als »Epoché von Seiten des Lesenden«, der methodisch »nur das von einem Text selbst her Mitgeteilte gelten« zu suchen lässt (S. 9); was sich zeigt, soll als Sache und nicht nur als bloße »Metapher« aufgefasst werden (S. 17), als – so lässt sich schließen – existenzielles Problem: als Bewegung des Lebens und als den Versuch, sich dem eigenen Leiden zu stellen und es zu einer Auseinandersetzung zu führen, die die Eingebundenheit von Existenz mit anderen in die Zeit erfährt und daraus lernt, Verantwortung für eine überindividuelle, generative Schuld für Leid zu übernehmen.

Der Verfasser arbeitet die Grundlagen für ein Denken von Leid und Zeit im Kontext eines pathischen Lebens an der Rede ›Von der Erlösung‹, dem 20. Kapitel des zweiten Bandes von Nietzsches »Also sprach Zarathustra« heraus, nicht ohne jedoch auf eine gleichsam protophänomenologische Entwicklung dieser Thematik in Nietzsches Philosophie – vor der systematischen Phänomenologie der ineinander verflochtenen Konstitution von Zeit und Leben – hinzuweisen, deren Pointierung in dieser Rede sich in dreizehn Bewegungen gleichsam dialogisch entwickelt.

Zuweilen scheint die Lektüre des Zarathustra-Kapitels trotz der methodischen Vorbemerkungen und Rückversicherungen gleichwohl sehr phänomenologisch überfachtet interpretiert, gleichwohl Verfasser diesen Hauptteil des Buches sehr kleinschrittig und immer wieder auch mit Zusammenfassungen, Ausblicken und aporetischen Einwänden an das bis dahin Erreichte aufbaut: Insbesondere die Wollens-, Schöpfungs- und Zukunftsrhetorik Zarathustras, die mehrfach mit Eugen Finks früher Konzeption des Schaffens (dies zumeist in doch suggestiven Fußnoten) und der ebenfalls an diesen angelehnten Me-ontik gedeutet wird, als »Schaffenwollen der Zukunft in unterschiedlichen Facetten. Damit wird bereits genannt, in welche Richtung sich das Schaffen und Wollen zu artikulieren weiß: in Richtung eines sich meontisch Loslösenden hin« (S. 42), dem es weiter nachzudenken gälte.

Auch die Figur des pathischen Lebens wird – vor dem Verweis auf das Desiderat, das Pathische philosophisch weiter zu erforschen – auf Finks lebensphilosophische Versuche in seiner Zusammenarbeit mit Husserl recht knapp in einer Fußnote expliziert (vgl. S. 31), was angesichts eines vertieften Kontextes pathischen Lebens und Philosophierens in der medizinischen Anthropologie recht kurz greift (s. zu dieser Themaik die Rezension von R. M. E. Jacobi in der psycho-logik 2016 zu H. Wiedebachs Monographie »Pathische Urteilskraft«, Freiburg/München 2014). Viele weiterführenden Gedanken werden in Fußnoten angerissen und werden hier nach der Hervorhebung recht stiefmütterlich behandelt, so insbesondere, die im Folgenden kurz hervorgehobene sprachlich vermittelte Abstandnahme Zarathustras von sich in der Rede, die Verfasser als »Bewegungen« beschreibt, deren dialogischer Charakter dann bemerkt, aber nicht wirklich weitergeführt und dann auch nicht in den späteren Lektüren aufgegriffen wird.

Mit der fünften und sechsten Bewegung ›Von der Erlösung‹ wird der auf die Erlösung zielende Wille zum einen auf eine Aporie gebracht, an sich selbst zu leiden und ein bedingter zu sein, dessen Selbsttranszendenz auf strukturelle Probleme stößt: sich nicht aus der Zeit lösen zu können. Diese Bewegung stößt aber zugleich die folgende an, was denn die Bedingungen der Möglichkeit eines solchen, sich selbst transparent gewordenen Willens seien und inwiefern er überhaupt ein unfreier sein muss; letztendlich deutet sich hier bereits die phänomenologische Fragestellung, wie sich Zeit konstituieren kann, an und öffnet die Frage auf die Möglichkeit der Erlösung von Leiden und Schuld eines reaktiven und in sich selbst verfangenen Wollens, der für sich Erlösung will.

Erlösung von der Erlösung und insbesondere einem personalen Erlöser erweist sich im nun einsetzenden Zwiegespräch Zarathustras mit sich selbst als fragwürdig, bis hin zur Abstandnahme vom »Willen zur Macht« und zum Schweigen Zarathustras, wo Selbst und ich, die große und die kleine Vernunft auseinandertreten und diese dialogische Konstellation (vgl. S. 63), in die ein Drittes eintreten kann, muss und soll, auf Antwortversuche hofft (vgl. S. 72).

Mit dem inhaltlich knapperen, nun verschiedenen phänomenologischen Denkern gewidmeten zweiten Teil der Lektüre vom Fortwirken der nietzscheanischen Fragestellung von Zeit und Leid zeigt sich das »es war« als ein »sich selbst überschreibendes Bild« (S. 10) und als eine Meditation des Philosophierens im Leben, das gleichsam therapeutisch Wandlungen aufzeigen kann. Philosophieren in den Modifikationen der Sache selbst erweist sich als »erlebte Medialität« (S. 13) von Leid, Zeit und Schuld. Explizit will Verfasser dieses Fortwirken als »Umformulierungen der Nachfolgenden« und als produktive Auseinandersetzung mit dem Phänomen (S. 73) verstanden wissen, die nur exemplarisch vollzogen werden, aber für die persönliche Auseinandersetzung auch anders geführt werden könnte.

Seine Ausführungen beginnen mit Husserls Zumutung der Einstimmigkeit der Erfahrung, der selbstkritischen Ent-täuschung des Erlebens und der Erfahrung von Widerständigkeit der Erinnerung, führen zu Heideggers a-pathischen Auseinandersetzung mit dem Leiden des Daseins und Heideggers produktiv gewendeten Missverstehens des »Zarathustras« in dem Aufsatz »Nietzsches Metaphysik«. Sie nehmen Abstand von Heidegger mit E. Levinas' Überlegungen zur Stimme des Dritten im Schweigen des ›es gibt‹ und leiten zu P. Ricœurs Entwurf einer sozialphilosophisch erweiterten Erinnerungspolitik und der therapeutischen Möglichkeit, in der Geschichtsschreibung Schuld zu bearbeiten, über.

Als Versuch einer Zusammenfassung dieses Weges, der recht verstanden ein Ausblick sein kann, endet der Verfasser mit M. Kunderas narrativer Auseinandersetzung mit Leid und Zeit in der *lítost*, dem tschechischen, nur durch Beschreibung und eigenes Nacherleben zugänglichen »Zustand, der durch den Anblick unserer unvermutet entdeckten Erbärmlichkeit ausgelöst wird« (M. Kundera, Das Buch vom Lachen und Vergessen. München 2010, S. 165), das Kundera in fünften Teil ebendieses Romans den Leser erzählend erfahren lässt.

Im Roman als Möglichkeit des Phänomenologisierens, insbesondere bei Kundera der Leib- und Körperreflexion (vgl. S. 110), sieht der Verfasser die bislang besprochenen Erfahrungsmedien von Zeit und Leid gleichsam als Prisma vereint und führt hier insbesondere das Umschreiben bzw. Streichen der eigenen Erfahrung bei Nietzsche und Husserl, das Vergessen und seine Widerständigkeit, der gemeinsamen Erinnerung, wie Ricœur sie entwirft und der Bedingungslosigkeit von Liebe, der Erfahrung des Getragenwerden durch einen radikal Anderen und schließlich die ironische Leichtigkeit der Poesie, wie sie Kundera als Trost der Tragödie anbietet, zusammen.

Dieser Teil bleibt kursorisch: Die Leerstellen – man denke an M. Theunissen und seine Auseinandersetzung mit Zeit und Leid im Spannungsfeld von Phänomenologie und der dialogischen Philosophie, aber auch an die dialektischen Versuche der Existenzphilosophie – öffnen sich aber auf weitere Antwortversuche, die ansetzen können an dem Phänomen, was Benjamin Kaiser mit dem pathischen Leben in seiner Zeitverfangenheit, seinen ganzen Paradoxien, aber eben auch seiner poetischen Kraft phänomenologisch zum Aufscheinen gebracht hat. Es zur Sprache zu bringen, in einer weiteren Phänomenologie dieses pathischen Lebens, dazu regt nicht zuletzt der narrative (und damit auch dialogisch sich öffnende) Epilog dieser Schrift an.

Ulrike Bosse / Bernd Bosse

Wilhelm Rimpau (Hg.): Der Arzt Albrecht Daniel Thaer (1752–1828). Der Mann gehört der Medizin wie der Landwirtschaft. Möglin: Fördergesellschaft A. D. Thaer e. V., 2016. ISBN 978-3-9812614-5-5

Das Denkmal Albrecht Daniel Thaers auf dem Berliner Schinkelplatz schmückt eine Tafel, auf der er zwischen den beiden Göttinnen Hygieia (Heilkunst) und Demeter (Landwirtschaft) dargestellt ist. Bekannt geworden ist er aber vor allem als Agrarpionier und Agrarwissenschaftler und weniger als Arzt. In Göttingen, wo Thaer Medizin studiert hat, ist am ehemaligen Wohnhaus auf der dort angebrachten Gedenktafel auch nur die Berufsbezeichnung Agronom zu finden. Der Arzt Wilhelm Rimpau hat es sich in der vorliegenden Schrift zur Aufgabe gemacht, vor allem die medizinischen Verdienste von Thaer darzustellen. A. D. Thaer hat nach dem Studium der Medizin die väterliche Arztpraxis in Celle übernommen und als Höhepunkt seiner medizinischen Karriere als Leibarzt seinen Landesherrn, den Kurfürsten von Hannover und König von England Georg III. behandelt. Nach seiner Berufung und beim Umzug nach Berlin ist sein gesamtes medizinisches Werk leider auf dem Wasserweg von Celle nach Berlin verlorengegangen, was einen großen Verlust für die damalige Medizin und jetzige Medizingeschichte bedeutet. Deshalb ist es von besonderem Wert und Interesse, sich mit der Dissertation Thaers »Über die Tätigkeit des Nervensystems bei Fiebern« (1774) wissenschaftlich auseinanderzusetzen und diese zu analysieren. Neu und damit entscheidend ist der Rückgriff Thaers auf Albrecht von Hallers Theorie der Reizbarkeit und Irritabilität als Grundursache aller Lebensphänomene (1752). Da die Promotion in lateinischer Sprache verfasst wurde, musste diese von W. Rimpau mit Hilfe von U. Sell und S. Sellschopp mit großem Arbeitsaufwand ins Deutsche übersetzt werden, um das Material für eine breite Leserschaft zugänglich zu machen. Die Göttinger Professoren bewerteten damals das Werk Thaers mit dem Prädikat « summa cum laude«. Die Arbeit fand in der damaligen Fachwelt großen Zuspruch. Unter vielen anderen Aspekten bestand Thaers Verdienst darin, dass Fieber nicht als Krankheit, sondern als Symptom zu verstehen ist. Er beschrieb in seiner Dissertation weiterhin eine Prädisposition des Patienten: »Die Keime der Krankheiten sind schon von Natur aus in allen Menschen, aber nicht alle disponieren im selben Umfang zu irgend einer Krankheit. Denn wie auf der gesamten Erde sich nicht zwei gleiche Menschen finden, so besteht auch immer irgendein Unterschied im Gesundheitszustand« (§ 22 der Dissertation). Eine entscheidende These (§ 7) lautet: »Die Nerven verursachen das Zusammenspiel aller Organe im Körper« und in § 10 heißt es: « Das Sensorium Commune ist im Grenzbereich zwischen Körper und

Geist angesiedelt, damit durch dessen Hilfe der Geist den Körper befehligen und jener sich wieder zurückmelden kann«. Damit gilt Thaer durchaus als einer der ersten Vertreter der psychosomatischen und anthropologischen Medizin, wie 20 Jahre nach Entstehen der Dissertation Jean Paul als Erster bemerkte. Hierin lag sicher auch der Grund für Thaers Beliebtheit bei seinen Patienten und seine erfolgreiche Praxis. Thaers Empathie war so ausgeprägt, dass er während des Praktizierens Probleme mit sich und den Patienten erlebte: « Aber mein Mitgefühl beym Krankenbette war seit jeher zu stark für einen Arzt«. In der Landwirtschaft fand er einen Ausgleich zur medizinischen Tätigkeit. Diese Eigenschaften und eigene gesundheitliche Einschränkungen (Kopfschmerzen, rheumatische Beschwerden) führten zu einer intensiveren und schwerpunktmäßigen Beschäftigung mit der Agrarwissenschaft. Es ist das große Verdienst von Wilhelm Rimpau, der Dissertation umfangreiche Fußnoten zugefügt, wichtige biographische Bausteine des Mediziners A. D. Thaer vorgestellt und in den medizinhistorischen Kontext eingeordnet zu haben. Die Schrift ist ein lesenswerter Stoff für Medizinhistoriker, Psychosomatiker und anthropologisch orientierte Mediziner, vielleicht sogar kurzweilig für jeden Arzt, der allein die nachfolgenden Kapitel lesen mag und sich damit der spannenden Geschichte seines Berufes aussetzt.

Neuere Literatur zu Religion, Phänomenologie und Kulturphilosophie

B. Altenberg et al., Altern. Biologische, psychologische und ethische Aspekte, Karl Alber 2017

C. Altstötter-Gleich u. F. C. M. Geisler, Perfektionismus, Balance Verlag 2017

K.-O. Apel, Selbstbewusstes Leben. Texte zu einer transformativen Theorie der menschlichen Subjektivität, A. Kern u. C. Kietzmann, Suhrkamp 2017

H. Arendt u. G. Anders, Schreib doch mal hard facts über Dich. Briefe 1939 – 1975, Texte und Dokumente, Beck 2016

R. Ardens, Wie entstehen Tugenden und Laster?, Herder 2017

R. Atkins, Peirce and the conduct of life. Sentiment and instinct in ethics and religion, Cambridge UP 2016

B. Babich (Hg.), Hermeneutic Philosophies of Social Science, de Gruyter 2017

J. Baggini, Ich denke, also will ich, DTB 2017

D. Barbaric, Zum anderen Anfang. Studien zum Spätdenken Heideggers, Karl Alber 2016

L. Blaga, Über das philosophische Bewusstsein, Frank & Time 2016

C. Bittle, Reality and the Mind. Epistemology, Transaction 2017

P. Bode, Gehirnsein, Band 580, Broschur Epistemata Philosophie 2017

R. Boothby, Freud as philosopher, Routledge 2016

C. Böhr (Hg.), Zum Grund des Seins. Metaphysik und Anthropologie nach dem Ende der Postmoderne, Springer VS 2016

M. S. Brady (Hg.), Emotional insight. The epistemic role of emotional experience, Oxford UP 2016

M. Braun, Zwang und Annerkennung. Sozialanthropologische Herausforderungen und theologisch-ethische Implikationen im Umgang mit psychischer Devianz, Mohr Siebeck 2017

F. Breithaupt, Die dunklen Seiten der Empathie, Suhrkamp 2017

R. Breuninger u. P. L. Oesterreich (Hg.), Figuren starker Subjektivität, Königshausen und Neumann 2017

T. Breyer u. O. Müller (Hg.), Funktionen des Lebendigen, de Gruyter 2016

C. D. Broad, Determinism, indeterminism and libertarianism, Cambridge 2016

G. Brudemüller u. K. Seelmann (Hg.), Erzwungene Selbstverbesserung?, Königshausen und Neumann 2017

J. Burns, Ethik im Vergleich. Eine Auseinandersetzung mit der Moral- und Sozialphilosophie von Peter Singer, John Rawls und Alasdair MacIntyre, VTA 2016

R. Buttiglione, Person. Die Wahrheit im Menschen, Springer VS 2016

K. M. Cahill, M. Gustaffson u. T. Schwarz-Wentzer, Finite but Unbounded. New Approaches in Philosophical Anthropology, de Gruyter 2016

V. Cesarone u. a. (Hg.), Heidegger und die technische Welt, Heidegger-Jahrbuch 9, Karl Alber 2015
S. Chakraborty, Understanding meaning and world, Cambridge Scholars Publishing
N. Chomsky, Was für Lebewesen sind wir?, Suhrkamp 2016
E. Chudnoff, Intuition, Oxford UP 2016
T. Cleveland, Trying without willing. An essay in the philosophy of mind, Routledge 2016
C. Costa, Rethinking philosophical assumptions, Cambridge Scholars Publishing 2016
C. J. Cupchik, The aesthetics of emotion, Cambridge UP 2016
F. Dallmayr, Mindfulness and letting be, Lexington Books 2016
C. Damböck u. H.-U. Lessing (Hg.), Dilthey als Wissenschaftsphilosoph, Karl Alber 2016
S. Dietz, Die Kunst des Lügens, Reclam 2016
A. Ebrecht-Laermann, Angst, Psychosozial-Vertrag 2014
J. Endres (Hg.), Fetischismus. Grundlagentexte vom 18. Jahrhundert bis in die Gegenwart, Suhrkamp 2017
B. Enge Berelsen u. S. Bendissen, Critical anthropological engagement in human alterity and difference, Palgrave Macmillan 2016
R. Esterbauer u. a. (Hg.), Bodytime – Leib und Zeit bei Burnout und in anderen Grenzerfahrungen, Karl Alber 2016
J. N. Findlay, Language, mind and value. Philosophical essays, Routledge 2016
E. Fink, Sein und Endlichkeit: Teilband 2. Vom Wesen der menschlichen Freiheit, Eugen Fink Gesamtausgabe Band 5/2, R. Lazzari (Hg.), Karl Alber 2016
J. A. Fodor, W. P. Zenon u. W. Zenon, Mind without meaning, Lexington Books 2016
M. Foucault, Theorien und Institutionen der Strafe. Vorlesungen am Collège de France, Suhrkamp 2017
B. K. Friesen, Moral systems and the evolution of human rights, Springer 2016
S. Fuller, Knowledge. The philosophical quest in history, Routledge 2016
M. Gabriel, Ich ist nicht Gehirn, Ullstein 2017
U. Gahlings, Phänomenologie der weiblichen Leiberfahrungen, Karl Alber 2016
I. W. Gerhartz, Tragische Schuld. Philosophische Perspektiven zur Schuldfrage in der griechischen Tragödie, Alber Thesen Band 66, Karl Alber 2016
B. Gerisch, Suizidalität, Psychosozial-Verlag 2012
W. Gephart u. J. C. Suntrup (Hg.), The Normative Structure of Human Civilization. Readings in John Searle's Social Ontology, Klostermann 2017
J. Gibbons, The norm of belief, Oxford UP 2016
J. Gimmel, Konstellationen negativ-utopischen Denkens ein Beitrag zu Adornos aporetischem Verfahren, Alber Thesen Band 64, Karl Alber 2015
W. Glannon (Hg.), Free will and the brain, Cambridge UP 2016
K. Gloy, Denkformen und ihre kulturkonstitutive Rolle, Fink 2016
S. Gosepath u. M. Remenyi, Dass es ein Ende mit mir haben muss. Vom guten Leben angesichts des Todes, Mentis 2016
G. Gödde u. M. B. Buchholz, Unbewusstes, Psychosozial-Verlag 2011
S. Grätzel u. E. Guhe (Hg.), Life, Body, Person and Self. A Reconsideration of Core Concepts in Bioethics from an Intercultural Perspective, Karl Alber 2016
S. Grätzel u. a. (Hg.), Werk und Wirkung von Paul Matussek, Psycho-logik 2016
R. Gutschmidt, Sein ohne Grund. Die post-theistische Religiosität im Spätwerk Martin Heideggers, Karl Alber 2016

E. Hamberger, Kommunikation und Erkenntnis. Grundzüge einer fächerübergreifenden und transkulturellen Kontextualisierung, Karl Alber 2016
J. Hartland-Swann, An analysis of knowing, Routledge 2016
J. Hartland-Swann, An analysis of morals, Routledge 2016
J. Hasse, R. J. Kozljanic (Hg.), Kritik und Therapie wissenschaftliche Unvernunft. Jahrbuch für Lebensphilosophie 2016, Jahrbuch für Lebensphilosohie 16/17, Albunea Verlag
M. Heidegger, Gesamtausgabe III. Abteilung: Unveröffentlichte Abhandlungen, Vorträge, Gedachtes, Band 80, Klostermann 2016
J.-H. Heinrichs, Willenlos. Der Willensbegriff zwischen antiker Moralpsychologie und modernen Neurowissenschaften, Mentis 2017
E.-M. Heinze, Schönheit des Alltäglichen. Zur Ethik des täglichen Umgangs bei Albert Schweitzer, Martin Buber und Adalbert Stifter, Karl Alber 2016
M. Hinton (Hg.), Evidence, Experiment and Argument in Linguistics and the Philosophy of Language, Routledge 2016
M. Hirsch, Trauma, Psychosozial-Verlag 2011
M. Hoesch, S. Muders u. M. Rüther (Hg.), Moral und Identität. Derek Parfits Philosophie in der Diskussion, Meiner 2017
V. Hoffmann, U. Link-Wieczorek u. C. Mandry (Hg.), Die Gabe. Zum Stand der interdisziplinären Diskussion, Scientia & Religio Band 14, Karl Alber 2016
S. Hohl, Individuelle Verantwortung für kollektiv verursachtes Übel, Mentis 2017
H. Holz, Philosophie der Liebe. Emanzipatorische Gedanken über eine mögliche Existenzvollkommenheit der Menschen, Bochumer Universitätsverlag 2016
H. Holz, Philosophie humaner Praxis in Gesellschaft, Religion und Politik. Reihe II Ethik, Bochumer Universitätsverlag 2016
L. Honnefelder, Was soll ich tun, wer will ich sein? Vernunft und Verantwortung, Gewissen und Schuld, Velbrück 2016
T.-W. Hung u. T. J. Lane (Hg.), Rationality. Constraints and contexts, Academic Press 2016
C. Illies, Evolution und Menschenwürde. In: D. De Bruni u. S. Föllinger (Hg.), Anthropologie in Antike und Gegenwart. Biologische und philosophische Entwürfe vom Menschen, Karl Alber 2015
R. Jeffrey, Reason and emotion in international ethics, Palgrave Macmillan 2016
G. Keil, Handeln und Verursachen, Klostermann 2017
T. Kirchhoff, u. K. Köchy (Hg.), Wünschenswerte Vielheit. Diversität als Kategorie, Befund und Norm, Lebenswissenschaften im Dialog Band 21, Karl Alber 2016
N. Knoepffler, Würde und Freiheit, Karl Alber 2016
N. Knoepffler u. F. Daumann, Gerechtigkeit im Gesundheitswesen. Angewandte Ethik Medizin Band 1, Karl Alber 2016
H.-D. König, Affekte, Psychosozial-Verlag 2014
S. A. Kripke, Aufsätze aus »Philosphical troubles«. Übersetzt von U. Voigt, Reclam 2017
H. Krüger-Kirn u. B. Schroeter (Hg.), Verkörperung von Weiblichkeit. Gendersensible Betrachtungen körperpsychotherapeutischer Prozesse, Psychosozial-Verlag 2017
J. Küchenhoff, Psychose, Psychosozial-Verlag 2012
J. Küchenhoff, Depression, Psychosozial-Verlag 2017
C. Larmore Das Selbst in seinem Verhältnis zur Welt und zu Anderen, Klostermann 2017

S. Leach u. J. Tartaglia (Hg.), Consciousness and the great philosophers. What would they have said about our mind-body problem?, Routledge 2016
J. Leefmann, Zwischen Autonomie und Persönlichkeit. Der Begriff der Authentizität und die biologische Debatte um das Neuro-Enhancement, Mentis 2017
R. Lesmeister, Begehren, Schuld und Neubeginn. Kritische Analysen psychoanalytischer Konzepte im Anschluss an Jacques Lacan, Psychosozial-Verlag 2017
A. Lohmar, Falsches moralisches Bewusstsein. Eine Kritik der Idee der Menschenwürde, Klostermann 2017
C. Lumer u. S. Nannini (Hg.), Intentionality, deliberation and autonomy. The action-theoretic basis of practical philosophy, Routledge 2016
R. Madzia u. M. Jung (Hg.), Pragmatism and embodied cognitive science, de Gruyter 2016
G. Maio, C. Bozzaro u. Tobias Eichinger (Hg.), Leid und Schmerz. Konzeptionelle Annäherungen und medizinethische Implikationen, Karl Alber 2015
R. A. Mall u. D. Peikert, Philosophie als Therapie. Eine interkulturelle Perpsektive, Karl Alber 2017
A. Manzeschke u. F. Kärsch, Roboter, Computer und Hybride. Was ereignet sich zwischen Menschen und Maschinen?, Nomos 2016
M. Maraffa, M. Di Francesco u. A. Paternoster, The self and its defenses. Perspectives on P. F. Strawson's Freedo and resentment, Routledge 2016
R. Marten, Der menschliche Tod. Eine Philosophische Revision, Karl Alber 2016
R. Marten, Lob der Zweiheit. Ein philosophisches Wagnis, Karl Alber 2017
C. McGinn, Philosophy of language, The MIT Press 2016
S. L. Menges, Moralische Vorwürfe, de Gruyter 2017
C. Menke, Kraft. Ein Grundbegriff ästhetischer Anthropologie, Suhrkamp
S. Micali u. T. Fuchs (Hg.), Angst. Philosophische, psychopathologische und psychoanalytische Zugänge, Schriftenreihe der DGAP Band 6, Karl Alber 2017
C. Misselhorn, U. Pompe-Alama u. U. Ramming (Hg.), Sprache, Wahrnehmung und Selbst. Neue Perspektiven auf Gareth Ecans' Philosophie, Mentis 2016
T. Morag, Emotional, imagination, and the limits of reason, Routledge 2016
M. Nussbaum, Zorn und Vergebung. Plädoyer für eine Kultur der Gelassenheit, Wissenschaftliche Buchgesellschaft 2017
M. Oppenheim, Two languages of love, Routledge 2016
E. N. Ostenfeld, Human Wisdom. Studies in Ancient Greek Philosophy, academia 2016
D. Parfait, On what matters. Volume 3, Oxford UP 2016
D. Parfait, Personen Normativität, Moral. M. Hoesch, S. Muders u. M. Rüther (Hg.). Aus dem Englischen von A. Jefferson u. N. Mooren, Suhrkamp 2017
M. Pauen u. H. Welzer, Autonomie, Fischer Verlag 2015
G. Pearson, Aristotle on desire, Cambridge UP 2016
A. Pollmann, Integrität. Aufnahme einer sozialphilosophischen Personalie, Transcript 2017
M. Prost, Die Entschlüsselung des menschlichen Bewusstseins. Vom Urknall zum menschlichen Denken, Springer 2017
B. G. Prusak, Parental obligations and bioethics. The duties of a creator, Routledge 2016
L. Prütting, Homo ridens. Eine phänomenologische Studie über Wesen, Formen und Funktionen des Lachens, Karl Alber 2016
I. Quindeau, Sexualität, Psychosozial-Verlag 2014

R. B. Rauh, Modulationen der Einsamkeit. Theorien der Ausnahme als Moralkritik bei Sören Kierkegaard und Friedrich Nietzsche, Alber Thesen Band 65, Karl Alber 2016
B. Recki, Wozu ist das Böse gut?, Mentis 2016
P. J. Reider (Hg.) u. W. Sellars, Idealism and Realism. Understanding psychological nominalism, Bloomsbury Academic 2016
J. Rosenthal, Entscheidung, Rationalität und Determinismus, de Gruyter 2017
V. Roelcke, Vom Menschen in der Medizin. Für eine kulturwissenschaftlich kompetente Heilkunde, Psychosozial-Verlag 2017
S. Rohmer, Die Idee des Lebens. Zum Begriff der Grenze bei Hegel und Plessner, Karl Alber, 2016
P. Rohs, Geist und Gegenwart. Entwurf einer analytischen Transzendentalphilosophie, Mentis 2017
S. Rosen, The language of love. An interpretation of Plato's Phaedrus, Saint Augustine's Press 2016
B. Rössler, Autonomie. Ein Versuch über das gelungene Leben, Suhrkamp 2017
F. Salzberger, »Kein Mensch hat das Recht zu gehorchen«. Hannah Arendts Philosophie des Umgangs im Anschluss an die Narrativitätskonzeption ihres Spätwerkes, dia-logik Band 10, Karl Alber 2016
W. Schapp, Auf dem Weg einer Philosophie der Geschichte, Philosophischer Nachlass Band 1. K. Joisten, J. Schapp u. N. Tiemer (Hg.), Karl Alber 2016
J. R. Searle, Wie wir die soziale Welt machen, Suhrkamp 2017
C. Schickhardt, Kinderethik. Der moralische Status und die Rechte der Kinder, Mentis 2016
H. Schmitz, Ausgrabungen zum wirklichen Leben. Eine Bilanz, Karl Alber 2016
H. Schmitz, Zur Epigenese der Person, Karl Alber 2017
D. Schoeller u. V. Saller (Hg.), Thinking Thinking. Practicing radical reflection. Schriftenreihe der DGAP Band 5, Karl Alber 2016
G. Schönbaumfeld, The illusion of doubt, Oxford UP 2016
C. Schües u. P. Delhorm (Hg.), Zeit und Frieden. Friedentheorien 2, Karl Alber 2016
O. Schütze, Perspektive und Lebensform. Zur Natur von Normativität, Sprache und Geist, Suhrkamp 2017
W. Schweidler u. É. Tardivel (Hg.), Gabe und Gemeinwohl. Die Unentgeltlichkeit in Ökonomie, Politik und Theologie: Jean-Luc Marions Phänomenologie in der Diskussion, Eichstätter philosophische Beiträge Band 3, Karl Albers 2016
P. Stemmer, Der Vorrang des Wollens. Eine Studie zur Anthropologie, Klostermann 2016
B. Strauß, Bindung, Psychosozial-Verlag 2014
K. R. Stueber, Rediscovering Empathy. Agency, folk psychology, and the human sciences, MIT press 2010
E. Tabari, Autonomie und Konformität. Zwischen Urteilskraft und Klugheit, T. Bautz 2016
C. Tappolet, Emotions, value, and agency, Oxford UP 2016
J. Tartaglia, Philosophy in a meaningless life, Bloomsbury Academic 2016
C. Taylor, Das sprachbegabte Tier. Grundzüge des menschlichen Sprachvermögens. Aus dem Englischen von Joachim Schülte, Suhrkamp 2017
M. Thompson, Me, Routledge 2016
J. L. Tiedemann, Scham, Psychosozial-Verlag 2013

G. Toepfer u. F. Michelini (Hg.), Organismus. Eine Erklärung der Lebendigkeit, Lebenswissenschaften im Dialog Band 22, Karl Alber 2016
M. Ubiali u. M. Wehrle (Hg.), Feeling and Value, Willing and Action. Essays in the Context of a Phenomenological Psychology, Springer 2016
F. Vidal u. W. Wild, Die Utopie des Friedens. Jahrbuch der Ernst-Bloch-Gesellschaft 2016/17, Königshausen und Neumann 2016
K. Viertbauer u. T. Hanke (Hg.), Subjektivität denken. Anerkennung und Bewusstseinsanalyse, Blaue Reihe 2017
B. Vogel, Fühlen ist eine Wissensform. Die Primärtherapie Arthur Janovs als Schlüssel für ein neues wissenschaftliches Grundlagenparadigma, Seele, Existenz und Leben Band 27, Karl Albers 2016
R. Voigtel, Sucht, Psychosozial-Verlag 2015
J. Volkmann u. a., Tiefe Hirnstimulation. Neurologische, psychiatrische und philosophische Aspekte, Ethik in den Biowissenschaften Band 18, Karl Alber 2016
J. Vollmann, Ethik in der Psychiatrie. Ein Praxisbuch, Balance Verlag 2017
A. Wagner, C. Asmuth u. C. Roldán (Hg.), Harmonie, Toleranz, kulturelle Vielfalt. Aufklärerische Impulse von Leibniz bis zur Gegenwart, Königshausen und Neumann 2017
E. Weber-Guskar, Würde als Haltung. Eine philosophische Untersuchung zum Begriff der Menschenwürde, Mentis 2016
E. Weber-Guskar u. M. Brandhorst, Menschenwürde. Eine philosophische Debatte der Dimensionen ihrer Kontingenz, Suhrkamp 2017
K. Weber, H. Friesen u. T. Zoglauer (Hg.), Philosophie und Phantastik. Über die Bedingungen, das Mögliche zu denken, Mentis 2017
D. Wehinger, Das präreflexive Selbst. Subjektivität als minimales Selbstbewusstsein, Mentis 2016
R. Welshon, Philosophy, neuroscience and consciousness, Routledge 2016
R. Winkler (Hg.), Identity and differences. Contemporary debates on the self, Palgrave Macmillan 2016
B. Wolf, Kinder lernen leiblich. Praxisbuch über das Phänomen der Weltaneignung, Pädagogik und Philosophie Band 8, Karl Alber 2016
H. Zaborowski, Menschlich sein. Philosophische Essays, Karl Alber 2016
M. Zichy, Menschenbilder, Karl Alber 2016
R. E. Zimmermann, Ernst Bloch. Das Prinzip Hoffnung, de Gruyter 2017
S. Zwinggi, Musik als affektive Selbstverständigung. Eine integrative Untersuchung über musikalische Expressivität, Musikphilosophie Band 7, Karl Alber 2016

Autorenverzeichnis

Rolf Kühn (geb. 1944), Dr. phil. Paris-Sorbonne, philos. Habil. Univ. Wien; Univ.-Dozent für Philosophie in Wien, Beirut, Nizza, Lissabon, Louvain-la-Neuve; Leiter der »Forschungsstelle für jüngere französische Religionsphilosophie« an der Universität Freiburg/Br. sowie des »Forschungskreises Lebensphänomenologie« in Berlin, Chambéry, Colmar und Innsbruck; Lehrausbilder und Supervisor in Existenzanalyse (Association des Logothérapeutes Francophones – ALF). Publikationen siehe: https://www.theol.uni-freiburg.de

Käte Meyer-Drawe (geb. 1949), 1. und 2. Staatsexamen für das Lehramt an Grund- und Hauptschulen. Promotion in Bielefeld (1977); Habilitation in Bochum (1983). Von 1984 bis 2014 Professorin für Allgemeine Pädagogik am Institut für Erziehungswissenschaft der Ruhr-Universität Bochum. Ordentliches Mitglied der Nordrhein-Westfälischen Akademie der Wissenschaften und Künste. Wissenschaftliche Schwerpunkte in Forschung und Lehre: Selbst- und Weltdeutungen unter dem Einfluss moderner Technologien; Maschinenbilder in der Pädagogik; die Bedeutung der Leiblichkeit für Bildung, Erziehung und Lernen; Comeniologische Studien; Erarbeitung eines zeitgemäßen Subjektkonzepts; eine pädagogische Theorie des Lernens. Publikationen (Auswahl): *Leiblichkeit und Sozialität. Phänomenologische Beiträge zu einer pädagogischen Theorie der Inter-Subjektivität.* München 2001, 3. Aufl.; *Illusionen von Autonomie. Diesseits von Ohnmacht und Allmacht des Ich.* München 2000, 2. Aufl.; *Menschen im Spiegel ihrer Maschinen.* München. 2007, 2. Aufl.; *Diskurse des Lernens.* München 2012, 2. Aufl.

Jann E. Schlimme (geb. 1971), Priv.-Doz. Dr. med. Dr. phil. M.A.; Privatdozent für Psychiatrie und Psychotherapie an der Medizinischen Hochschule Hannover, Facharzt für Psychiatrie und Psychotherapie mit eigener Praxis in Berlin. Schwerpunkte: Psychosebegleitung, Psychosenpsychotherapie, begleitetes Reduzieren und Absetzen von Psychopharmaka. Gastwissenschaftler an der Charité, verschiedene Lehraufträge, u.a. an der IPU Berlin. Vorstandsmitglied der Deutschen Gesellschaft für Soziale Psychiatrie. Partizipative und qualitative Forschung zur Genesung von Psychosen.

psycho–logik

Jahrbuch für Psychotherapie, Philosophie und Kultur

psycho–logik erscheint seit 2006 einmal jährlich im Verlag Karl Alber. Das Jahrbuch ist ein offenes Diskussionsforum für die Zusammenhänge von Psychotherapie, Psychologie und Phänomenologie mit ihrem kulturellen Kontext, und zwar in wissenschaftlicher wie praktischer Hinsicht. Sie erscheint als Jahrbuch jeweils im Frühjahr. Die Herausgeber werden zur Begutachtung eingegangener Manuskripte durch den *wissenschaftlichen Beirat* unterstützt.

Dieser umfasst folgende Mitglieder:

Gerd B. Achenbach, Hans-Dieter Bahr, Michael B. Buchholz, Natalie Depraz, Martin Dornberg, Philippe Forget, Thomas Fuchs, Günter Funke, Hans-Helmuth Gander, Jean Claude Gens, Günter Gödde, Michael Großheim, Alice Holzhey, Mario Jacoby, Verena Kast, Guy van Kerckhoven, Bin Kimura, Richard Klein, Joachim Küchenhoff, Hermann Lang, Anders Lindseth, Thomas Macho, Tilmann Moser, Hilarion Petzold, Walter Pieringer, Günter Pöltner, Sonja Rinofner-Kreidl, Martin Schadt, Christian Schneider, Alfred Schöpf, Michael Titze, Rolf-Peter Warsitz, Peter Widmer, Christoph Wulf, LéonWurmser.

Damit sind folgende *Fachgebiete* repräsentiert:

1. Philosophie und philosophische Praxis, 2. Grenzbereich Psychotherapie und Philosophie, 3. Psychotherapeutische Praxis, 4. Psychoanalyse und Tiefenpsychologie, 5. Psychosomatik und Psychiatrie, 6. Kulturwissenschaft, Anthropologie und Ethik.

Das Jahrbuch enthält die *Rubriken:*

1. *Originalbeiträge*
2. *Berichte* (Forschungs- und Tagungsberichte)
3. *Rezensionen* (Sammel- und Einzelbesprechungen je nach Eingang)
4. *Bibliographie* (zur neueren interdisziplinären Literatur von Psychotherapie, Psychologie, Philosophie und Kultur)
5. *Tagungshinweise* und *Mitteilungen*

Bd. 13 (2018) hat den Schwerpunkt »Identität«.

Bereits erschienen sind Bd. 1 (2006) »Praxis und Methode«, Bd. 2 (2007) »Existenz und Gefühl«, Bd. 3 (2008) »Methode und Subjektivität«, Bd. 4 (2009) »Lebensethik«, Bd. 5 (2010) »Religion und Modernität«, Bd. 6 (2011) »Aufklärung und Neue Mythen«, Bd. 7 (2012) »Erinnern und Vergessen«, Bd. 8 (2013) »Arbeit und Kreativität«, Bd. 9 (2014) »Klassiker der Medizinischen Anthropologie«, Bd. 10 (2015) »Abenteuer und Selbstsorge«, Bd. 11 (2016) »Werk und Wirkung von Paul Matussek«

Manuskripte (Originalbeiträge, Berichte, Rezensionen usw.) werden an die folgenden *Herausgeber-* und *Redaktionsadressen* erbeten:

Professor Dr. Stephan Grätzel
Johannes Gutenberg Universität Mainz
Friedrich-von-Pfeiffer-Weg 12
55099 Mainz E-Mail: graetzel@uni-mainz.de

Dr. Martin Reker
Klinik für Psychiatrie und Psychotherapie Bethel
Remterweg 69/71
33617 Bielefeld E-Mail: Martin.Reker@evkb.de

Redaktionstermin:
Autoren sollten ihre geplanten Beiträge von maximal 15 Seiten (37.500 Zeichen) im Laufe des Jahres den Herausgebern ankündigen. Sie erhalten dann die Richtlinien zur Erstellung der Manuskripte zugeschickt, deren endgültige Veröffentlichung erst nach Prüfung durch Herausgeber und Beirat erfolgen kann. Nicht aufgenommene Beiträge können eventuell in der nächsten Jahrgangsnummer erscheinen. Der Endtermin für die Einreichung des Manuskripts ist der 15. September jeden Jahres, sodass jeweils im darauffolgenden Frühjahr (April) das Erscheinen des Jahrbuches garantiert ist.

Die Autoren erhalten ein Belegexemplar des Jahrbuches; von ihren Beiträgen können sie pdf-Dateien beim Verlag anfordern.

Bezugsbedingungen:
Das Jahrbuch erscheint einmal jährlich mit ca. 224 Seiten Umfang. Der Preis beträgt im Abonnement Euro 35,– bzw. 36,– (A) oder SFr 45,50; als Einzelband Euro 40,– bzw. Euro 41,20 (A) oder SFr 49,50. Bestellungen nimmt der Verlag und jede Buchhandlung entgegen. Das Abonnement verlängert sich jeweils um ein Jahr. Kündigungen, die für den im Frühjahr eines Jahres erscheinenden Band Geltung haben sollen, müssen bis spätestens 31. Dezember des Vorjahrs im Verlag eingehen:

Verlag Karl Alber Tel. 0761 / 2717-436
Hermann-Herder-Str. 4 Fax 0761 / 2717-212
D-79104 Freiburg i. Br. E-Mail: info@verlag-alber.de